U0287155

科学出版社"十四五"普通高等教育本科规划教材

中医疫病学

主　编　仝小林　周仲瑛

科学出版社

北京

内 容 简 介

本教材是科学出版社"十四五"普通高等教育本科规划教材之一,由仝小林院士与周仲瑛国医大师担任共同主编,由国内多个院校的临床医生和一线教师共同编写而成。该教材分为上中下三篇,上篇主要介绍了疫病的定义、发病特征、分类、病因、传变特点等基本概念,中篇细致讲解了寒疫、温疫、寒湿疫、湿热疫、暑燥疫、杂疫这六类疫病的病因、病机、辨治要点、分期分证辨治方案等,下篇以新型冠状病毒感染、严重急性呼吸综合征、流行性脑脊髓膜炎、流行性乙型脑炎等十种现代传染病为例,介绍了中医疫病理论和辨治方案在现代传染病当中的应用,附篇中呈现了中医古籍文献中与疫病相关的经典论述。全书理论与实践结合,较为全面地展示了中医在辨治疫病时的基本要领。全书将传统中医与现代医学有机融合,契合时代背景,为中医疫病理论在现代传染病中的应用进行了示范。

本教材可供全国高等院校中医学、中西医结合临床医学、针灸推拿学等专业学生使用,也可供中医临床医师、教师、科研人员阅读参考。

图书在版编目(CIP)数据

中医疫病学 / 仝小林,周仲瑛主编. —北京:科学出版社,2023.7
科学出版社"十四五"普通高等教育本科规划教材
ISBN 978-7-03-075902-3

Ⅰ. ①中… Ⅱ. ①仝… ②周… Ⅲ. ①瘟疫-中医治疗法-高等学校-教材 Ⅳ. ①R254.3

中国国家版本馆 CIP 数据核字(2023)第 109664 号

责任编辑:刘 亚 / 责任校对:刘 芳
责任印制:赵 博 / 封面设计:蓝正设计

科学出版社 出版
北京东黄城根北街 16 号
邮政编码:100717
http://www.sciencep.com

天津市新科印刷有限公司印刷
科学出版社发行 各地新华书店经销
*

2023 年 7 月第 一 版 开本:787×1092 1/16
2025 年 3 月第五次印刷 印张:14 1/2
字数:352 000

定价:59.00 元
(如有印装质量问题,我社负责调换)

编 委 会

吴范武（华北理工大学中医学院）

肖明中（湖北省中医院）

徐贵华（上海中医药大学附属曙光医院）

颜　芳（广东省中医院）

杨浩宇（中国中医科学院广安门医院）

杨映映（中日友好医院）

叶　放（南京中医药大学）

张　炜（上海中医药大学附属曙光医院）

张博荀（中国中医科学院广安门医院）

张传涛（成都中医药大学附属医院）

张莉莉（中国中医科学院广安门医院）

张文风（长春中医药大学）

赵林华（中国中医科学院广安门医院）

郑旭锐（陕西中医药大学）

周　波（宁夏医科大学中医学院）

周仲瑛（南京中医药大学）

朱为坤（福建中医药大学）

朱向东（宁夏医科大学中医学院）

前　言

本教材系科学出版社"十四五"普通高等教育中医药系列本科规划教材之一,供中医学、中西医结合临床医学、针灸推拿学专业本科生教学使用。本教材由仝小林院士和周仲瑛国医大师牵头,全国20多家中医药院校或医疗单位的37位专家教授共同参与编写而成。

党中央高度关注我国中医药事业的发展,特别是党的二十大以来,中医药的发展迎来了前所未有的大好时机,发展中医疫病学是国家中医药战略中的重要版块之一。疫病是中医对烈性传染病的称谓,面对新发突发重大传染病,中医能从"调态"入手,先发制人,具有很大的防治优势。《中医疫病学》作为新型教材,可参考的同类型教材较少。编委会经过反复讨论,系统梳理古今疫病相关文献,充分结合临床实际,制订了当前理论与临床相结合的编写大纲和体例。本教材由上、中、下三篇组成,上篇重在整体展示中医疫病的基本概念、发病特征、发展历史、病因、病机、分类、治法、预防康复等。中篇是对上篇的进一步展开和细化,具体分述寒疫、温疫、寒湿疫、湿热疫、暑燥疫、杂疫这六类主要疫病的病因、辨识要点、传变规律、分期分证辨治等。下篇基于十种常见的现代传染病,将上、中两篇的传统中医理论示范性地应用到现代传染病的中医药防治当中,古今结合,中西融合,以冀中医学子在系统掌握传统中医疫病学理论的同时,能将传统疫病理论灵活应用于现代传染病的防治当中。

上篇第一章由湖南中医药大学李鑫辉编写,第二章和第五章由长春中医药大学张文风、魏岩编写,第三章由中国中医科学院广安门医院赵林华和中日友好医院杨映映编写,第四章由宁夏医科大学中医学院朱向东、周波编写,第六章由成都中医药大学附属医院张传涛和安徽中医药大学郭锦晨编写,第七章由黑龙江中医药大学附属第一医院客蕊和中国中医科学院广安门医院李修洋、李青伟编写。

中篇第一章由长春中医药大学张文风、魏岩编写,第二章由南京中医药大学叶放、李柳编写,第三章由中国中医科学院广安门医院赵林华和中日友好医院杨映映编写,第四章由福建中医药大学朱为坤编写,第五章由宁夏医科大学中医学院朱向东、周波编写,第六章由陕西中医药大学郑旭锐编写。

下篇第一章由广东省中医院颜芳编写,第二章由中国中医科学院广安门医院李修洋、张博荀、李青伟编写,第三章由广东省中医院颜芳编写,第四章由上海中医药大学附属曙光医院张炜、孙萌编写，第五章由成都中医药大学附属医院张传涛编写，第六章由南京中医药大学叶放、李柳编写，第七章由广西中医药大学附属瑞康医院姜枫编写，第八章由安徽中医药大学郭锦晨编写，第九章、第十章由云南中医药大学温伟波编写，第十一章由黑龙江中医药大学附属第一医院客蕊编写。附篇部分由上海中医药大学附属曙光医院徐贵华、张炜编写。

长春中医药大学冷向阳为编委会的组织工作和项目推进工作做出了贡献，长春中医药大学附属医院王健，中国中医科学院广安门医院王蕾、刘文科，遵义市第一人民医院宋斌，湖北省中医院肖明中，华北理工大学中医学院吴范武参与了后期的审稿工作。中国中医科学院广安门医院鲍婷婷、张莉莉、杨浩宇、田传玺和长春中医药大学马晶参与了后期的统稿和项目推进工作。

编委会

2023 年 2 月

目　录

上　篇

中　篇

下　篇

上　篇

第一章 疫病概述

主编讲课

第一节 疫病和疫病学的概念

疫病，是外感疫疠邪气所引起的，具有强烈传染性，并引起流行的一类疾病的统称。疫病在古文献中又称瘟疫、疫疠、天行、时气等，由于疫疠邪气所致疾病具有强烈的传染性和流行性，因此，疫病相当于现代的急性传染病，有些甚至属于烈性传染病的范畴。这类疾病大多起病急骤，来势凶猛，传染性强，如不及时采取预防措施，会在人群中迅速传播蔓延，引起大流行，病情严重，甚至导致死亡。

疫病学的研究对象是疫病，是研究疫病发生发展规律、预防、诊疗和康复的一门学科。我国古代医家在长期与疫病的斗争中认识到，疫病在病因、病机、临床表现及传变等方面有着与其他疾病不同的特点和自身的规律，通过对疫病病因、病机、传变规律及防治方法的研究，创立了新的理论和学说，形成了中医疫病学。

历代医家对疫病发生的认识有所不同，疫病之名也不同，初期只是笼统地称为疾疫、疫、疠等，如《史记》记载公元前 655 年"赵大疫"，《后汉书》记载公元前 11 年"大疾疫"，公元 49 年"大疫，人多死"等。在中医学第一部理论著作《黄帝内经》中已开始出现"温疫""温疠""金疫""木疫""土疫"等病名，其也是最早论述疫病的中医经典著作。《黄帝内经》之后，随着疫病的不断发生和中医抗疫实践经验的积累，中医对疫病的认识更加丰富和全面。隋代巢元方《诸病源候论》把"一岁之中，病无长少，率相似者"归于时气、伤寒、热病、温病、疫疠中，所以时气、伤寒、热病、温病、疫疠是当时对传染病的称呼，这些名称与只是统称疫、疾疫、疠相比，在认识上有了进步。至金代有了"大头天行""大头伤寒"等疫病名称，明代有了"天行喉痹"之说，到清代有了霍乱、疟疾、烂喉痧等名称，与现代传染病在名称上逐渐接近，如天行喉痹接近现代传染病的白喉，烂喉丹痧接近现代传染病的猩红热，霍乱、疟疾已成为现代传染病专业名称等。以上都说明随着中医疫病学的发展，根据起病之因和临床特点命名的疫病种类不断增加，这种发展趋势有利于中、西医病名的对比和参照。

纵观古今，人类与疫病进行着顽强的斗争，并在医疗实践中积累了丰富的经验，它是中医学的一个重要组成部分。实践证明，中医疫病学的理论和经验具有较高的实用价值，长期以来一直指导着临床实践，如在近年新发的严重急性呼吸综合征（SARS）、甲型 H1N1 流感、H7N9 人感染高致病性禽流感等防治中均取得了显著成效。今后，应结合急性传染性、感染性疾病等研究前沿，继续拓展中医疫病学的内涵和外延，进一步推动中医疫病学理论和疫病防治水平的提高。

第二节 疫病的特征

一、致病因素的特异性

疫病之所以不同于常见外感疾病，更有别于内伤杂病，是因为疫病具有不同于其他疾病的致病因素，即疫疠病邪。疫疠病邪是具有强烈传染性，并能引起较大范围播散、流行的一类致病因素，又称疠气、厉气、疫疠之气，因其致病暴戾，亦称戾气。疫疠病邪的称谓源自明代吴又可《温疫论》的异气。"异"就是不同于风、寒、暑、湿、燥、火六淫之气。在吴又可之前的晋代、隋代，就有王叔和的"时行之气"、巢元方的"乖戾之气"提出，王、巢二氏虽然终未能脱离六淫来寻找天地间另外导致疫病发生的病邪，但为吴又可"异气"之说提供了有益的启示，明确提出异气"非风、非寒、非暑、非湿"的论点。随着现代医学的发展，疫疠之邪应当包括引起传染病发生的病原体，如细菌、病毒等病原微生物。

二、多具有一定的季节性、地域性、传染性、流行性

1. 季节性 疫病的发生与特定的季节气候有关，称为疫病的季节性。如流感、麻疹、大头瘟等在冬春季节多发和流行；伤寒、霍乱、细菌性痢疾等在夏季或夏秋季多发和流行；流行性乙型脑炎、疟疾等在秋季多发和流行等。大多数疫病的发生和传播流行都有明显的季节性。

疫病的发生之所以与季节有关，主要是因为各种疫疠病邪的形成及其致病与一年四季的不同气候条件等因素密切相关。不同季节由于气候特点及变化不同，所形成的疫疠病邪也各不相同。如春季气候温暖多风，易形成温热疫；夏季气候酷热，暑气炎蒸，易形成暑热疫；长夏天气虽热，但湿气亦重，易形成湿热疫病等。同时，不同季节的不同气候变化对人体的功能活动也可产生各种影响，造成人体对某些病邪易感。如冬春季节肺卫功能比较低下，故容易导致温热疫邪侵犯肺卫；夏秋季节热盛湿重，人体脾胃功能呆滞，水谷之湿易停聚于里，此时就可导致湿热疫邪侵犯脾胃。由此可见，疫病的季节性特点，主要是不同季节气候变化对病邪产生、传播和对人体功能影响的结果。

2. 地域性 疫病的地域性指某些疫病在某一方域容易发生和传播，其他方域则较少流行。我国疆域辽阔，地势东低西高，气温南热北冷，西北干燥，东南潮湿，就导致疫病的发生和流行具有地域性特点，如《温热经纬》记载"东南地卑水湿，湿热之伤人独甚"，叶天士亦有"吾吴湿邪害人最广"，都是说湿热性质的疾病多发生于海拔低湿度大的东南沿海地区。疫病地域性的特点还表现在一些自然疫源性疾病的传播上，自然疫源性疾病指原发生于野生动物之间的疾病，如布鲁氏菌病、炭疽等，在我国多见于内蒙古、东北、西北牧区；而岭南地区炎热多雨，蚊虫滋生，疟疾发病较多；日本血吸虫病在我国仅在长江两岸的十多个省市流行等。

不同地域的人，世代相继在所在地生活，体质类型有较大差异。《素问·异法方宜论》说："东方之域……其民皆黑色疏理，其病皆为痈疡……西方者……其民华食而脂肥，故邪不能伤其形体，其病生于内……南方者……其民皆致理而赤色，其病挛痹。"对于疫病来说，也要考虑不同地域、不同体质类型所导致的疫病之间的差异。

3. 传染性 疫邪侵犯人体，并通过各种途径传播，来势凶猛，传染性极强，在短时间内可引起疫病大面积流行。我国古代很早就已认识到了疫病的传染性，如《素问·刺法论》说："五疫之至，皆相染易，无问大小，病状相似。"易，即移的意思，染易即指疫病之邪可在人群中移易。在《诸病源候论》中也提出"人感乖戾之气而生病，则病气转相染易，乃至灭门，延及外人"。其后刘河间《伤寒标本心法类萃》称疫疠为"传染"，并列有"传染"专节以讨论其证治。吴又可《温疫论》载"邪之所着，有天受，有传染"。其所谓"天受"是指通过空气传播，"传染"则是指通过与患者的直接或间接接触而感染。

4. 流行性 疫病在人群中连续传播，引起程度不等的蔓延、播散，即是疫病的流行。根据疫病流行的强度和广度，把流行分为散发、暴发、流行、大流行几个类型。散发指在人群中散在发生，病例间没有明显的传播；暴发指在短时间内某一地区突然出现多数病例；流行指某一地区某种疾病的发生率显著超过该病往年的发生率；大流行指某一时间内迅速传播，流行范围可超越国界，甚至超越洲界。我国古代把疫病的流行称为"天行"或"时行"。宋代庞安时《伤寒总病论》说："天行

之病，大则流毒天下，次则一方，次则一乡，次则偏着一家。"其中"流毒天下"，与大流行的含义相似。

引起疫病流行的因素是多方面的，但必须具备传染源、传播途径及易感人群三个条件，其中任何一环都可影响疫病的流行。疫病之所以会有流行大小的不同，这主要与不同疫病的病邪性质、致病强度、人群正气状况（抗邪能力）以及病邪的产生及传播条件（如自然因素的气候异常，社会因素的防疫措施，生活健康水平等）等有关。

三、传染源及传播途径的多样性

传染源具有多样性。传染源是指体内有病原体生存、繁殖并能排出病原体的人和动物，包括传染病患者、病原携带者和受感染的动物。人作为传染源，人受到病原体侵袭后，可以不形成感染，或引起不显性感染，或引起有轻、重程度不等的临床症状的疾病。人类以动物为传染源的疾病，统称为动物性传染病，又称人兽共患传染病，有以动物为主的人兽共患传染病，也有以人为主的人兽共患传染病。《温疫论·论气所伤不同》云："至于无形之气，偏中于动物者，如牛瘟、羊瘟、鸡瘟、鸭瘟，岂但人疫而已哉？然牛病而羊不病，鸡病而鸭不病，人病而禽兽不病，究其所伤不同，因其气各异也。知其气各异，故谓之杂气。"如清代《北江诗话》中载："时赵州有怪鼠，白日入人家即伏地呕血而死，人染其气，亦无不立殒者。"提示了有人鼠同病的情况。

传播途径具有多样性。经空气传播是呼吸系统传染病的主要传播方式，包括飞沫传播、飞沫核传播、尘埃传播、气溶胶传播等传播途径。如吴又可提出了"邪自口鼻而入""邪伏膜原"的见解。叶天士明确指出："大凡吸入之邪，首先犯肺。"肠道传染病、某些寄生虫病主要经食物传播。古代医家早就提出了病邪经口而入，多系饮食不洁所致。如《诸病源候论》说："人有因吉凶坐席饮啖，而有外邪恶毒之气，随食饮入五脏，沉滞在内，流注于外，使人肢体沉重，心腹绞痛，乍瘥乍发。以其因食得之，故谓之食注。"湿温、霍乱等湿热性质疫病，其感邪途径属于这一类型。疠气的感邪途径以口鼻为主。易感者因接触被传染源排泄物或分泌物所污染的日常生活用品所造成的传播，称为日常生活接触传播。某些疫邪还可以通过血液进入人体，如经节肢动物传播，亦称虫媒传播，是以节肢动物作为传播媒介而造成的血液感染。《灵枢·百病始生》说："是故虚邪之中人也，始于皮肤，皮肤缓则腠理开，开则邪从毛发入。"《温疫论》中提出感染的途径有"天受"，即空气传播，也有"传染"，即接触感染。

四、临床表现的特殊性

疫病的发生较为突然和急骤，致病力强，为病严重，病情凶险，疫疠病邪侵袭人体后，常常不分老幼，众人触之即病，发病迅速，症状复杂多变，病情险恶，致死率高。在病变过程中传变较快，变化较多，如《温疫论》中说："此一日之间而有三变""缓者朝发夕死，急者顷刻而亡"，险情迭起。而疫病后期除了造成死亡或留下后遗症外，好转及痊愈也较快，一般病程不长。疫病的这一特点表现在各种具体的病种上有所不同，温热疫、暑热疫、寒疫等在发病、传变方面所表现出来的"急""快"的特点非常明显；而湿热疫、寒湿疫等疫病则起病较缓，传变较慢，但与内伤杂病相比，仍然具有"急""快"的特点。

疫病易内陷生变，出现高热、动风、动血、闭窍、厥脱等危重证候。发热在疫病中是最基本的临床表现，正气奋起抗邪即发热，而高热说明正邪交争激烈，但如高热持续，则会出现一系列变证，特别是邪热内陷心营、内迫营血等，可导致心窍闭塞、斑疹、吐衄等危重证，对生命的危害极大。动风多由疫疠之邪引动肝风而致，动血由热盛迫血妄行而致，厥脱是疫病过程中由于正气不支而突然出现气阴外脱乃至阳气外脱证。以上都是疫病的险恶证候，直接威胁着患者的生命。

第三节 疫病的范畴

疫病是由疫疠病邪引起的具有强烈传染性和广泛流行性的一类急性发热性疾病的总称。疫病的病因为疫疠之邪，但根据病性不同，种类也繁多，有偏于寒、热、燥、湿等的区别，因此，疫疠病邪除有上述单一属性外，还有风热、风寒、寒湿、湿热、暑热、燥热、火热、风热湿、风寒湿、暑燥热等复合属性。从古今发生的多种疫病的发病情况和临床表现来看，属温热性质的疫疠病邪为病广，疫毒性强。温热性质的疫疠病邪或是原发的，或是其他疫疠之邪侵入人体后化热转化而成，其中包括寒性和寒热错杂性质的疫疠病邪的转化，所以大多数疫病都有极强的热毒性。因此，疫病按现有中医学学科划分则多属于中医外感热病学范畴，又由于疫病临床具有起病急、病情重、变化快、传染性强的特点，疫病更属于急性外感热病的范畴。

疫疠病邪所致疾病有强烈的传染性和流行性，中医病因学说通过审症求因，将引起强烈传染性和流行性疾病之因命名为疫疠病邪，疫疠病邪所致疾病为疫病，疫疠学说相当于古代的传染病学范畴。任何一种传染病都是由某一种特定的病原体引起的，所以对疫疠病邪的理解应将现代医学所说的病原体包括进去，中医学无细菌、病毒或微生物等病原体概念，但疫疠病邪已包括了现代医学的细菌、病毒等。现代传染病的临床分类，按起病特点和传变速度有急性、亚急性、慢性的不同；按病情轻重有轻型、中型、重型、暴发型的差别，因此，中医疫病相当于现代急性传染病范畴。近年暴发的严重急性呼吸综合征、流行性脑脊髓膜炎、人感染高致病性禽流感等都属于中医疫病范畴。

疫病与时病的区别与联系。关于"时病"，清代雷丰在《时病论》中言："时病者，乃感四时六气为病之证也，非时疫之时也。"可见"时病"因"四时不正之气"（六淫）而成，是一类季节性外感病，而六淫属性也影响甚至决定着相关"时病"的中医属性，如伤风、中暑、暑湿、秋燥、冬温等。疫病则以戾气为因，传染性是其固有特征，"无论老少强弱，触之者即病"（《温疫论》）。戾气可独立于六淫邪气而致病，即使在正常的气候环境中，戾气亦会侵袭机体而导致相关疫病的发生，这说明戾气所致之疫病与六淫所致之"时病"有着本质的区别。但疫病大流行的背后往往也伴随着气候的异常，尤其是气温的异常。这些异常的气候环境因素（六淫）会协同戾气共同伤害机体，使得疫病在具有戾气致病特征的同时亦具有六淫致病的特征，故中医学常从六淫的角度将疫病分为寒疫、温疫、湿热疫、暑湿疫、寒湿疫等。

时疫不能囊括所有疫病。古代限于人口密度和交通条件，大部分疫病的发生常具有地域性和时令性，如疟疾和乙型脑炎多发生于湿热的夏秋季节，流行性出血热多发生于相对寒冷的冬春季节。因此，中医学将发生于某一特定节令的疫病称为"时疫"，且常依据时令的寒、热、燥、湿特征来判定相关"时疫"的中医属性，进而指导临床辨治。但新型疫情广泛的时空跨度告诉我们"时疫"不能囊括所有疫病，地域性、季节性、初发病症的相似性亦非疫病的固有属性，依据气候环境特征来判定疫病中医属性的方法亦不适用于非"时疫"类疫病。

自古以来，人类就与疾病进行着顽强的斗争，并在医疗实践中积累了丰富的经验，从而推动着医学的发展。自 20 世纪以来，随着科学技术的发展，特别是抗生素的广泛应用和合理的防治措施，使不少传染病得到了有效的控制，部分传染病甚至已被消灭，这是人类在与传染病作斗争中所取得的重大成果。但是也应当看到，目前有些已被控制的病种发病率又有上升趋势，还有一些未被认知的新病种也悄然袭来。在这种新形势下，疫病就给中医学提出了新的任务，如何深入发掘中华民族的优秀医药学遗产，创造中医药治疗急性传染病的独特思路与体系，这正是中医疫病学所应担负的艰巨而光荣的历史使命。

第二章　中医疫病发展史

纵观中国医学发展史，从有文字记载以来的殷商时期，到先秦两汉，再到唐宋元明清，我国经历了大大小小无数的疫情。疫病给人们的健康乃至生存造成了巨大威胁。在长期与疫病作斗争的过程中，历代医家对疫病的认识不断加深，积累了宝贵的疫病防治经验，先后编撰了《伤寒杂病论》《温疫论》等经典著作，并形成了独特的中医疫病学理论体系。

一、萌 芽 阶 段

我国有关疫病的文字记载，最早可以追溯至殷商时期的甲骨文，如"甲子卜，殻贞：疒役，不行止（延）？""役"通"疫"，表示人与人相传发病。再如"降疾""雨疾""疾年"等记载，强调了疫病发生的流行性、传染性。至西周时期，《周礼》云："四时皆有疠疾，春时有痟首疾，夏时有痒疥疾，秋时有疟寒疾，冬时有嗽上气疾。"《左传》云："天有灾疠。"《礼记》云："孟春行秋令，则民大疫""季春行夏令，则民多疾疫；仲夏行秋令，民殃于疫；孟秋行夏令，民多疟疾"。可见先秦时期人们已经认识到疫病不仅具有传染性和流行性特点，而且疫病的发生与气候的异常变化存在密切联系。

二、形 成 阶 段

1. 秦汉时期疫病理论的形成　　《黄帝内经》是现存最早系统论述疫病的中医经典著作，从疫病的病名、病因、传播途径及临床表现等方面为中医疫病学奠定了理论基础。其中涉及疫病的病名包括疫、疠、温疫、温疠、温疟、伤暑等，如"疠大至，民善暴死""温疠大行，远近咸若"等。并在《素问遗篇·刺法论》中对疫病的特征做出了明确的界定，将疫病分为五类，指出疫病的传染性、流行性及病证的相似性，"五疫之至，皆相染易，无问大小，病状相似"，又进一步指出"不相染者，正气存内，邪不可干，避其毒气，天牝从来，复得其往，气出于脑，即不邪干"，其中"天牝"即鼻，明确疫病的传播途径是由呼吸道侵入人体。

东汉末年，面对肆虐的疫情，张仲景著《伤寒杂病论》，对于疫病的病因、病机、分类、治疗均有论述，成为后世应对寒疫的至宝之书。《伤寒论》中指出疫病病因即"时行之气"，其不同于春温、夏热、秋凉、冬寒的四时正气为病，而具有传染性、流行性、感染病症相似性的特点，"凡时行者，春时应暖，而反大寒；夏时应热，而反大凉；秋时应凉，而反大热；冬时应寒，而反大温。此非其时而有其气，是以一岁之中，长幼之病，多相似者，此则时行之气也"。《伤寒论》还最早提出疫病有寒疫与温疫之别，为后世的疫病学说提供了依据。"从春分以后，至秋分节前，天有暴寒者，皆为时行寒疫也……其病与温及暑病相似，但治有殊耳"。但伤寒病"若更感异气，变为他病者，当依后坏病证而治之……阳脉濡弱，阴脉弦紧者，更遇温气，变为温疫"。《金匮要略》所载阳毒、阴毒病证，为感受疫毒所致的时疫证。此外，《伤寒论》《金匮要略》还为后世保存了不少治疫经方，如白虎汤、麻杏甘石汤、承气汤、黄芩汤、竹叶石膏汤、白头翁汤等，可谓历久弥新。

2. 两晋隋唐时期疫病理论的发展 两晋时期中医学对疫病的认识得以发展,且更重视其传染性及防治。葛洪承袭仲景之说,仍将"伤寒"作为外感热病的总称,但以不同的病因分类,将伤寒、时行、温疫"总名伤寒",并认为疫病以"毒厉之气"染病最为剧烈凶险。葛洪还列举了数首治疫方剂,如老君神明白散"一家合药,则一里无病,此带行所遇,病气皆消",是最早出现的防疫治疫专方。"辟瘟疫药""辟天行疫疠"等,均为"令无病""有病即愈"的防疫剂。再如"赤散方",纳鼻中防治疫病;"太乙流金方",佩戴胸前、悬挂于门户、烧烟熏居所等防疫治疫方法,为后世外治法防治疫病提供了借鉴。

隋代《诸病源候论》为我国现存最早的病因证候学专书。书中首次将外感热病按病因分为"伤寒病诸候""时气病诸候""热病诸候""温病诸候""疫疠病诸候"五类来进行论述,其中不乏对疫病的新见解。该书指出"时气""温病""疫疠"均具有"病无长少,率皆相似"的特征。详述伏寒化温与寒疫的发病时节,"从立春节后,其中无暴大寒,不冰雪,而人有壮热为病者,此则属春时阳气,发于冬时,伏寒变为温病也。从春分以后至秋分节前,天有暴寒者,皆为时行寒疫也",并区别了寒疫与狭义伤寒的不同,指出狭义伤寒为"人有自触冒寒毒之气生病者,此则不染着他人"。而寒疫则是"一气之至,无人不伤,长少虽殊,病皆相似者,多挟于毒",大大地丰富了疫病的理论内容。更难能可贵的是,该书明确指出疫病的病因在于人感受"乖戾之气",发病特点为"转相染易,乃至灭门,延及外人",以及应对的措施在于"预服药及为法术以除之"。《诸病源候论》所提出的"乖戾之气"之说对后世影响极大,更为后世吴又可创立戾气病因说奠定了重要基础。

唐代孙思邈在《备急千金要方》中收载"辟疫气""辟温疫气"等方药36首,在《千金翼方》中收载防治疫病方药6首。其中记载了汉建宁二年(公元169年)大疫,"太岁在酉,疫气流行,死者极众",以18味药研末制成蜜丸,"灵药沾唇,疾无不瘥",并在《备急千金要方》中以脏腑分治阴阳毒,其中方剂已突破以往疫病治疗用药以辛温为主的特点,多用石膏、芒硝、大青叶、黄芩、栀子等清热凉血解毒之品,甚则石膏用至八两,后世名医余师愚受此启发以大剂量石膏治疗疫病。唐代王焘的《外台秘要》可谓文献整理专书,在第三卷中收载方药133首,在第四卷中收载方药94首,其中共计248首防治疫病的方药。

从殷商至隋唐,中医学对疫病的认识不断深入与进步,虽有"乖戾之气"之说的创新,但其对疫病的认识始终未能突破《黄帝内经》《伤寒论》,始终未形成疫病的专书或理论体系,因此这一时期也称为形成阶段。

三、成 长 阶 段

宋金元时期灾疫频发,由于医学的普及与发展,加之宋代对《伤寒论》研究蔚然成风,伤寒学说得到了极大发展,出现了伤寒与温病辨治的初步分化,这促使人们对温病和温疫的认识展开探索,在疫病防治的理论和实践方面较前代均有较大提高。

1. 宋代对疫病的认识 宋代庞安时在《伤寒总病论》中分述暑病、时行寒疫、天行温疫等疫病内容。强调天行温疫具有"大则流毒天下,次则一方,次则一乡,次则偏著一家"的传染性和地域性。天行温病因所感"乖气"不同,用药亦不同,"春有青筋牵",治用柴胡地黄汤、石膏竹叶汤;"夏有赤脉攒",治用石膏地黄汤;"秋有白气狸",治用石膏杏仁汤、石膏葱白汤;"冬有黑骨温",治用苦参石膏汤;"四季有黄肉随",治用玄参寒水石汤。

宋代郭雍对温病、伤寒、疫病已有较为深入的辨析。他指出温疫并非冬伤于寒而致,亦有寒温之别,"若夫一乡一邦一家皆同息者,是则温之为疫者然也。非冬伤于寒,自感自致之病也。盖以春时应暖而反寒,夏热应凉,秋凉反热,冬寒反暖,气候不正,盛强者感之必轻,衰弱者得之必重,故名温疫,亦曰天行、时行也。设在冬寒之日,而一方一乡一家皆同此病者,亦时行之寒疫也"。此外,宋代医家韩祗和、朱肱、许叔微等也都不拘泥于仲景之说,对于疫病提出了自己的见解。

2. 金代对疫病的认识　金代医家刘完素打破以往遵循的"今夫热病者,皆伤寒之类也"的认识,指出温病、疫病不同于伤寒,且治法各异,倡导以寒凉清热治疗温病、疫病,其所创制双解散、防风通圣散、六一散等被后世广为沿用,开创寒凉治温的先河。治疗方面,首先强调疫病不同于伤寒的关键在于其具有传染性,又指出以伤寒之法治疗疫病的危害,最后根据疫病的不同证候表现随证治之,"凡伤寒、疫疠之病,何以别之? 盖脉不浮者,传染也。设若以热药解表,不惟不解,其病反甚而危殆矣。其治之法,自汗宜苍术白虎汤,无汗宜滑石凉服散,散热而愈。其不解者,通其表里,微甚随证治之,而与伤寒之法皆无异也"。金代补土派的代表人物李杲曾创普济消毒饮,用以治疗大头瘟,颇为盛行,沿用至今。

3. 元代对疫病的认识　元代朱震亨,滋阴派代表人物。对于疫病治疗主张宜补、宜降、宜散。其滋阴以扶正气,解毒泻火以散邪气,尽显特色所在。且以人中黄治疫毒,指出"人中黄大凉,治疫病须多年者佳",为明清医家所采用。元代王安道在《医经溯洄集》中首次提出"温病不得混称伤寒",明确伤寒与温病的发病机制与治疗方法的殊途,使温病从伤寒的体系中分离出来,为温病学说的形成奠定了理论基础。

宋金元时期,虽未见疫病学专著,但人们对疫病的认识较前代有较大的发展,因此也称为疫病学的成长阶段。

四、创 新 阶 段

明清时期是中医疫病学的创新阶段。明末医家吴又可编撰的《温疫论》,是我国第一部疫病学专著。至清代,戴天章、杨栗山等推崇吴又可,并分别编撰疫病学著作,使中医疫病学的理论与临床辨证体系不断丰富,发展了中医的温疫学派。而清代中后期温病学派出现,更充实和丰富了中医疫病学理论。

（一）明代温疫学派的产生

明代末年,疫病肆虐,吴又可亲历其中,于是根据临床实践的观察指出温疫的病因、入侵途径及传变等内容。他创立"戾气说",指出"夫温疫之为病,非风、非寒、非暑、非湿,乃天地间别有一种异气所感",突破以往六经传变,提出"夫疫之传有九,然亦不出乎表里之间而已矣。所谓九传者,病人各得其一,非谓一病而有九传也……凡此九传,其病不一",并强调"天地之杂气,种种不一""众人有触之者,各随其气而为诸病焉"。治疗上主张"一疫有一毒,一毒当有一药治之""一病只有一药,药到病已",坚持一病一药的立场,自创"达原饮",为后世治疫名方。

明末吴又可的《温疫论》标志着温疫学派的形成,极大地推动了温疫理论的发展,为中医疫病史留下了辉煌的篇章。

（二）清代温疫学派的发展

1. 戴天章以"五辨"论治温疫　戴天章十分推崇吴又可,其有感于人们对温疫辨别不明,对吴又可的《温疫论》"知其名而未得其辨证之法耳",于是以《温疫论》为蓝本,将"温疫"改成"瘟疫",在 1675 年撰成《广瘟疫论》。本书重在阐释瘟疫与伤寒的不同,专列辨气、辨色、辨舌、辨神、辨脉的"五辨"理论,总结汗、下、清、和、补治疗五法,不仅进一步发挥了吴又可的《温疫论》,更丰富了温疫的辨治理论。

2. 杨栗山升清降浊以治疫　杨栗山在吴又可"戾气说"的基础上,提出伤寒为"得天地之常气",温病为"天地疵疠旱潦之杂气",认为温病的传播途径为"杂气由口鼻入三焦",进一步深化了吴又可戾气致疫的观点。杨栗山还强调温病的病机主要在于内热郁结。在治疗上,主张用辛凉、苦寒之品清里热,并将验方"赔赈散"更名为"升降散",以"轻则清之""重则泻之"为原则,自创升降散为总方的 15 首方剂，重用升清降浊之法，在方解中指出："盖取僵蚕、蝉蜕升阳中之清阳，姜黄、大黄降阴中之浊阴。一升一降，内外通和，而杂气之流毒顿消矣。"杨栗山对于疫病的辨治受到后世医家的重视，其学术思想是对吴又可"戾气说"的继承与发展，同时也丰富和完善了温疫的治疗内容。

3. 刘松峰创"三疫说" 刘松峰所著《松峰说疫》是继《温疫论》之后一部较全面的疫病学专著。在其自序中明确将疫病分为三种，即温疫、寒疫、杂疫，"夫疫病所包甚广，而瘟疫特其一耳，又添杂疫、寒疫，各著方论，而症治始备"，并详述三者的病因及临床表现，"一曰瘟疫。夫瘟者，热之始，热者，温之终，始终属热症。初得之即发热，自汗而渴，不恶寒……其与伤寒不同者，初不因感寒而得，疠气自口鼻入，始终一于为热。热者，温之终，故名之曰瘟疫耳。二曰寒疫。不论春夏秋冬，天气忽热，众人毛窍方开，倏而暴寒，被冷气所逼即头痛、身热、脊强……三曰杂疫，其症则千奇百怪，其病则寒热皆有，除诸瘟、诸挣、诸疬瘴等暴怪之病外，如疟痢、泄泻、胀满、呕吐、喘嗽、厥痉、诸痛、诸见血、诸痈肿、淋浊、霍乱等疾，众人所患皆同者，皆有疠气以行乎其间"。这样明确疫病分类，使疫病理论更加规范。在治疗方面，刘松峰创"瘟疫统治八法"，分别为解毒、针刮、涌吐、罨熨、助汗、宜忌等，体现了对疫病的分类治疗。

（三）清代温病学派的完善

1. 叶桂首创"卫气营血辨证" 清代叶天士，擅长诊治时疫，晚年其学生顾景文据其口授，整理成《温热论》，为温病学理论的奠基之作。叶氏首先明确温病的病因、感邪途径、发病部位、传变规律，指出"温邪上受，首先犯肺，逆传心包"；其次，根据疾病由浅入深分为"卫、气、营、血"四个阶段，作为温病的辨证纲领；最后，以此为基础确立治疗大法，"在卫汗之可也，到气才可清气，入营犹可透热转气……入血就恐耗血动血，直须凉血散血"。叶天士创建的卫气营血辨证，为温疫的辨治提供了理论依据，标志着温病学术体系的形成。

2. 薛雪开创湿热专篇 薛雪撰《湿热条辨》，为第一部专论湿热病的著作。该书以 35 条分述湿热病的病因病机、证候演变、治则治法等内容，指出湿热之邪侵犯人体，多从口鼻而入，发病部位多为阳明、太阴两经表里相传。治疗以清利湿热、宣通气机为主，备受后世推崇，促进了温病学说的深入发展。

3. 吴瑭完善温病学术体系 吴瑭在吴又可、叶天士等基础上深入钻研温病理论，并结合自身临床经验，撰《温病条辨》。其将温病分为九种，包括温疫、温热、风温、温毒、暑温、湿温、秋燥、冬温、温疟，指出温疫只是其中之一，强调"温疫者，疠气流行，多兼秽浊，家家如是，若役使然也"。吴瑭还完善了三焦辨证纲领，"温病由口鼻而入，鼻气通于肺……上焦病不治，则传中焦胃与脾也。中焦病不治，即传下焦肝与肾也。始上焦，终下焦"，指出温病的发展规律是由上至下，始于上焦心、肺，终于下焦肝、肾，并提出"治上焦如羽，非轻不举""治中焦如衡，非平不安""治下焦如权，非重不沉"的治疗原则，为后世温疫的治疗提供了依据。吴瑭的三焦辨证纲领与叶天士卫气营血辨证纲领一横一纵，相得益彰，标志着温病学说的成熟，使温病学说成为独立的理论体系。

4. 王士雄对温病学的汇编集注 王士雄"以轩岐、仲景之文为经，叶薛诸家之辨为纬"撰《温热经纬》。他博采众说，钻研探索，整理和保存了大量古代温病学文献，使温病学形成系统，是荟萃诸家温病理论的典范。

五、发 扬 阶 段

（一）近代疫病理论的汇通

近代以来，社会动荡，战乱频发，人民生活困苦，造成鼠疫、霍乱、天花、结核病、血吸虫病等广泛流行。现代医学的传入，对中医学产生了较大冲击，此时以张锡纯等为代表的中西汇通医学学派应时而生，从中西医学两个层面认识疫病，丰富了中医疫病学的内容。

张锡纯亲历东北地区的鼠疫、霍乱等疫病的大流行，积累了丰富的治疫经验，提出不少独到的见解。在"论鼠疫之原因及治法"中指出"鼠疫之证流毒甚烈"，特以伤寒少阴立论鼠疫一病，"伏气发动，窜入少阴为病"，创坎离互根汤以治疗。对于霍乱一证，也主张以"毒"立论，采用解毒之法，创"急救回生丹""卫生防疫宝丹"以治疗。张锡纯在书中有论有方，并附以验案，对指导后世疫病的诊疗具有重要的参考价值。何炳元著《全国名医验案类编》，全书分为上、下两集，明确时病、疫病的大纲，上集列风、寒、暑、湿、燥、火的四时六淫病案；下集列温疫、喉痧、白喉、霍乱、痢疫、痘疫、瘄疫、鼠疫这八种传染病案。民国时期，霍乱危害最甚，恽铁樵著《霍乱新论》，书中汇通中西医学论霍乱的产生原因、病理、鉴别及用药等内容。这些医家在防治急性传染病方面取得了一定成绩，对疫病的诊治做出了贡献。

（二）现代疫病理论的发扬

自新中国成立以来，党和国家十分重视中医药事业的发展。在新时代背景下，疫病学得以长足发展。国家几次大规模古医籍整理均出版了大量疫病学著作，如《温疫论》《广瘟疫论》《温病条辨》等，对温病学、疫病学理论展开了深入研究。1956 年以后，温病学、中医疫病学等课程也相继在全国各高等中医院校开设，使温病学、疫病学理论知识得以传播及应用，在运用中医药防治急性感染性疾病的实践中，取得了新的成就，显示了中医学在治疗疫病方面的优势。

20 世纪 50 年代，石家庄地区运用疫病学理论和方法治疗流行性乙型脑炎，取得了显著的疗效，展示了中医治疗急性传染性疾病的效果，引起了医学界的重视。70 年代，流行性出血热肆虐，严重危害人民健康，国医大师周仲瑛教授带领团队在实践中开展临床研究，首次提出流行性出血热"病理中心在气营""病理因素为三毒"（热毒、瘀毒、水毒）的新理论，针对不同病期，辨证制订相应的系列治法方药，取得了较好的效果。

近年来运用疫病学理论认识一些新发传染病并指导其防治，亦取得显著成效。如 2003 年 SARS、2009 年甲型 H1N1 流感在国内外暴发肆虐，运用疫病学理论，采取中西医结合方法防治上述新发性传染病，在缩短病程、减轻病情、降低死亡率、减少西药的毒副作用方面优势明显。2019 年末暴发的新型冠状病毒感染，蔓延至世界多个国家及地区，严重威胁人类的生命安全，制约社会经济等多方面的发展。在全世界没有特效药的情况下，中医药使患者在短时间内得到有效救治，在抗疫过程中发挥了重要作用，彰显了中医药的独特优势和特色。

总之，近几十年来，运用疫病学理论和方法治疗各种急性传染病和非传染性感染性疾病均取得显著疗效。党的十八大以来，习近平总书记指出，中医药学凝聚着深邃的哲学智慧和中华民族几千年的健康养生理念及其实践经验，是中国古代科学的瑰宝，也是打开中华文明宝库的钥匙。虽然人类医学科学技术不断发展，但从全球范围来讲，传染病死亡人数在各类疾病的排名中仍居首位。人类正在面临着新老传染病的双重威胁，因此，中医人更要深入挖掘中医疫病学这一中医药伟大宝库的精华，充分发挥其独特优势，传承精华，守正创新，再创辉煌。

第三章 疫病病因

疫病病因包括外因和内因两个层面。外因主要包括戾气和气候环境因素,内因主要指患者的体质因素。其中,戾气是导致疫病发生的必要因素和始动因素,亦被称为疫邪、异气、杂气、疠气、疫气、暴戾之气等,如《伤寒全生集》中言:"时气乃感疫疠之气而得之。"《温疫论》中言:"伤寒与中暑,感天地之常气;疫者,感天地之疠气。"《伤寒温疫条辨》中言:"杂气者,非温、非暑、非凉、非寒,乃天地间另为一种疵疠旱潦之毒气。"《吴鞠通医案》中言:"温疫者,疠气流行而兼秽浊,户户皆然,如役所使也。"此外,气候环境因素(六淫邪气等)和患者的体质因素亦在疫病的发生和发展中发挥着重要作用。戾气的种类、毒力、载量等致病特征,与外环境气候因素(温度、湿度、清洁度等)、患者的内环境状态(体质、禀赋等)共同决定着疫病患者的临床特征。

第一节 外 因

一、戾 气

疫病虽属于外感热病范畴,但相较于其他外感病而言,中医认为疫病由一种特殊的致病因素所导致,即戾气。自《温疫论》以来,中医即共识性地认为戾气是导致疫病发生的直接因素,也是必要因素。戾气不同于六淫邪气,如《温疫论》所言:"夫温疫之为病,非风、非寒、非暑、非湿,乃天地间别有一种异气所感。"戾气可以通过空气、蚊虫等媒介而在人与人之间、人与物之间、物与物之间传播弥散,可由呼吸道、消化道、血液、体液而入侵人体,定植某处,进而导致疫病的发生。戾气赋予了疫病染易的属性,而传染性是疫病的标志性特征。因此,无戾气则不为疫病,如《文十六卷》中所言:"不传染而有热无寒者是曰温,传染而有寒有热者是为疫……温热暑湿皆就一人之病言,疫则必以病之传染言。"戾气具有以下致病特征:

1. 特定的外环境是滋生戾气的重要条件　异常的气候可以滋生戾气,适宜的气候条件可以促进戾气的传播,如《伤寒全生集》中言:"时气者,乃天时暴厉之气,流行人间,凡四时之令不正者,则有此气行也。"《伤寒论纲目》中言:"时疫者,乃天行暴厉之气流行,凡四时之令不正者,乃有此气行也。"现代研究也表明,不同的病原体具有不同的最佳生存条件,如新型冠状病毒在24℃环境中的半衰期明显长于35℃环境中的半衰期;SARS冠状病毒在干旱少雨的环境中繁殖力更强;乙脑病毒在气温低于20℃时失去感染能力,在26~30℃环境中的感染率则可达80%。另外,秽浊的地域环境也可以滋生戾气,如《瘟毒病论》中言:"盖疫起兵荒之后,道路死亡无虚日,以致千百一家,埋藏不深,因天之风雨不时,地之湿浊蒸动,遂致死气、尸气、浊气、秽气,随地气上升,混入苍天清净之气,而天地生物之气,变为杀厉之气。"

2. 戾气具有"毒恶"之性　戾气具有毒恶伤损之性,如《素问遗篇·刺法论》中言:"五疫之至……避其毒气。"《瘟毒病论》中言:"疫病感天地之厉气,故有大毒。"《伤寒全生集》中言:"盖天行疫毒之气,人感之而为大头伤风也。"《金匮翼》中言:"瘟疫者,天地之疠气也,最为恶毒。"

3. 戾气多从口鼻侵入机体　戾气多从口鼻而入,侵袭人体,如《临证指南医案》中言:"疫疠一症，都从口鼻而入，直行中道，流布三焦，非比伤寒六经，可表可下。"《管见大全良方》中言："瘴疾之盛，多在两广……臭秽之气，遍熏街路，人吸其气，安得不成病乎？"《尚论篇》中言："人之鼻气通于天，故阳中雾露之邪者为清邪，从鼻息而上入于阳……人之口气通于地，故阴中水土之邪者为饮食浊味，从口舌而下入于阴……然从鼻从口所入之邪，必先注中焦，以次分布上下。"《医学心悟》中言："病气传染，从口鼻人。"《吴鞠通医案》中言："温疫者……悉从口鼻而入。"《治疫全书》中言："时疫一症……人在气交之中，七孔空虚，口鼻为最，其气凭空而来，乘虚而入，受其毒者，发为疫病。"现代传染病学表明，戾气（病原微生物）除了从呼吸道、消化道入侵机体外，亦可通过血液、体液而入侵机体，如蚊虫叮咬、性病传播等。

4. 疫病患者是戾气的重要携带者和传播者　疫病患者是戾气的重要携带者和传播者，如《医学心悟》中言："若夫一人之病，染及一室，一室之病，染及一乡，一乡之病，染及合邑，此乃病气、秽气相传染。"《瘟毒病论》中言："四时不正之气，感而致病，初不名疫也。因病致死，病气尸气，混合不正之气，斯为疫也。"

二、气候环境因素

在吴又可明确提出戾气说之前，中医认为异常的外环境理化状态（温度、湿度等）是导致疫病发生的主要致病因素，主要包括气候因素和地理环境因素两个层面。戾气虽然是导致疫病发生的必要致病因素，但在疫病的发生发展过程中，戾气亦常夹杂六淫邪气而共同致病。六淫邪气主要来源于异常的气候因素和地理环境因素，气候因素主要指过或不及的寒、热、燥、湿等气候条件，地理因素主要指秽浊、臭秽、湿浊等不洁的地理环境。现代医学也表明，气候改变、生态环境破坏、自然灾害、环境污染、战争等自然和社会因素是新发传染病的重要流行因素，季节性和地方性更是传染病的流行病学特征。

1. 天时因素——异常之气候　宋金元时期以前，中医普遍认为疫病的病因为"四时不正之气""非其时而有其气"，即一系列不正常的气候因素。该观点从秦汉时期就被提及，如《素问·本病论》中言："四时不节，即生大疫。"《伤寒论·伤寒例》中言："凡时行者，春时应暖而反大寒，夏时应热而反大凉，秋时应凉而反大热，冬时应寒而反大温，此非其时而有其气，是以一岁之中，长幼之病多相似者，此则时行之气也。"隋唐时期，《诸病源候论》中仍用"时气"来描述疫病。宋金元时期，中医依然认为"气候异常"是导致疫病发生的重要因素，如《三因极一病证方论》中言："夫疫病者，四时皆有不正之气，春夏有寒清时，秋冬亦有暄热时，一方之内，长幼患状，率皆相类者，谓之天行是也。"《管见大全良方》中言："凡一岁之中，长幼疾状多相似者，此名瘟疫也。然四时皆有不正之气……此则时行之气，俗谓之天行是也。"《丹溪心法》中言："瘟疫，众人一般病者是，又谓之天行时疫。"至明清时期，气候因素依然被医家所重视，如《医学心悟》中言："春应温而反寒，夏应热而反凉，冬应寒而反温，非其时而有其气，自然人受之……斯在天之疫也。"《痧疫草》中言："疫，厉气也。厉气何自而结，结于天应寒而反大热，天应热而反大寒，或大寒之后继以大热，大热之后继以霾雾，大热之后继以大寒，大寒之后继以淫雨，或河水泛而气秽，或疾风触而气毒，或天久阴而郁热，或天盛暑而湿蒸。"

2. 地理因素——环境之秽浊　除异常的气候因素外，中医亦重视地域环境因素在疫病发生中的作用，认为秽浊、湿热、臭秽的地理环境也是疫病发生的重要因素，如《管见大全良方》中言："瘴疾之盛，多在两广，不问老少贵贱，沾此疾者，少有生全……盖极南之地暄热，下潦上雾，毒气熏蒸，而成斯疾……彼方之人，不造厕室，不问男女，皆是野溷，遇天气暄热，则臭秽之气，遍熏街路，人吸其气，安得不成病乎？"《永类钤方》中言："况疫之作，皆始于秽恶，或地多死气，沟渠熏蒸。"《济阴纲目》中言："东南两广，山峻水恶，地湿沤热，如春秋时月，外感山岚瘴雾毒气，发寒热，胸满不食，此毒从口鼻入也。"《治疫全书》中言："时疫一症，总由气候相传，乃细察其传染之由，其故不一，或由山岚瘴气横冲直犯，或因黄沙毒雾漫野迷空，或沟渠积秽多般，或土壤藏污过甚。"另外，尸体掩埋过多或掩埋不厚亦是滋生瘟疫的原因，如《泂溪医案》中言："雍正十年，昆山瘟疫大行，因上年海啸，近海流民数万，皆死于昆，埋之城下，至夏暑蒸尸气，触之成病，死者数千人。"《瘟毒病论》中言："盖疫起兵荒之后，道路死亡无虚日，以致千百一家，埋藏不深，因天之风雨不时，地之湿浊蒸动，遂致死气、尸气、浊气、秽气，随地气上升，混入苍天清净之气，而天地生物之气，变为杀厉之气。"

3. 疫病中常见六淫邪气的致病特征

（1）风热邪气：多见于冬春季节，其常协同嗜温热类戾气而共同导致温热疫的发生。风热邪气具有以下致病特征：①多从口鼻而入，首先犯肺，以肺胃为病变中心；②起病急，传变快，肺卫之邪可逆传心包引起急危重症；③风热属阳邪，易耗气伤津，出现肺胃阴津亏损的情况。

（2）暑热邪气：多见于夏季，其常协同嗜温热类戾气而共同导致温热疫的发生。暑热邪气具有以下致病特征：①暑性酷烈，伤人急速，多直入阳明，如叶天士所言"夏暑发自阳明"；②暑为火热邪气，与心气相通，故火热邪气直入心包，闭塞机窍，扰乱心神；亦可直入肝经，引动肝风；③暑热邪气可直入血分，迫血外溢；④暑热邪气属阳热邪气，燔然酷烈，亦可伤津耗气；⑤暑热易蒸动地湿，故暑热邪气多兼湿气为患。

（3）湿热邪气：多见于长夏季节，其常协同嗜湿热类戾气而共同导致湿热疫的发生。湿热邪气具有以下致病特征：①湿热黏滞，故其致病徐缓，传变较慢，但难以祛除；②湿热邪气致病常以中焦脾胃为病变中心；③湿邪重浊，阻遏清阳，如卫阳、头面清阳、脾胃阳气等，出现恶寒、头身困重、头目不清、纳呆脘痞等症。

（4）燥热邪气：多见于秋季，其常协同嗜燥热类戾气而共同导致燥疫的发生。燥热邪气具有以下致病特征：①燥为秋金之气，与肺气相通，故燥热邪气多从口鼻而入，先犯肺经，故其病变多以肺为中心；②燥热亦为阳热邪气，故亦可伤津耗气，轻则肺卫津伤，重则肝肾阴亏；③燥热邪气亢盛，可从火化，上干清窍，引起目赤、耳鸣、咽痛等症。

（5）温热邪气：多见于春季，或为伏热内发，或为外感新邪，其常协同嗜温热类戾气而共同导致温热疫的发生。温热邪气具有以下致病特征：①若为伏热内发，发病初期即可见里热炽盛证；②温热邪气致病力强，对人体的气血津液及脏腑组织损伤较重，容易出现凶险重症；③温热邪气性属阳热，在病变过程中不但耗伤肺胃阴津，亦可损伤肝肾之阴，严重者可导致虚风内动。

（6）风寒邪气：多见于冬春季节，其常协同嗜寒或嗜寒湿类戾气而共同导致寒疫或寒湿疫的发生。风寒邪气具有以下致病特征：①风寒邪气多从皮毛入侵机体，以太阳经和肺卫为主要病变中心；②风寒邪气性属阴寒，易凝滞经脉气血；③风寒久郁，可化热入里，引起里热证；④风寒邪气以伤阳为主线，可损伤机体阳气，引发三阴寒证。

三、六淫邪气与戾气间的辩证统一关系

戾气是一种独立的致病因素，其有别于六淫邪气，但戾气与六淫邪气之间也有着辩证统一的关系。戾气是导致疫病发生的必要因素，其可独立于六淫邪气而致病。因此，即使在正常的气候环境中，戾气也会侵袭机体而导致相关疫病的发生。但戾气也常兼夹六淫邪气而共同侵袭机体，疫病大流行的背后也往往伴随着气候的异常，尤其是气温的异常。

中医的戾气相当于现代医学的病原微生物（病毒、细菌等）。现代研究表明，不同的病原微生物具有不同的最佳生存条件（温度、湿度等），如新型冠状病毒喜嗜低温、低湿环境，疟原虫则相对喜嗜湿热环境等。从这个角度看，戾气对不同的外环境亦有亲嗜性（戾嗜）。当外环境的气候特征（温度、湿度）与"戾嗜"相吻合时，病原微生物会表现出高活性和高传染性，进而导致相关疫病的大流行，代表性疫病的"戾嗜"见表1-3-1。如新型冠状病毒在9℃左右时活力最强，故具有大规模新冠感染社区传播的地区普遍分布在全年平均气温为 5～11℃的北纬 30°～50° 沿线。再如 25℃左右是疟原虫在蚊虫体内最适宜的发育温度，故疟疾主要在非洲、亚洲东南部、美洲东南部等热带地区流行，而我国的青藏高原、东北林区等寒冷地带则是天然无疟区。

表 1-3-1　代表性疫病"戾嗜"举隅

疫病名称	病原微生物	传播媒介	病原微生物嗜性	流行时令
流行性出血热	汉坦病毒	野鼠及家鼠	高温和干燥会降低汉坦病毒的存活率	冬季和春季
乙脑	乙脑病毒	蚊虫	34℃时蚊虫体内乙脑病毒滴度最高	夏秋季
疟疾	疟原虫	蚊虫	25℃左右最适疟原虫在蚊虫体内发育	夏秋季
SARS	SARS-COV	空气	SARS-CoV 在 12.8～23.5℃环境中传播性最强	冬春夏流行，春季高发
新冠感染	新冠病毒	空气、冷链	9℃左右，低湿度	全年流行，冬季高发

气候环境因素虽然不是疫病发生的必要条件，但也会影响疫病的发生和流行。若气候环境因素与"戾嗜"一致，则会为疫病的流行提供便利，进而促进疫病出现大流行。另外，与"戾嗜"不一致的气候环境因素虽然不能阻碍疫病的发生，但往往不会造成大流行。

总之，戾气是一种独立的致病因素，同时也是疫病发生的必要致病因素。但由于"戾嗜"的原因，使得戾气常夹杂相应的六淫邪气而共同致病。这使得疫病在具备戾气致病特征的同时，往往也具备六淫致病的特征。

第二节　内　　因

疫病的内因指患者自身的内环境状态，主要包括正虚和伏邪两个方面，可用体质、禀赋等直观展现。疫病的内因不同于外因戾气，其不是疫病发生的必要条件。《素问遗篇·刺法论》中虽然言道："正气存内，邪不可干。"但当戾气毒力太强时，即便机体正气充足，若做不到"虚邪贼风，避之有时"，戾气也可以入侵而导致疫病的发生，如《素问遗篇·刺法论》中所言："五疫之至，皆相染易，无问大小，病状相似。"

一、正　气　不　足

患者正气的多寡是影响疫病发生的重要因素，若机体正气不足，则不能有效抵御疫邪的侵袭，进而容易导致疫病的发生。患者正气的强弱主要通过体质、禀赋等直观展现。若患者素体虚弱、气血失调、卫外不固，或患者常饥饱失宜、冷暖失宜、劳逸失宜，其卫外功能必然不足，抵抗力、免疫力也必然低下，进而无力抵抗各类邪气的侵袭。在疫病流行时，这类人群也容易成为易感人群，容易为戾气所侵袭。发病后，正气亏虚，使得邪盛正虚，病邪迅速深入，病情迅速进展，更加容易转为重症和危重症。肺脾肾与卫气的化生、布散等密切相关，故肺脾肾的功能状态是疫病的重要内因。

1. 肺气不足　久冒风寒、食寒饮冷，以及久病体虚等，导致肺气亏损。肺主表，为机体之藩篱。肺气不足，必然卫外不力，使机体容易为外邪所侵袭。

2. 脾胃亏虚　由于饮食不节、思虑过度，以及年老久病等原因，导致脾胃虚弱、中气不足。脾胃为后天之本，气血生化之源。脾胃虚弱，必然气血不足，使机体正气不足、抗邪不力，染病后也容易传变、转重转危、难以康复。

3. 肾气不足　由于久病体虚、年老体弱，以及长期熬夜、房劳过度等原因，致肾气不足。肾为先天之本，卫气之根。肾气不足，必然卫气亏虚，使机体抗邪不力，容易为邪气所袭。

二、内有伏邪

患者体内伏邪的有无和种类亦影响着疫病的发生。患者体内伏有何种邪气，则更加容易感染何种疫病，如素有伏寒者，则更加容易发为寒疫；素有寒湿者，则更加容易发为寒湿疫；素有伏温者，则更加容易发为温热疫……可以通过平素的临床症状、舌象、脉象等证候表现来直观判断患者体内的伏邪种类，如患者平素大便黏腻不爽、舌苔黄厚、脉濡数，则为湿热体质，在湿热疫邪流行的季节，这类人群则更易感染湿热戾气。

第三节 结 语

疫病病因不外乎内因和外因两端，疫病的发生及其属性种类是内外因共同作用的结果。外因包括戾气和六淫邪气两个方面，其中戾气是疫病发生的必要条件，无戾气则不为疫病。六淫邪气常协同戾气而共同侵袭机体，六淫邪气的种类对疫病的属性有着重要影响。另外，不同的戾气对不同的六淫邪气有着不同的亲嗜性，戾气在适合的气候环境中会表现出更强的毒性和更高的传染性，故戾气和六淫邪气之间存在着辩证统一的关系。内因主要包括正虚和伏邪两个方面，内因虽然对疫病的发生有着重要的影响，但不是疫病发生的必要条件。患者正气的强弱主要体现在肺、脾、肾三脏的功能状态。正气弱者，抵抗力不足，在相同条件下更加容易为戾气所侵袭，得病后也容易传变为重症或危重症。患者体内伏有何种邪气，即容易被何种戾气所侵袭，伏邪的种类可通过患者平素的证候特征、体质状态来判断。

第四章 疫病病机

殷商甲骨文就有卜问商王是否传染上"疫"和能否医治的卜辞，先秦时期的医学经典《黄帝内经》已明确指出"疫"和"疠"是极易传染的病，但对疫病寒、温属性及病机有系统的认识始于东汉张仲景之《伤寒杂病论》，仲景明确提出伤寒是因感受"寒邪"而发。明代医家吴又可则明确指出温疫与伤寒要分道而治，且创造性提出温疫的特异病因"戾气"学说，认为"夫温疫之为病，非风、非寒、非暑、非湿，乃天地间别有一种异气所感"，明确了温疫的发病是感受"戾气"，不同于伤寒感受"寒邪"。清代戴天章著《广瘟疫论》一书传承吴又可首辨伤寒与温疫之别的观点，对伤寒与温疫两病分别对比论述，以表里为纲，对于温疫早期症状的鉴别尤着重阐发，意在辨温疫之体异于伤寒。故纵观中医历代治疗疫病的历史，疫病病机总体分寒温两端，寒疫、寒湿疫以伤阳为主线，寒湿戾气，最喜寒湿，遏伤阳气，故素体阳虚湿重之人，易染寒疫、寒湿疫。寒疫、寒湿疫，从寒从热，全在体质。阳热之体，则易化热、化燥，甚至伤阴；阴寒之体，则两寒相感，至死仍寒。至于杂疫，虽然种类繁多，但其核心病机变化仍然不离寒温两端和伴有的湿、热、燥等邪气夹杂，临床可参照寒疫和温疫的病机传变具体分析。

疫病病机变化十分复杂，常因感邪的性质、患者体质、失治误治、戾气特点等发生寒化热化、变燥伤阴、致瘀闭脱、脏腑传变等病机演变。本章重点介绍寒疫、温疫、寒湿疫和湿瘟（湿热疫）的病机演变规律。

一、寒疫病机

寒疫的病机和传变规律总体遵循《伤寒论》的六经传变规律，《伤寒论》六经的病机演变及传变规律，总的来说，有三种传变方式，即循经传、越经传、枢机传。

循经传：是指外感疾病按照三阴三阳的规律，由"太阳—少阳—阳明—太阴—少阴—厥阴"的次序往下传变。

越经传：是指不按照"太阳—少阳—阳明—太阴—少阴—厥阴"的规律去传，而是隔一条经传变，如太阳传入阳明，阳明传入少阴，少阳传入太阴。越经传又有两种特殊的方式，第一种是表里传，第二种是开合传。相互表里的两经相传即是表里传，如太阳传少阴、少阳传厥阴；越经传的特殊传递方式是开合传，太阳、太阴为开，阳明、厥阴为合，阳明传太阴就属于开合传。

枢机传：六经最特殊的病机传变是枢机传，是指少阳、少阴之间的相互传变。如少阳不经阳明、太阴直接内陷少阴，即为枢机传。

寒疫主要以感受寒邪为主，感受寒邪后，寒疫病机变化和传变方式与体质从化、失治误治等密切相关。对于体质偏寒者，寒疫是按照"太阳—少阳—阳明—太阴—少阴—厥阴"顺序传变，此为正常六经传变的途径，寒性体质者，传入太阴之后，病从寒化，以伤阳为病程的主线。对于热性体质者，寒疫是按照"太阳—少阳—阳明—少阴—厥阴"顺序传变，传变过程以热化为主，所以阳明不传太阴，是因为太阴无热证。总之，寒疫全程以伤阳为主线，至死仍寒，尤其是危重症患者，伤阳者十居其七，这是其总体病机演变规律。此外，寒疫病机变化过程中，因体质因素、治疗因素等，亦可出现化热、变燥、伤阴，以致气阴大伤等病机演化。

二、温疫病机

温疫的病机变化和传变规律总体遵循温病的传变规律。温疫是感受温邪引起的一类急性外感热病，其病变的过程亦是温邪作用下导致机体卫气营血及三焦所属脏腑功能失调及实质损害的结果。根据温邪侵入的浅深层次不同，以及人体卫气受伤轻重、卫气强弱的差异，其病变过程大体上可分为四个阶段，即卫分阶段、气分阶段、营分阶段、血分阶段；根据三焦病变部位不同，其病机转化按照上、中、下三焦传变。《黄帝内经》讲"察色按脉，先别阴阳"，阳病、阴病的性质、发展和转归完全不同。温疫与寒疫的病机各异，温疫病性属于阳病，结局是伤阴，是以伤阴为主线。

1. 基本病机演变：卫气营血或三焦渐次传变 温疫有"卫—气—营—血"不同病机发展阶段。叶天士所言"大凡看法，卫之后方言气，营之后方言血。"可见卫、气、营、血不是四个独立疾病或症候群，它是温疫变化中受戾气致病特点、体质因素等影响，导致邪正消长变化而产生的卫、气、营、血之间相互联系、相互转化的病机，体现了温疫由表入里的病机转化规律。温疫的三焦病机演变则是按照病变的不同部位发生的传变，吴鞠通谓"温病由口鼻而入……上焦病不治则传中焦胃与脾也，中焦病不治则传下焦肝与肾也，始上焦终下焦"。同卫气营血的传变一样，三焦则是按上、中、下三个部位，自上而下的变化完整地显示了温疫初、中、末期由浅到深、由轻到重的病机发展。不同的是三焦指病变的部位而言，用以概括三焦所属脏腑的病理变化和证候表现。

2. 特殊病机演变：逆传、顺传 温疫的病机和传变除了遵循卫、气、营、血及上、中、下三焦的一般规律外，还有一些特殊规律，叶天士称"顺传阳明""逆传心包"。叶天士认为逆传心包是指肺热入心（心包），并认为温邪在逆传心包之前已"首先犯肺""邪尚在肺"，逆传多指病情危重，容易死亡；王孟英言"盖自肺之心包，病机欲进而内陷曰逆，自肺之胃腑，病机欲出而下行故曰顺"。因此，温疫顺传阳明是指温热病邪由肺下传，到阳明热盛或热结肠腑之证而终止，不再出现营血分证的为顺传于胃。

3. 瘟疫的特殊病机传变：瘟疫六经 "温"与"瘟"不同，温证代表广义的热证，包括瘟热在内；而瘟病则主要指具有温热属性的疫病。对于瘟疫，刘松峰继承吴又可《温疫论》病因病机与发病的认识，遵张仲景《伤寒论》六经辨治，在《松峰说疫》中阐述"瘟疫六经治法"，创立了瘟疫的六经辨治体系，太阳之经……温病卫闭而营郁，法当清营热而泄卫闭……阳明以燥金主令，未传腑热之前，凉泄经络，以清其热；少阳经以相火主令，少阳经最易病火，用清凉和解之法散其炎热；太阴经以湿土主令，百病在太阴皆是湿，而惟温病之在太阴化湿为燥，当泄阳明之燥，滋太阴之湿；少阴经以君火主令，百病之在少阴多是寒，而惟温病之在少阴则化寒为热，当泄君火之亢而益肾水之枯；厥阴以风木为主令，厥阴经最易病热，风烈火炎，迫营血，枯槁命殒，当泄相火之炎，而滋风木之燥。瘟疫的六经辨治体系，突出了瘟疫六经病机演变的规律，总结了"瘟疫统治八法"，临床治疗上以"寒凉解毒"为先，开阔了瘟疫学派对瘟疫认识和诊疗的视野。

三、寒湿疫病机

寒湿疫之因，为嗜寒湿之戾气。寒湿戾气，最喜寒湿，遏伤阳气，故素体阳虚湿重之人，易感此疫。寒湿戾气为害，性属阴病，以伤阳为主线。但因患者体质、发病地域、用药差异等因素，寒湿疫亦有五个主要变证：一曰化热，二曰变燥，三曰伤阴，四曰致瘀，五曰闭脱。寒湿疫，从寒从热，全在体质。阳热之体，则易化热、化燥，甚至伤阴；阴寒之体，则两寒相感，至死仍寒。

寒湿戾气，由口鼻而入，因湿毒重浊、黏腻之性直驱下行，进而伏于膜原。正邪相搏，表里分传。邪气外传者，或发于皮表，而表现出风寒感冒类症状；或发肺卫，而表现为风热感冒症状；或发于胃表，而表现为胃肠感冒类症状，即发于某经，便为某经之证，此时皆可从外而解，多为轻症。邪气入里者，发于太阴，阻滞三焦，易转为重症或危重症。发于手太阴肺者，关乎上焦，阻碍气道、血道，继而生湿、生热、生痰、生瘀，终致疫毒闭肺；发于足太阴脾者，关乎中焦谷道、下焦水道，继而生湿、生浊、生饮、生痰，或化热而成阳明腑实证。因此，伏于膜原、外传卫表、发于太阴、阻滞三焦为寒湿疫的核心病机。

此外，寒湿疫的整体传变规律和各阶段的核心病机可用"郁—闭—脱—虚"来概括：郁阶段，邪伏膜原，卫气怫郁。邪微正盛，外无症状。若正邪交争，邪气或外出走表，或内传入里。外传至皮表者，则兼有恶寒发热、肌肉酸痛等风寒症状；外传至肺卫者，则兼有发热、咽痛、咳嗽等风热症状；外传至胃肠者，则兼有恶心、呕吐等胃肠感冒症状。邪气入里者，发于太阴、阻滞三焦。闭阶段，邪盛正虚，湿、热、痰、瘀、毒交织盘踞，咳痰、喘憋加重，终致疫毒闭肺，症见发热咳嗽、痰或多或少、痰黏或黄、喘憋气促、呕恶痞满、大便秘结等症。脱阶段，疫毒闭肺，宗气外脱，而致内闭外脱。症见咳痰、喘促、呼吸窘迫、脉疾多汗，甚至二便失禁、厥脱、昏迷等症。虚阶段，或正虚邪恋，或邪气渐退、正气渐复，治疗上重在调理肺脾、益气养阴、清除余邪、活血通络。

四、湿瘟病机

湿热裹挟戾气侵犯人体发病则为湿瘟，其病机总的特点是湿郁热蒸，三焦俱受；阻气伤阳，兼损阴液；湿热戾气，最喜湿热，容易伤阴，故素体阴虚湿重之人，易感此疫。湿热戾气为害，性属阳病，以伤阴为主线。从病性来看，湿热合邪，属于复合病因。热为阳邪，易损阴液，湿为阴邪，阻气伤阳。《温病条辨》谓："热湿者，在天时长夏之际，盛热蒸动湿气流行也。在人身，湿郁本身阳气，久而生热也，兼损人之阴液。"从病位来看，由于气机受阻是全身性的，因此上、中、下三焦俱受，但总以脾胃为中心。如初期虽在上焦，表现为"头痛恶寒"等表湿证，但同时还会出现"胸闷不饥"等中焦脾胃症状；在中焦，表现为湿热郁阻脾胃气机乃至三焦气机受阻的里湿热证。因湿热郁阻中焦脾胃的升降气机，可表现为中焦之胀满痞闷，但同时可出现湿热郁蒸上焦、郁于经络及寒化热化不一等病机转化；在下焦，表现为湿热闭阻脾肾气机，气阻、气闭、气虚，甚则阳虚、虚实夹杂的里湿热证。正如《温病条辨》所述："湿久浊凝，至于下焦，气不惟伤而且阻矣。"

从病势传变来看，由于湿为阴邪，重浊腻滞，不若热邪张扬于外，传变迅速，因此表现为起病缓、病程长而缠绵难愈。再加以湿热两者多少不同，互有进退之变，寒化热化不一，致使病机转化十分复杂，合并症多。此外，《温疫论》是中医辨治瘟疫的扛鼎巨著，根据文中的相关论述，可知其中所述之疫病，性属湿瘟，其戾气由口鼻而入，伏于膜原。吴又可将湿瘟的传变规律总结为"表里九传"，对病变部位的深浅、病情的轻重及病程阶段和病机特点分为表里两个方面进行辨别。《温疫论·原病》云："表里先后不同，有先表而后里者，有先里而后表者，有但表不里者，有但里不表者，有表里偏胜者，有表里分传者，有表而再表者，有里而再里者，有表里分传而再分传者。"即表里传变分为九种，吴氏对九种传变都做了详细的病机演变探析。表里九传，是邪气离开膜原后或出表或入里的不同，以表里为纲，围绕"祛邪外出"为原则的病机演变模式，突破了治疫固守外感六经传变规律。表里九传，是温疫的传变规律，更是温疫夹湿病机的特殊演变规律，反映了温疫夹湿病机以表里为中心，同时发生邪气郁闭气机、扰乱脏腑功能、病理产物继发、脏腑功能衰竭等复杂的病机演变态势。

五、疫病病机的特点

疫病病机和传变十分复杂，且具有非常强的变化性，不仅受发病季节、发病地点的影响，也与发病人群密切相关，其多变性是戾气毒力、患者体质、六淫夹杂等多种因素共同决定的。如戾气毒力决定病机变化的快慢和病情的轻重，患者的体质影响病机的寒热转归，六淫邪气的夹杂影响戾气的生存和毒力的大小。此外，疫病发病虽然总体有寒温之别，但戾气最终作用于人体气血、脏腑、经络，因此，气血运行、脏腑紊乱、经络阻滞等病机变化必然掺杂其中，甚至出现寒热真假、虚实错杂，寒湿、瘀热入营，内闭外脱等复杂病机变化，尤其是在疫病发生的全过程中，出现寒温难辨、寒温难分、寒温兼有等情况，亦应深入探讨其寒温一统的内在机制和转归，才能更好地透过现象认清病机本质，从而准确把握疫病的病机规律。

第五章　疫病分类

中医学对传染病的认识历史悠久。《素问遗篇·刺法论》中提出"五疫之至，皆相染易，无问大小，病状相似"，并将疫病分为木疫、火疫、土疫、金疫、水疫五类。随着历代医家对疫病认识逐渐丰富，相关文献大量涌现，因其病证的特殊性且所包含病种各异，古代文献中疫病的称谓繁多。除疫外，尚有疫气、时行、天行、温疫、瘟疫、伤寒、寒疫、时疫、疫病、痘疹、烂喉疹、吊脚痧、瘴疫、霍乱、疫咳、疫疸、疫痢、疫疹、疫斑、疫疟、大头瘟、蛤蟆瘟、软脚瘟、羊毛瘟、疫痧、疫喉痧、烂喉丹痧、烂喉痧、鼠疫等称谓。为了区分不同疫病，便于掌握临床规律，执简驭繁，指导辨证施治，历代医家逐渐对疫病进行了分类和命名，现加以说明。

第一节　中医疫病的古代分类

一、《黄帝内经》中疫病的分类

《黄帝内经》不但对疫病的病名、病因、传播途径及临床表现等进行了描述，还在《素问遗篇·刺法论》提出了"疫之与疠……归五行而统之也"，将其分为木疫、火疫、土疫、金疫、水疫五种，并附载相应的针刺疗法。

1. 木疫　"假令壬午，刚柔失守，上壬未迁正，下丁独然，即虽阳年，亏及不同，上下失守，相招其有期，差之微甚，各有其数也……又或地下甲子，丁酉失守其位，未得中司……故柔不附刚，即地运不合，三年变疠"，这种疫病即为木疫，治疗"当刺脾之俞，次三日，可刺肝之所出也"。

2. 火疫　"假令戊申，刚柔失守，戊癸虽火运，阳年不太过也，上失其刚，柔地独主，其气不正，故有邪干，迭移其位，差有浅深，欲至将合，音律先同，如此天运失时，三年之中，火疫至矣……又或地下甲子，癸亥失守者……即运与地虚，后三年变疠，即名火疠"。这种疫病即为火疫，治疗"当刺肺之俞"。

3. 土疫　"假令甲子，刚柔失守，刚未正，柔孤而有亏，时序不令，即音律非从，如此三年，变大疫也……又有下位己卯不至，而甲子孤立者，次三年作土疠"，这种疫病即为土疫，治疗"当先补肾俞，次三日，可刺足太阴之所注"。

4. 金疫　"假令庚辰，刚柔失守，上位失守，下位无合，乙庚金运，故非相招。布天未退，中运胜来，上下相错，谓之失守……如此则天运化易，三年变大疫……又或在下地甲子，乙未失守者……三年变疠，名曰金疠"，这种疫病即为金疫，治疗"当先补肝俞，次三日，可刺肺之所行"。

5. 水疫　"假令丙寅，刚柔失守，上刚干失守，下柔不可独主之，中水运非太过，不可执法而定之，布天有余，而失守上正，天地不合，即律吕音异，如此即天运失序，后三年变疫……又有下位地甲子，辛巳柔不附刚，亦名失守，即地运皆虚，后三年变水疠"。这种疫病即为水疫，治疗"当先补心俞，次五日，可刺肾之所入"。

《黄帝内经》对这五种疫病的临床特征未做详细的论述，后世医家对此亦少有阐发，因此该分类方法未得到进一步的发展。

二、《伤寒论》中疫病的分类

《伤寒论·伤寒例》载："中而即病者，名曰伤寒；不即病者，寒毒藏于肌肤，至春变为温病，至夏变为暑病。暑病者，热极重于温也。是以辛苦之人，春夏多温热病者，皆由冬时触寒所致，非时行之气也。"指出冬季感寒即发病者，称为伤寒。寒毒邪气伏藏于体内，感而未发，郁而化热，至春、夏发病者，即是温病、暑病。若不是散在发病，而出现大规模的流行，应属于疫病范畴，并最早提出疫病有寒疫与温疫之别，为后世的疫病学说提供了依据。如《伤寒论·伤寒例》云："从春分以后，至秋分节前，天有暴寒者，皆为时行寒疫也……其病与温及暑病相似，但治有殊耳。"但伤寒病"若更感异气，变为他病者，当依后坏病证而治之……阳脉濡弱，阴脉弦紧者，更遇温气，变为温疫"，明确将疫病分为寒疫和温疫。

三、《松峰说疫》中疫病的分类

《松峰说疫》卷二提出"疫病有三种论"，明确瘟疫、寒疫、杂疫"三疫说"，文中云："盖受天地之疠气，城市、乡井以及山陬海澨所患皆同，如徭役之役，故以疫名耳。其病千变万化，约言之则有三焉。一曰瘟疫……二曰寒疫……三曰杂疫……"

1. 瘟疫 瘟即温，"夫瘟者，热之始，热者，温之终。始终属热症"。瘟疫即为温热性质的疫病，即温热疫。瘟疫是感受四时瘟气即温热疫疠邪气所致。发病初期临床表现为"发热、自汗而渴、不恶寒"。其传变方式为表里相传，在表则现三阳经证，入里现三阴经证，入腑则有应下之证。刘氏认为温疫与伤寒不同之处在于温疫并非感受寒邪而得，而是疠气自口鼻而入。

2. 寒疫 寒疫是感受寒疫疠邪气所致，四季可发，为天热毛窍开张感受暴寒所致，即"不论春夏秋冬，天气忽热，众人毛窍方开，倏而暴寒，被冷气所逼……此病亦与太阳伤寒伤风相似，但系天作之孽，众人所病皆同，且间有冬月而发疹者，故亦得以疫称焉"。其发病初期表现为"头痛、身热、脊强"，可有汗（感于风者），也可无汗（感于寒者）。治以发散、解肌，其轻者或喘嗽气壅，或鼻塞声重者可不治自愈；也有发于夏秋之间与温疫相似，但不受凉药，不能一汗即解而缠绵多日而愈者。

3. 杂疫 杂疫也是感受疫疠邪气所致，但不同于上述两种疫病，症状复杂，有寒有热，难以揣摩，治无定方，往往以常法治之不应，即"其症则千奇百怪，其病则寒热皆有，除诸瘟、诸挣、诸痧瘴等暴怪之病外，如疟痢、泄泻、胀满、呕吐、喘嗽、厥痉、诸痛、诸见血、诸痈肿、淋浊、霍乱等疾，众人所患皆同者，皆有疠气以行乎其间……种种变态，不可枚举"。

第二节 中医疫病的现代分类

一、按照疫病的性质分类

疫疠病邪是导致疫病发生的致病因素，其性质和致病特点多以六淫特性来归属，不同疫疠病邪导致不同疫病的发生。

1. 寒疫 风寒疫疠病邪所引起的疫病称为寒疫。寒疫四季皆可发生，但以气候寒热变化较骤的冬、春、秋季节多见。风寒疫疠之邪多从皮毛而入，初病"太阳"，以头痛、项强、恶寒等体表症状为初发证候，易凝滞经脉气血，可郁而化热，后期可伤阳。按六经顺序由表入里传变。现代传染病中 SARS、流行性脑脊髓膜炎、疟疾等具有寒疫特点者，可参照本病。

2. 温疫 温热疫疠病邪侵犯肺卫，或发于人体气分、营血分的疫病称为温疫。其热象显著，容易化燥伤阴。这类疫病发病急，传变较快，病程一般不长，疠气从口鼻而入，初期可见邪犯肺卫的表证，或者是里热亢盛的症状表现，如热邪进一步传变，还可有热入营血、热闭心包、热盛动风等里热炽盛的表现，后期可见气阴两伤，肝肾真阴亏损，阴阳离决的危重表现。现代传染病中甲型 H1N1 流感、人感染高致病性禽流感等具有温疫特点者，可参照本病。

3. 寒湿疫　寒湿疫疠病邪互攘侵袭人体发为寒湿疫，寒湿之邪的性质虽为阴邪，但病邪日久也可入里化热，病情进一步传变，邪气性质由阴寒性质变为阳热性质。吴鞠通说："寒湿者，湿与寒水之气相搏也……湿久生热，热必伤阴。"与湿热证、暑湿证进行鉴别，寒湿疫也包括伤卫表之阳的恶寒、口不渴、面黄，伤太阴之阳的腹痛吐利，伤少阴之阳的泄泻胸痞、身冷脉细等症状特点。吴鞠通、薛雪所说的寒湿病都不属于温疫，但若具有较强的传染性和流行性，亦属疫病。现代传染病中的新型冠状病毒感染具有寒湿疫特点者，可参照本病。

4. 湿热疫　湿热性质的疫疠病邪侵袭人体发生的疫病称为湿热疫。病邪先从口鼻而入，停留于膜原，可见憎寒壮热，继而但热不寒，苔白如积粉，舌质红绛。膜原位居人体半表半里，邪气久留，可见表证、里证，或表里同证。吴又可的《温疫论》中所论之疫，为湿热疫之代表。现代传染病中的登革热、手足口病、SARS、钩端螺旋体病、流行性出血热、霍乱等具有湿热疫特征者，可参考本病。

5. 暑热（燥）疫　暑热火毒性质的疫疠病邪侵袭人体发生的疫病称为暑热疫。暑热之邪伤津耗气，扰动气机，侵犯人体后迅速出现邪热充斥表里、上下、内外之征象，见身体壮热，头痛如劈，两目昏瞀，或狂躁谵妄，口大渴，骨节烦疼，或吐血衄血，发斑，舌红绛，苔焦等症状。热毒深伏，可出现淫热内攻脏腑的危候。现代传染病中登革热与登革出血热、流行性乙脑等具有暑热疫特点者，可参考本病。

6. 杂疫　因感受疫疠邪气但以寒、热、燥、湿疫难统之疫，症状千奇百怪，即为杂疫。刘松峰在《松峰说疫》中列举了 72 种杂疫，症状各有特点，但仔细分析发现大部分火毒特性明显，仍属于暑热疫（或包括湿热疫）范畴。所以总的来说，疫病以温性的占绝大部分。现代传染病中的流行性腮腺炎、猩红热、霍乱、疟疾等具有杂疫特点者，可参考本病。

二、根据临床特征分类

根据疫病的临床特征分类是一种最直观的分类法。例如大头瘟，最早在刘完素的《素问病机气宜保命集》中称为大头病，金代李东垣称之为大头天行，明代李梴之后称之为大头瘟。此病以大头为名主要因为有头面部肿大的临床特征。烂喉痧也是以咽喉溃烂肿痛，肌肤外发丹痧的临床表现而命名的。清代雷丰《时病论》言："发块如瘤，遍身流走者，为疙瘩瘟。胸高胁起，呕汁如血者，为瓜瓤瘟。喉痛颈大，寒热便秘者，为虾蟆瘟（一名捻颈瘟）。两腮肿胀，憎寒恶热者，为鸬鹚瘟。遍身紫块，发出霉疮者，为杨梅瘟。小儿邪郁皮肤，结成大小青紫癍点者，为葡萄瘟，此皆瘟疫之证。"按临床特征命名疫病亦反映了其具有专入某经络、脏腑的特性。

三、根据传染、流行程度分类

吴又可在《温疫论》中把疫病流行分为盛行之年、衰少之年、不行之年，分别指在较大范围流行、在较小范围流行、没有流行的情况。不同疫病传染性和流行性的强弱与疫邪的毒力和易感者正气的状态有关。一般把毒力强、疫邪侵犯人体后极容易发病的称为烈性传染病。《中华人民共和国传染病防治法》中规定有甲类传染病、乙类传染病、丙类传染病三种，甲类传染病是指鼠疫、霍乱；乙类传染病是指传染性非典型肺炎、艾滋病、病毒性肝炎、脊髓灰质炎、人感染高致病性禽流感、麻疹、流行性出血热、狂犬病、流行性乙型脑炎、登革热、炭疽、细菌性和阿米巴性痢疾、肺结核、伤寒和副伤寒、流行性脑脊髓膜炎、百日咳、白喉、新生儿破伤风、猩红热、布鲁氏菌病、淋病、梅毒、钩端螺旋体病、血吸虫病、疟疾；丙类传染病是指流行性感冒、流行性腮腺炎、风疹、急性出血性结膜炎、麻风病、流行性和地方性斑疹伤寒、黑热病、包虫病、丝虫病，除霍乱、细菌性和阿米巴性痢疾、伤寒和副伤寒以外的感染性腹泻病。其中甲类传染病和乙类传染病的一部分是烈性传染病，即烈性疫。烈性传染病不但传染性和流行性强烈，而且对生命的威胁大。相对来讲，传染性不强、流行范围较小的就是一般传染病，即一般疫。

第六章 疫病治法

第一节 内 治 法

疫病的治法包括了疫病的预防、治疗、康复等不同阶段所采用的中医治法，如采用汤药、针灸、推拿等方法进行治疗的内治法和外治法。

一般而言，内治法是以单味药或多味药组合的方剂对某一病机的病或证，起祛除病邪和促进机体功能恢复作用的治疗方法，包括治疗原则和具体治法。治疗原则是针对一类相同病机的证候而确立，如寒者热之、热者寒之、虚则补之、实则泻之。治法是在治疗原则的限定范围下，针对具体证候确立的具体治疗方法，如散寒解暑、辛寒清气、运脾化湿、清热化痰、破滞通瘀、解毒凉血等。

一、早期以截断为主，邪贵早逐

疫病早期邪贵早逐，祛邪务尽，清代医家罗浩在《医经余论》提出"认症即真，下手宜辣。须以重兵直入其巢穴，使不能猖獗"，采取果断措施和特殊方药，直捣病巢，祛除病邪，快速控制病情，截断疾病的发展蔓延，以求提高疗效，缩短病程。有学者亦提出疫病贵在早期截断，采用"迎而击之"之法，一方面可以控制病邪蔓延深入；另一方面可以避免正气的过度损耗。若因循失治，则病邪步步深入，累及五脏而致病情恶化。

（一）早期宜通治，截断病势

疫病具有传染性强、发病急、传变快、病状表现相似、危重死亡多发等特点，面对短时间内出现的大量病患，通过逐一诊察，四诊合参，实现对每个患者的个体化"辨证论治"显然是不现实的。疫病作为特定传染病，有明确病毒或者戾气感染，其发病有共性病机和规律，这是通治的基础。故初步摸索出疫病的致病特点和传变规律，拟定符合疾病总体特点的方药进行救治，然后总结提炼为可以大范围推广的"通治方"，规范群体化的诊疗方案，直接据"病"施治，方能保证在短时间内让有效的治疗方药覆盖到大量的患病人群，快速遏制病情，而"辨病论治"应该是疫病防治尤其是早期或者病情相对稳定时的主要模式。

在和瘟疫进行斗争的历史中，中医一直有"大锅熬药"使用"通治方"的传统。疫病早期定性很重要，是寒、是热，还是寒湿、温热，直接决定疫病的发展演变和正确治疗方式。疫性确定后再以"通治方"治病，截断病势，使疫情防治关口前移，在应对重大公共卫生事件时具有重要意义。

"通治（方）"一词最早见于东晋葛洪所著《肘后备急方》，其"救卒客忤死方"中载有"张仲景诸要方（如）：麻黄四两，杏仁七十枚，甘草一两。以水八升，煮取三升，分令咽之，通治诸感忤"。而通治方的定义最早见于清代徐灵胎《兰台轨范·凡例》中，其曰："一方而所治之病甚多者，则为通治之方。""通治方"的拟定，主要针对瘟疫核心病证，根据其关键病因病机而设，而不是囿于零散的症状，故而在治疗上能有的放矢、直中核心，避免了防治重点的偏移，这种方药与病证对应的靶向性，成为通治方抗疫起效的关键。"通治方"因其对疾病治疗的专一性，故而是实现"辨病论治"的基本途径。"通治方"的运用，不仅可以在短时间内迅速实现药物的覆盖，而且能够保证针对疫病的基本疗效，对于截断病势、防止传变、保护易感人群等均具有重要意义。"通治方"加减法是结合"辨证论治"的有效方式，通过有针对性加减，实现对"辨证论治"的结合，才能更好地把握住个体化的治疗特点，应对疫病的复杂多变性。

中医药在历史上屡用"通治方"抗击疫病，积累了宝贵经验。如金元时期李东垣创"普济消毒饮"治疗大头瘟，"大头天行，初觉憎寒体重，次传头面肿盛，目不能开，上喘，咽喉不利，口渴舌燥"，世人皆谓"仙方"，该方是大头瘟的通治方；清代杨栗山活用"升降散"屡创奇效，并推其为治温疫之总方；清代余师愚著《疫疹一得》载"清瘟败毒饮"曾立抗疫奇功，"治一切火热，表里俱盛，狂躁烦心"，方由白虎汤、凉膈散、黄连解毒汤及犀角地黄汤四方组合而成，是治疗热疫及热疫发斑的主方。

又如 2019 年末发生的新冠疫情，中央指导组专家仝小林院士依据"寒湿疫"理论体系，制订了可以通用于新冠疫情疑似及轻型、普通型确诊病例的"通治方"——寒湿疫方（武汉抗疫 1 号方），其组成为生麻黄、生石膏、苦杏仁、羌活、葶苈子、贯众、地龙、徐长卿、藿香、佩兰、苍术、茯苓、白术、焦三仙、厚朴、焦槟榔、煨草果、生姜。仝小林院士认为该方以达原饮为基础方，同时融合了麻杏甘石汤、藿朴夏苓汤、神术散、葶苈大枣泻肺汤等经典名方，以麻黄、杏仁、生石膏、苍术、羌活宣肺解表，以藿香、佩兰、白术、茯苓、厚朴、苍术、煨草果化湿、渗湿、利湿，以徐长卿、贯众解毒，以葶苈子、杏仁通气道，以地龙通血道，以焦槟榔、焦三仙通谷道，以生白术、茯苓通水道。多项临床研究表明，寒湿疫方通过"武昌模式"的高效有序推行，在武汉及周边疫区取得了突出的抗疫效果，降低了高危人群的确诊率，阻断了轻型、普通型患者的转重率，为医疗系统恢复运转争取了时间。

（二）早期祛邪治法

1. 解表法 是通过疏泄卫表，透邪外出以解除表证的一种治法。本法具有开泄腠理、调畅营卫、宣发肺气等作用，属于八法中的汗法。如《素问·阴阳应象大论》云："其在皮者，汗而发之。"治疗疫病初起，邪在卫表者。

（1）祛风散寒：指用辛温发散的药物以透彻太阳表卫之寒邪的治法，又称散寒解表。主治疫病初起风寒束表证。症见恶寒重发热轻，恶风，无汗或少汗，头项强痛，周身拘紧，鼻塞流清涕，咽痒，咳嗽，痰白稀薄，舌淡红，苔薄白，脉浮或浮紧。代表方如苏羌达表汤、荆防败毒散等。

（2）疏风散热：指用辛凉轻透之品，疏散肺卫风热病邪的治法，适用于疫病初起，风热病邪袭于肺卫之证。症见发热，微恶寒，口微渴，无汗或少汗，舌边尖红，苔薄白。代表方如银翘散。

（3）散寒解暑：指用辛温发散以透泄卫分表寒，清暑化湿以祛气分暑湿的治法，适用于暑湿内伏，寒湿外搏证。症见头痛，恶寒，身形拘急，发热无汗，口渴心烦，尿短赤，脘痞，苔白腻，脉濡数等。代表方如新加香薷饮。

（4）宣表化湿：指以芳香辛温之品，疏化肌表湿邪的治法，适用于湿邪伤表尚未化热证。症见恶寒，无汗，身重头痛，脉濡等。代表方如薛氏阴湿伤表方。

（5）疏卫润燥：指用辛宣凉润之品，解除卫表燥热之邪的治法，适用于疫病初起，燥热侵袭肺卫之证。症见发热，微恶风寒，头痛，口鼻咽喉干燥，咳嗽少痰，舌红苔薄白等。代表方如桑杏汤。

（6）扶正解表：指用辛温甘温之品，益气扶正祛邪外出的治法，适用于疫病初起，正气不足，风寒湿外袭之证。症见外感时气，憎寒壮热，头痛项强，身体烦疼，鼻塞声重，咳嗽有痰，胸膈痞满，舌淡苔白，脉浮按之无力等。代表方如人参败毒散。

用解表法治疗外感热病，要求达到汗出热退，脉静身凉，以周身微汗为度，不可过汗和久用。根据病情的需要，解表法常与滋阴、益气、化痰、消导、清气、透疹、解毒、凉血等治法配合使用，但均须以有助于祛邪外出、解除表证为原则，若偏重他法则反妨碍解表，本末倒置。

2. 通下法 是用通导、攻逐、泻下肠腑实邪结聚，以逐邪外出的一种治法。本法具有泻下热结、荡涤宿滞、破逐瘀血蓄结等作用，属八法中的下法。治疗肠腑疫邪结聚之证，包括热结、湿热积滞搏结、瘀热蓄结等。

（1）通腑泄热：指用苦寒泻下之品，攻逐肠腑热结的治法，适用于疫气邪毒内结于肠腑，腑气不通证。症见日晡潮热，谵语，大便秘结，或热结旁流，或脘腹胀满，甚则硬痛拒按，舌苔老黄，或焦黑起刺，脉沉实等。代表方如调胃承气汤。

（2）通腑破瘀：指用苦寒辛咸之品攻逐破散肠腑或下焦瘀血蓄结的治法，适用于胃肠或下焦瘀血蓄结证。症见身热，腹硬满疼痛，或少腹硬满急痛，小便自利，大便秘结，或色黑而易，舌质瘀黯等。代表方如吴氏桃仁承气汤。

（3）通下解毒：指用清热解毒与苦寒攻下并举的治法，适用于邪热亢盛，化火成毒，搏结肠腑的大热大实之证。症见身热不退，大便秘结，腹硬满疼痛，舌卷挛缩，循衣摸床，小便赤涩，舌苔焦黄起刺，脉沉实有力。代表方如杨氏解毒承气汤。

运用通下法应注意，在应用攻下方药之后邪气复聚者，可再三攻下，务使邪尽，特别是湿热积滞搏结肠腑，常常反复攻下，下至热退、苔净、大便成形为止。但在多次使用攻下法时，一定要注意正气情况，掌握好攻下尺度，避免耗损正气。平素体虚者，或在疫病过程中正气被耗损者，如津液损伤或气阴两伤等，不宜单一使用攻下法，当用攻补兼施，使邪去而不伤正。根据病情的需要，常与辛寒清气、益气滋阴、凉血化瘀、化痰开窍等治法配合使用。

二、中晚期、恢复期扶正祛邪兼顾

疾病发生、发展是正气与邪气斗争的过程，邪胜于正则病进，正胜于邪则病退。所以治疗疾病，须扶助正气，祛除邪气，使疾病向痊愈方面转化。疫病的发病，与人体正气的强弱、邪气的盛衰有着十分密切的关系。疫病中晚期邪气盛而虚少，以祛邪为主，扶正为辅；恢复期正虚甚而邪少，当扶正为主，兼以祛邪。同时应根据疫邪性质的不同，分别采取不同的治法。

（一）中晚期以祛邪为主，兼以扶正

1. 清热法 是清泄气分热邪，祛除气分热毒的一种治法，又称"清气法"。本法具有清热除烦、生津止渴作用，属八法中的清法，适用于疫病无形之邪气分里热亢盛，尚未与燥屎、食滞、痰湿、瘀血等有形实邪相搏结的证候。

（1）轻清宣气：指用轻清之品透泄热邪，宣畅气机的治法。由于本法药性较为轻平，清热之力较轻，故称为"轻清"。主治疫病邪在气分，热郁胸膈，热势不甚而气失宣畅者。症见身热微渴，心中懊恼不舒，起卧不安，舌苔薄黄，脉数等。代表方如栀子豉汤。

（2）辛寒清气：指用辛寒之品大清气分邪热的治法。本法清热之力较强，但仍以透达邪热为主，具有退热生津、除烦止渴的作用。主治邪热炽盛于阳明气分，热势浮盛者。症见壮热烦渴，汗出，舌苔黄燥，脉洪数。代表方如白虎汤。

（3）清热泄火：指用苦寒清热解毒之品，直清里热，泄火解毒的治法。主治邪热内蕴，郁而化火者。症见身热，口苦而渴，心烦不安，小便黄赤，舌红苔黄，脉数等。代表方如黄芩汤或黄连解毒汤。

清热法适用范围较广，轻清宣气法重在清宣气热，作用偏于上焦胸膈，辛寒清气法重在清透气热，作用偏于中上二焦，清热泻火法重在清泻火毒，直折火热。

气分病变部位较广泛，涉及脏腑较多，证候复杂。因此，在运用清热法时要注意与其他治法配合应用，主要配合有以下几种：与解表法配合主要是辛寒清气与辛凉透表配合，既辛凉解表，又大清里热，实属表里双解治法；与养阴法配合，如轻清宣气配合甘寒养阴轻清余邪、滋润肺燥，清热泻火配合甘寒养阴甘苦合化阴津；与化湿法配合，如辛寒清气配合化湿法清泄阳明气热、燥化太阴脾湿，清热泻火配合化湿法苦辛通降、分解湿热等。

本法主治气分无形邪热，若邪热已与有形实邪相结，如湿邪、燥屎、食滞、痰浊、瘀血，必须祛除实邪才能解除邪热。热邪未入气分者不宜早用，以免寒凉冰伏邪气。素体阳气不足，应中病即止，不可过用之，防止寒凉过度而伐伤阳气。苦寒药有化燥伤津之弊，热盛阴伤或素体阴虚者慎用。

2. 化湿法 是祛除三焦湿热的治法。本法具有宣畅气机、运脾和胃、通利水道等化湿泄热的作用，适用于湿热性质的疫病。这里所提的祛湿法，不仅是祛湿，还包括清热在内。温热属阳邪，湿浊属阴邪，湿热互结每使病势缠绵难解。吴鞠通指出湿热为患"非若寒邪之一汗而解，温热之一凉即退"。故凡兼有湿邪为患者，治疗时必须兼顾其湿，或是先祛其湿。临床根据湿热所在的部位和湿与热的轻重，分为以下几种。

（1）宣气化湿：指用芳香轻化之剂以宣通气机、透化湿邪的治法，适用于湿温病初起湿蕴生热，郁遏气机，但热势不盛之证。症见身热不扬，午后为甚，汗出不解，或微恶寒，胸闷脘痞，小便短少，舌苔白腻，脉濡缓等。代表方如三仁汤。

（2）运脾化湿：指用芳香苦燥之品，温运脾气，燥化湿邪的治法，适用于中焦湿热，湿重于热的证候。症见身热不扬，脘痞腹胀，恶心呕吐，口不渴，或渴而不喜饮，或渴喜热饮，大便溏泄，小便浑浊，舌苔白腻，脉濡缓。代表方如雷氏芳香化浊法。

（3）燥湿泄热：指用辛开苦降之品祛除中焦湿热之邪的治法。本法温清并用，又称"辛开苦降""辛开苦泄""苦辛开降"，适用于湿热性质疫病湿渐化热，湿热俱盛者。症见发热，口渴不多饮，脘痞腹胀，泛恶呕吐，口苦，小便短赤，舌苔黄腻，脉濡数等。代表方如王氏连朴饮。

（4）分利湿邪：指用淡渗之品使湿邪下行从小便而除的治法，适用于湿热阻于下焦，小便不利之证。症见热蒸头涨，小便短少甚或不通，渴不多饮，舌苔白腻等。代表方如茯苓皮汤。

以上除湿法作用和适用证各有偏重，宣气化湿偏于"宣上"；运脾化湿法和燥湿泄热法偏于"畅中"；分利湿邪法偏于"渗下"。但由于三焦为一个统一的整体，并且气机之宣畅、水道之通利常相互影响和促进，所以用药时各法需配合使用，以利于湿邪的上下分消。此外，祛湿法还可根据病情需要与他法配合使用，热邪较盛，配合清热法；湿热酿痰蒙蔽心包，配合开窍法；湿热与积滞相结，还可配合消导化滞法等。

使用本法还应注意，湿邪已经化燥者不可再用。湿盛热微者，苦寒药当慎用或不用，应以辛温开郁、苦温燥湿为主。虽有湿邪而阴液亏损者慎用。总之，化湿法的应用须权衡湿与热的偏轻偏重及邪之所在部位而选用相应的化湿方药。

3. 化痰法 是运用化痰、祛痰方药，以排除或消除体内痰浊的一种治法，属于八法中的消法。

（1）燥湿化痰：指用辛苦温之品燥湿化痰、理气健脾的治法，适用于脾失健运、湿聚成痰之证。症见咳嗽痰多，色白易咯，恶心呕吐，胸膈痞闷，肢体困重，或头眩心悸，舌苔白滑或腻，脉滑。代表方如二陈汤或导痰汤。

（2）清热化痰：指用苦凉辛温之品清热化痰、理气止咳的治法，适用于邪热内盛，灼津为痰，或痰浊与火热互结之证。症见咳嗽气喘，咯痰黄稠，胸膈痞闷，甚则气急呕恶，烦躁不宁，舌质红，苔黄腻，脉滑数。代表方如清气化痰丸或小陷胸汤。

（3）润燥化痰：指用苦甘微寒之品润肺清热、化痰止咳的治法，适用于燥邪灼津、炼液为痰之燥痰证。症见咳嗽呛急，咯痰不爽，涩而难出，咽喉干燥或痛，口鼻干燥，舌干少津，苔干，脉涩。代表方如贝母瓜蒌散。

运用化痰法时，应根据病情之不同，察其病本，分清寒热虚实，辨明标本缓急，而后用之。如虚人及孕妇之实热痰证，不可轻用，以免损伤正气；而阴虚有痰者，当辨热之虚实，以免损伤人体津液。运用化痰法时，因痰病范围广，症状复杂，故运用时应根据痰的性质和治法不同，将多种方法和措施配合应用。如祛痰时配伍理气药，以行气消痰等。

4. 化瘀法 是运用行气、活血、化瘀之方药以促进血液流通，消散瘀血停滞的治法。属于八法中的消法。疫病热灼营血，煎熬成瘀，常表现为营血瘀滞之象。

（1）破滞通瘀：指用苦辛咸寒之品祛瘀透邪通络的治法。适用于疫病络脉凝瘀，气血呆滞，灵机不运之候。症见神情呆钝，默默不语，或神志不清而昏迷默默，甚则痴呆、失语、失明、耳聋、口不渴，声不出，与饮食亦不却，脉数。代表方如薛氏仿三甲散。

（2）通瘀开窍：指用苦咸甘寒之品清热凉血，活血散瘀，化痰通络的治法。适用于疫病戾气热入心包，闭阻神明之候。症见身体灼热，神昏谵语，口干漱水而不欲咽，皮肤黏膜出血斑，唇青肢厥，舌蹇，舌紫暗，脉细数涩。代表方如犀地清络饮。

应用化瘀法时应该注意做到活血而不破血，化瘀而不伤正。一般瘀血轻者，选用当归、川芎、丹参、赤芍、鸡血藤等活血之品；瘀血重者，选用三棱、莪术、五灵脂、水蛭、虻虫等破血化瘀药物，以使药物活血作用与病情轻重相适应，还应注意和其他治法配合使用，若热邪壅盛成毒，阻遏气血，必须解毒化瘀，即在凉血化瘀的基础上，着重泻火解毒；热邪内陷，瘀血阻滞，包络闭塞，当开窍化瘀，即清心凉血与化瘀开窍并举；疫病后期，正虚邪恋，余邪混处营血之中，与营血相搏，主客相交，灼营耗血，气滞血瘀，当益阴养血，破滞化瘀。

5. 解毒法 是指运用苦寒药物清解火热毒邪的治法。常用于疫病热毒充斥内外三焦，或疫毒壅于上焦，攻冲头面，或热毒壅聚于上中二焦，或热毒深重，侵犯营血分等，症见大热烦渴，谵语神昏，吐衄发斑，胸膈烦热，便秘溲赤等。

（1）解毒凉营：指用甘苦寒合轻清凉透之品，清营养阴，清透热毒，以祛除营分热毒。适用于疫病热入营分，热毒阴伤之证。症见身热夜甚，心烦时有谵语，斑疹隐隐，舌质红绛等。代表方如清营汤。

（2）解毒凉血：指用甘苦咸寒之品清热、凉血、活血的治法。适用于疫病热毒炽盛，热盛迫血之证。症见身热夜甚，心烦失眠，斑疹融合成片，颜色紫赤，或兼鼻衄、齿衄、便血、经血过多，舌深绛紫暗，脉数。代表方如犀角地黄汤。

（3）解毒开窍：指用苦寒咸寒、芳香通窍之品清热开窍的治法。适用于疫病火毒炽盛，邪闭心包之证。症见高热，头痛呕吐，烦躁不安，口干口渴，腹部剧痛，或见惊厥抽搐，嗜睡昏迷，舌质红，脉弦数。代表方如黄连解毒汤合紫雪丹。

（4）解毒通腑：指用辛寒苦寒之品泻三焦火毒，以祛秽浊毒邪。适用于脏腑实热已极，热毒传遍三阴之候。症见大热大渴，口开气粗，或绞肠痛绝，或头脑涨痛欲死，或口噤不言，或浑身发臭难闻，或猝然倒仆不省人事，腹满痛，便秘，双目直视，脉乱，舌干黑无苔，或红裂，或黑苔起刺，或舌有灰晕。代表方如十全苦寒救补汤。

临床应用要注意辨别热毒之虚实，若屡用清热解毒之剂而热仍不退者，当改用甘寒滋阴壮水之法，阴复则其热自退。对于平素阳气不足，脾胃虚弱，外感之邪虽已入里化热，亦应慎用，必要时配伍醒脾和胃之品，以免伤阴碍胃，还应注意和其他治法配合使用，若热毒壅于上焦，攻冲头面，可在清热解毒药中配伍辛凉疏散之品，如薄荷、牛蒡子、僵蚕等；若热毒壅聚，气滞血瘀，当配伍理气活血，散结疏邪药以促其消散。

6. 和解法 是以和解、疏泄、宣通气机达到外解里和的治法。本法属于八法中的和法。在温病运用中，本法具有清泄少阳、分消走泄、开达膜原的作用。适用于疫病邪已离表又尚未入里，郁滞于少阳或膜原、留连三焦的半表半里证。

（1）清泄少阳：指用辛苦芳化之品，清泄半表半里之邪热，兼以化痰和胃的治法。主治热郁少阳，兼痰湿内阻，胃失和降者。其证多见于某些湿热性质疫病。症见寒热往来，口苦胁痛，烦渴溲赤，脘痞呕恶，舌质红，苔黄腻，脉弦数等。代表方如蒿芩清胆汤。

（2）分消走泄：指用辛苦开泄之品宣展气机，泄化三焦邪热及痰湿的治法。主治邪留三焦、气化失司所致痰热湿浊阻滞者。其证见于各种湿热性质疫病。症见寒热起伏，汗出不解，胸痞腹胀，溲短，舌苔腻等。代表方如温胆汤，或以叶天士所说的杏仁、厚朴、茯苓之类为基本药。

（3）开达膜原：指用疏利透达之品开达盘踞于膜原的湿热秽浊之邪的治法。主治邪伏膜原证。其证多见于湿温性质疫病或湿热性质疫病的早期。症见寒甚热微，脘痞腹胀，身痛肢重，舌质红绛甚或紫绛，舌苔腻白如积粉。代表方如雷氏宣透膜原法或达原饮。

和解法在临床上有广泛的应用，上述治法虽然同治半表半里证，但由于感邪性质、感邪轻重及邪气所犯部位各不相同，选择的治法也不尽相同。清泄少阳法虽有透邪泄热作用，但其清热力量较弱，故适用于邪热夹痰湿郁阻于少阳，对气分里热炽盛者不宜用。分消走泄和开达膜原法以疏化湿浊为主，热象较著及热盛津伤者不宜单用，可配合清热法、养阴法等。

和解法本身就是清热与祛湿配合运用的一种治法，在临床上应根据热与湿之偏盛，选用清热、化湿的药物配合使用，并可配合利胆退黄、通里攻下、理气行滞等法。运用和解表里法应注意以下几点：一是分清半表半里之邪的性质，以及具体病变部位，有针对性地选择方药。如伤寒之邪在半表半里，则需和解表里之半，如用小柴胡汤。二是分清湿邪与热邪的轻重，如湿已化热，则不宜用温化水湿之药。

7. 开窍法 是开通窍闭、苏醒神志的治法，具有清泄心包邪热、芳香清化湿热痰浊、醒神利窍的作用。适用于疫病邪入心包或痰浊上蒙机窍所致的神志异常证候。

（1）清心开窍：指用辛香透络，清心化痰之品清泻心包痰热。适用于疫病痰热内闭心包之证。症见身热，神昏谵语或昏愦不语，舌蹇肢厥，舌质红绛或纯绛鲜泽，脉细数。代表方如安宫牛黄丸、紫雪丹、至宝丹。

（2）开窍宣闭：指用芳香辟秽、解毒泻浊之品开窍宣闭。适用于毒邪犯脏，脏气闭塞，经络不通之证。症见刚刚吐泻，或尚未吐泻，便觉手脚发麻，胸口满闷，腹中板硬或胀或痛，旋即头目昏蒙，神志不清，或神情燥扰，口噤难言，面色灰垢或紫胀，目睛泛红甚则四肢厥冷，舌苔黏腻，脉沉伏。代表方如太乙紫金丹或玉枢丹。

（3）豁痰开窍：用芳香辟秽、化痰清热之品宣通窍闭。适用于湿热疫毒郁蒸，酿生痰浊，蒙蔽清窍之证。症见身热绵绵不退，嗜睡或昏睡，喉间痰鸣，或神呆寡言，舌苔腻浊，脉滑。代表方如菖蒲郁金汤。

使用开窍法应注意临床症状未见昏厥者，不可早用开窍法。开窍法用于窍闭神昏证，以开通机窍为急，但若窍闭而引致阳气外脱者，虽有神昏，不得单独使用开窍法，应以固敛阳气为要。清心开窍属于凉开之法，常配清营、凉血、息风、化瘀等治法同用。开窍法属于应急治法，一旦神志恢复正常，即不可再用。

8. 固脱法 是救治气阴外脱或亡阳厥脱证的治法，具有益气敛阴、回阳救逆的作用。适用于疫病患者正气素虚而邪气太盛，或汗出太过，阴液骤损，阴伤及阳，导致气阴外脱或亡阳厥脱之危急证候。

（1）滋阴固脱：指用甘寒、咸寒之品滋养真阴，摄纳元气，不使阴阳离决而脱的治法。适用于真阴耗竭殆尽，元气欲脱证。症见虚汗自出，中无所主，神志恍惚，口渴，舌光红无津，脉沉细而数，按之无力。代表方如救逆汤。

（2）温阳救逆：指用甘温、辛热益气温阳之品固脱救逆。适用于疫病过程中阳气暴脱之证。症见四肢逆冷，大汗淋漓，神疲倦卧，面色苍白，舌淡苔润，脉微细欲绝。代表方如参附汤或参附龙牡汤。

运用固脱法应注意脱证病情危急，用药必须迅速、及时、准确。掌握好用药剂量、给药次数、给药时间，随时依据病情变化做适当、相应的调整。使用固脱法已经奏效，阳气回复，则应审视有无疫毒邪火复炽因素潜在，根据具体病情做恰当处理。

运用扶正祛邪法需明确邪正盛衰的力量对比，扶正祛邪大体分为先攻后补、先补后攻、攻补兼施。先攻后补即先祛邪后扶正，用于邪盛正虚，但正气尚能耐攻的情况下，若兼顾扶正反会助邪。

如疫病具有可用攻下法的症状，用攻下法后，大便已通，热退，但呼吸气短，手足稍凉，脉弱，这是气虚征象，治当补气。先补后攻即先扶正后祛邪，适用于正虚邪实，以正虚为主的患者。如疫病需要清热祛湿，但患者身体较虚，食欲较差，须先培补脾胃，增加营养，待患者身体比较强健，然后用黄芩、黄连、茯苓一类清热利湿。攻补兼施适用于邪气实而正气虚的患者，需要攻邪，但单用攻下就会使正气不支，单用补益反能使邪气更为壅滞，所以须用攻中有补、补中有攻的攻补兼施法，使邪气去而正气不伤。

（二）恢复期以扶正为主，兼以祛邪

疫病恢复期，正虚邪恋，邪少虚多，可出现诸多证候，以扶正为主，如吴瑭云："扶正以敌邪，正胜则生矣。"

1. 益气养阴　指用甘温、甘酸补气敛阴之品益气生津，敛阴固脱。适用于疫病恢复期气阴两伤，正气欲脱的证候。症见身热骤降，汗多气短，体倦神疲，舌光少苔，脉散大无力。代表方如生脉散。

2. 温阳补血　指用辛甘温热之品温补肾阳、填精补血的治法。适用于疫病恢复期阳虚精血不足之证。症见气怯神疲，腹痛腰酸，手足不温，大便溏泄，小便频多，舌淡苔薄，脉细弱。代表方如左归饮。

3. 温肾健脾　指用甘温辛热之品健脾益气、温肾扶阳的治法。适用于疫病恢复期脾肾阳虚之证。症见畏寒喜暖，少腹腰膝冷痛，食少便溏，完谷不化，甚则滑泄失禁，下肢浮肿，舌质淡胖，脉沉细无力或沉迟。代表方如附子理中汤合金匮肾气丸等。

4. 补益肺脾　指用甘温益气之品健脾益气、补土生金的治法。适用于疫病恢复期肺脾亏虚证。症见气短声低，痰多质稀色白，自汗，怕风，常易感冒，倦怠无力，食少便溏，舌质淡，苔白，脉濡软。代表方如六君子汤。

恢复期扶正为主应注意用药剂量、给药次数、给药时间，并随时依据病情变化进行相应调整。扶正后阴液或阳气恢复，则应根据有无邪火复炽等潜在因素做适当处理。

三、临床常用抗疫中药

1. 板蓝根　具有清热解毒、凉血利咽的功效，现代药理学研究证实，其含有多糖类、生物碱类、苯丙素类、有机酸类及其衍生物、氨基酸类及多肽、含硫化合物芥子苷类、黄酮类、蒽醌类、甾体类、三萜类、核苷类等成分，木脂素类、生物碱类、多糖类等是板蓝根抗流感病毒的主要生物活性成分。板蓝根水提液对多种细菌均有抑制作用，如枯草杆菌、金黄色葡萄球菌、大肠埃希菌、八联球菌、表皮葡萄球菌、伤寒杆菌、甲型溶血性链球菌、肺炎链球菌、脑膜炎链球菌、流感杆菌等，板蓝根注射液对甲型流感病毒、腮腺炎病毒、乙脑病毒、流感病毒均有抑制感染及增殖的作用。临床常用于流感、流行性乙脑、肺炎、火眼、丹痧、热毒发斑、咽肿痄腮等病症。

2. 连翘　具有清热解毒、疏散风热、消肿散结的功效，现代药理学研究证实，连翘的主要成分有苯乙醇苷如连翘酯苷（A、B、C、D）、连翘酚等；木脂体及其苷类，如连翘苷；五环三萜类，如白桦脂酸、齐墩果酸及熊果酸等。此外，尚含挥发油、黄酮类、木脂素类化合物。连翘抗菌谱广，对金黄色葡萄球菌、肺炎链球菌、溶血性链球菌、淋球菌、痢疾杆菌、伤寒杆菌、副伤寒杆菌、大肠埃希菌、白喉杆菌、结核杆菌、霍乱弧菌、变形杆菌、鼠疫杆菌及真菌均有抗菌作用。临床常用于呼吸道感染、肺部感染、尿路感染、丹毒、急性传染性肝炎等。

3. 金银花　具有清热解毒、疏散风热的功效，现代药理学研究证实，金银花含有挥发油、有机酸类、黄酮类、三萜皂类和无机元素等多种成分，其中主要成分为绿原酸类化合物，如绿原酸和异绿原酸，也有白果酸、咖啡酸、木樨草素等。金银花提取物对溶血性链球菌、大肠埃希菌、痢疾杆菌、铜绿假单胞菌、伤寒杆菌、副伤寒杆菌、霍乱弧菌、肺炎链球菌、脑膜炎链球菌、百日咳杆菌

等常见致病菌均有一定的抑菌作用。此外，金银花还具有抗呼吸道合胞病毒、流感病毒、疱疹病毒、腺病毒、猴免疫缺陷病毒、柯萨奇病毒、埃可病毒、艾滋病病毒等多种抗病毒作用。临床常用于流感、肺部感染、急性细菌性痢疾、钩端螺旋体病、皮肤化脓性感染等。

4. 黄连 具有清热燥湿、泻火解毒的作用，现代药理学研究证实，黄连主要含多种异喹啉类生物碱、5.5-二甲氧基落叶松树脂醇、3.4-二羟基苯乙醇甲基-5-0-阿魏酰奎尼酸、乙基-5-0-阿魏酰奎尼酸等成分。生物碱中的主要有效成分为小檗碱，含量高达 3.6%以上，其次是黄连碱、甲基黄连碱、掌叶防己碱等。黄连对痢疾杆菌、炭疽杆菌、金黄色葡萄球菌、溶血性链球菌、肺炎双球菌及脑膜炎双球菌等有较强的抗菌作用。黄连煎剂或小檗碱对鸡胚中培养的各型流感病毒株和新城疫病毒均有明显的抑制作用，并能降低乙肝表面抗原的阳性率。此外，黄连对柯萨奇病毒、风疹病毒、单纯疱疹病毒等有抑制作用。临床常用于细菌性痢疾、流感病毒性肺炎、病毒性心肌炎、胰腺炎、胃炎及十二指肠溃疡等。

5. 栀子 具有泻火除烦、清热利湿、凉血解毒的作用，现代药理学研究证实，栀子含有多种苷类，主要有效成分为栀子苷、京尼平苷及其水解产物京尼平等。此外，尚含有 β-谷甾醇、藏红花苷、栀子素、藏红花酸、熊果酸等成分。栀子对金黄色葡萄球菌、溶血性链球菌、卡他球菌、白喉杆菌、人型结核杆菌等具有抑制作用。此外，栀子提取物对柯萨奇 B3 病毒、埃可病毒、乙肝病毒、甲型流感病毒、副流感病毒 I 型、呼吸道合胞病毒、单纯疱疹病毒、腺病毒 3 型和 5 型等病毒的增殖有明显的抑制作用。临床常用于急性病毒性肝炎、急性黄疸型肝炎、急性卡他性结膜炎、胆囊炎、流行性出血热等。

6. 藿香 具有芳香化浊、和中止呕、发表解暑的功效，现代药理学研究证实，广藿香主要含挥发油，含量约为 1.5%，油中主要成分是广藿香醇（占 52%～57%）、广藿香酮及百秋李醇。其他成分有苯甲醛、丁香油酚、桂皮醛、广藿香吡啶等。此外，还含有多种倍半萜及黄酮类成分。广藿香提取物对金黄色葡萄球菌、枯草杆菌、铜绿假单胞菌、肠炎球菌、产气杆菌均有作用。广藿香油对流感病毒、腺病毒、呼吸道合胞病毒、单纯疱疹病毒和柯萨奇病毒等均有很好的抑制作用。临床常用于胃肠型感冒、痢疾、肠炎、消化功能不良等。

7. 苍术 具有燥湿健脾、祛风散寒、明目的功效，现代药理学研究证实，茅苍术根茎主要含有挥发油，挥发油含量为 5%～9%，北苍术根茎中挥发油含量为 3%～5%，挥发油的主要成分为苍术醇，为 β-桉叶醇和茅术醇的混合物，此外，还含有苍术酮、苍术素等。苍术提取液化合物（47，58，72～75，78，79，83～84）具有抗大肠埃希菌、金黄色葡萄球菌、枯草杆菌、白色念珠菌活性作用。苍术酮对甲型流感病毒 H3N2、H5N1，乙型流感病毒等 3 种类型的流感病毒均有杀灭作用。临床常用于胃肠功能失调、消化不良、上呼吸道感染、细菌性痢疾、关节炎、夜盲症等。

8. 大黄 具有泻下攻积、清热泻火、凉血解毒、逐瘀通经、利湿退黄之功效，现代药理学研究证实，大黄主要含蒽醌衍生物和二蒽酮类衍生物。蒽醌类成分以结合型和游离型两种形式存在。大部分为结合型蒽苷，是泻下的主要成分。少部分为游离型苷元，如大黄酸、大黄酚、大黄素、芦荟大黄素和大黄素甲醚。此外，大黄还含有大量鞣质，如 α-儿茶素、没食子酸及多糖等。大黄具有广泛的抗细菌、抗真菌、抗病毒、抗原虫等作用，抗菌的有效成分是游离苷元，其中以大黄酸、大黄素和芦荟大黄素的抗菌作用最强。对金黄色葡萄球菌、链球菌、淋球菌最敏感，其次为白喉杆菌、炭疽杆菌、伤寒杆菌、痢疾杆菌。大黄煎剂及其水、醇、醚提取物对一些致病真菌有一定的抑制作用；对流感病毒、乙肝病毒、柯萨奇病毒均有不同程度抑制作用；对阿米巴原虫、阴道滴虫亦有抑制作用。临床常用于急性黄疸性肝炎、胆囊炎、急性肠炎、细菌性痢疾、尿路感染、热毒痈肿、疮疡、丹毒等。

9. 桑叶 具有疏散风热、清肺润燥、清肝明目的功效，现代药理学研究证实，桑叶主要含黄酮类、甾体类和香豆素类成分，还含挥发油、生物碱、多种酸类、酚类、维生素、微量挥发油、糖类、蛋白质、鞣质等。桑叶煎剂体外具有抑制金黄色葡萄球菌、乙型溶血性链球菌、白喉杆菌、炭疽杆菌的作用；对大肠埃希菌、痢疾杆菌、伤寒杆菌和铜绿假单胞菌亦有一定的抑制作用；高浓度时有体外抗钩端螺旋体的作用。桑叶汁对大多数革兰氏阳性菌和革兰氏阴性菌及部分酵母菌有良好的抑制作用。临床常用于上呼吸道感染、支气管炎、结膜炎、三叉神经痛、带状疱疹等。

10. 贯众　具有清热解毒、凉血止血、杀虫的功效，现代药理学研究证实，化学成分有间苯三酚类、黄酮类、萜类、甾体类、苯丙素类及脂肪族类化合物等。具有抗病毒、抗菌、驱虫、止血等药理作用。绵马贯众水、乙醇两种提取物对流感病毒（FM1 株）、呼吸道合胞病毒、副流感病毒（Ⅰ型、Ⅲ型）、腺病毒（AD3）均有一定抑制作用。贯众对痢疾杆菌、伤寒杆菌、大肠埃希菌、变形杆菌、铜绿假单胞菌、枯草芽孢杆菌、金黄色葡萄球菌及部分皮肤真菌均有不同程度的抑制作用。临床常用于时疫感冒、风热头痛、温毒发斑、疮疡肿毒、崩漏下血、虫积腹痛等。

11. 大青叶　具有清热解毒、凉血消斑的功效，现代药理学研究证实，大青叶主要含有生物碱、有机酸、苷类、甾醇等化学成分。大青叶对乙型脑炎病毒、腮腺炎病毒、流感病毒等均有抑制作用，菘蓝叶中的大青素 B、蓼蓝叶中的吲哚苷显示有抗病毒作用，吲哚苷还对小鼠流感病毒性肺炎有广谱抗菌作用。大青叶煎剂有广谱的抗菌作用，对金黄色葡萄球菌、甲型溶血性链球菌、脑膜炎球菌、肺炎球菌、卡他球菌、伤寒杆菌、大肠埃希菌、流感杆菌、白喉杆菌及痢疾杆菌均有一定作用。临床常用于上呼吸道感染、流行性乙脑、急性传染性肝炎、流行性病毒性腮腺炎、中耳炎、淋巴结炎等。

第二节　外　治　法

"外治之理，即内治之理；外治之药，即内治之药，所异者法耳"。中医外治法是在中医药理论指导下，运用药物、器械、技法等手段，经体表或直接作用于病变部位，以调节人体生理病理活动，而防治疾病的方法。中医外治法种类多样，形式丰富，大体可分为三类，以熏、洗、敷、贴、熨等为代表的药物外治法，以针灸、推拿、拔罐、导引等为代表的非药物外治法，以及以针刀、外科手术等为代表的手术疗法。中医的外治法种类多样，不同治法有其最佳的适用条件和适应病症，在多种疫病的不同阶段可择优使用。由于疫病传变迅速，变化多端，许多传统内服汤剂往往用之不及，如能不失时机地使用外治法，可收到立竿见影的效果。正如《理瀹骈文》所说："谓温证传变至速，非膏药所能及。不知汤丸不能一日数服，而膏与药可一日数易，只在用之心灵手敏耳。"

一、外治法的优势

中医外治法历史悠久，经过临床实践的反复验证，不断总结和创新，相对于内治法，中医外治法具有显著优势：

第一，作用直接，奏效迅捷。药物外治法是将药物直接施治于患部或穴位，药物作用直接且集中，其局部药物浓度显著高于血药浓度，故发挥作用充分，奏效迅捷。如温邪内闭心包而神昏，抹药于胸口，起到开窍醒神的作用；腑实壅滞，从肛门注药，可通腑泄热。

第二，多途径给药，避免破坏。传统的口服给药方式，因药物受到肝脏首过效应及胃肠道破坏，常使疗效受到影响。而外治法通过多途径给药，使药直达病所，避免被破坏，最大限度地发挥药物的治疗作用。另外，疫毒往往导致脾胃损伤，使患者不能受药，外治法不会加重脾胃运化负担，无碍人体正气抗邪。

第三，廉便效验，易于推广。药物外治法一般所需药物剂量较小，可以节省大量药物资源，减少医疗费用支出，甚至许多外治法可就地取材。如治霍乱胃脘痛可用独蒜、鲜生姜捣烂如泥敷脐；治大头瘟可用仙人掌去刺捣烂加青黛外敷，或用水仙花根捣烂外敷。

第四，种类繁多，适应证广。中医外治法种类多样，如针灸、推拿、按摩、挑割、刮痧、捏脊、指压、火罐、贴膏药、爆灯火、牵引等，可应用于多种疫病。

第五，使用安全，毒副作用少。中医外治法所用药量远小于内服药量，安全性较高，尤其适宜老幼虚弱之体攻补难施，或不愿服药、不能服药之患者。另外，外治法通过患病局部直接发挥作用，可避免药物对肝肾、脾胃等脏器的毒害作用。且外治法在体外施行，可随时观察患者的反应而决定药物去留，更为安全可靠。

二、外治法的作用机制

中医外治法种类繁多，其作用机制各异，但总的来说，外治法通过施于人体体表局部或穴位，发挥疏通经络、调和气血、活血化瘀等作用，使脏腑阴阳恢复平衡。外治法的作用机制，大致可分为两个方面：一方面是药物治疗作用，通过熏蒸、敷贴、灌肠等药物外治疗法，使药物经皮肤、黏膜、经穴、孔窍等部位深入腠理、脏腑，以达周身，发挥其相应的药物功效，与内服药物产生同样效果，只是给药途径不同。药物还可通过刺激穴位或病变局部的皮肤黏膜感受器而发挥作用。另一方面是非药物治疗作用，如按摩、推拿等通过力学传导，可以缓解肌肉韧带粘连，促进血液循环等；针刺、灸法等通过刺激经络腧穴，调节与经络相关的神经、内分泌、体液免疫等而发挥相应的治疗作用；放血疗法则通过局部创伤失血来改善微循环、抗凝、调节神经反射等而发挥治疗作用。

总之，不同的中医外治法可以通过不同的生物学机制发挥治疗作用。随着研究的不断深入，中医外治法的作用机制必将得到更为全面、深入的阐述。

三、常用外治法

（一）熏蒸

中药熏蒸是利用中药在煎煮或燃烧时产生的气体进行机体熏蒸的一种治疗方式。根据中药配伍不同，中药熏蒸可以发挥发汗解表、驱风散寒、活血通络、化瘀止痛、祛风止痒、润肤养血等不同作用，广泛用于治疗骨骼、肌肉、皮肤和软组织等疾病，还可用于治疗疫病表证无汗或斑疹透出不畅等病证。如麻疹疹色淡红、隐而不透时，可选用鲜芫荽、紫背浮萍、西河柳、椿树皮等 1~2 种水煎熏蒸；感受温热病邪而致发热、无汗者，可用荆芥、薄荷煎水熏洗等。

此外，药物熏蒸还可用于空气环境消毒。用富含挥发性成分的药物对环境进行熏蒸消毒，可以祛除疫气、防止疫病传播。这种做法是古代医家用于预防疫病流行的重要方式，一般使用艾叶、苍术、白芷、雄黄、硫黄等药物点燃烟熏。现代研究表明艾叶、苍术的挥发成分具有广谱的抗细菌、抗真菌及抑制病毒能力。在流感、新冠感染等疫病流行期间，可以用艾条、苍术点燃或用金银花、黄芩、连翘、香薷、藿香、石菖蒲等药物煮沸进行室内熏蒸。

（二）针刺

针刺是采用毫针针刺穴位、调整人体气血阴阳以达到治疗目的的方法。针刺法历史悠久，在《黄帝内经》中即记载用针刺治疗热病、痢疾、痄腮等疫病。针刺具有疏通经络、调和气血、祛瘀生新、培护正气等作用，针刺不同穴位可对相应脏器起到双向调节作用，具有操作方便、安全、起效迅速等特点。通过辨证选穴，可适用于疫病各个阶段，如疫病急性期多选用足三阳、手阳明及督脉的穴位施治，起到行气泄热、解毒活血、安神镇惊等作用；疫病恢复期可选任脉、脾经、肾经穴位施治，以培补正气、滋阴助阳。

（三）灸法

灸法是借灸火的热力在人体体表经络腧穴或病变部位进行治疗的一种中医外治疗法，是古代医家常用的外治手段。灸法以温通、温补等为特性，可达到温散寒邪、活血逐痹、回阳固脱、消瘀散寒及防病保健的效用，在疫病防治中得到广泛应用，在西晋时期就用于预防疫病。现代研究表明艾灸可改善机体免疫功能，提高机体抵抗能力，且艾烟具有抗细菌、抗真菌、抗病毒等作用。新冠感染患者轻型、普通型可艾灸合谷、太冲、足三里、神阙等，以改善症状、缩短病程；治乙脑后遗症癫痫，用隔姜灸方式灸筋缩穴，可平肝息风、宁神镇痉；治赤白痢、脐周痛，灸右肾俞可温散下焦寒湿水气；治痄腮，用灯火灸法灸患侧角孙穴及对侧阳溪穴以祛邪解毒、消肿止痛。

（四）放血

放血，又称刺络疗法，是用三棱针、粗毫针或小尖刀刺破浅表脉络，放出少量血液，以达到治疗疾病的目的，具有消肿止痛、祛风止痒、开窍泄热、镇吐止泻、通经活络等功效，可用于热毒疫病骤起。经云："刺络者，刺小络之血脉也""菀陈则除之，出恶血也"。在疫病治疗中，热毒痘疫初感即可针刺挑刺，霍乱初期可以针刺尺泽穴放血，烂喉痧针刺舌底络脉放血，皆可起到外泄毒气、清热解毒之效，可应急使用；治乙脑昏迷抽搐，可用苎麻刮脊柱两侧，后用针将刮处皮下黑瘀挑破出血，以清神醒脑、缓解痉挛。

（五）导引

导引是以肢体运动为主要特征，结合呼吸调节和精神意识活动并融入医学理论和传统哲学文化的健身方式。导引不仅包括以五禽戏、八段锦、太极拳等在内的动态功法，还包括屈伸、俯仰、吟息等相对静态的功法。导引可发挥养精益气、调和气血、疏通经络、增强体质和预防保健等多种功效，临床应用十分广泛，可应用于疫病防治和后期恢复。如在新冠病毒感染初期轻型患者可练习六字诀之"呬"字、八段锦中"双手托天理三焦"和"左右开弓似射雕"，以促进肺气宣降，调理上焦气血；在疫病恢复期可习练五禽戏和六字诀，调理脏腑功能，促进疾病康复。

（六）推拿

推拿是以手或身体其他部位或某些器具作用于人体特定部位，如腧穴、肌肉、痛点等，调整人体的生理、病理状态，以达到防病、治病的目的。该法历史悠久，是古代最早使用的治疗手段，具有通经活络、活血祛瘀、舒筋健骨、祛风散寒、调理脏腑等功能。现代研究表明推拿可以缓解肌肉痉挛、促进血液循环、促进神经功能恢复、调节脏腑功能和新陈代谢，推拿治疗可以缓解多种疫病伴随症状和并发症，促进疫病向愈发展，如乙肝患者长期失眠，可按摩头部穴位以安神助眠；对疟疾患者采用胸椎棘突压痛点按摩治疗，减少其复发频率和次数。

（七）敷贴

敷贴是将药物切碎、捣烂或将药末加赋形剂调匀成糊，涂敷于病变局部或穴位，并用布条等紧贴固定的方法，敷贴具有舒筋活络、祛瘀生新、清热解毒、拔毒等功效。在疫病治疗中，敷贴可以治疗湿热毒邪壅滞，甚则出现红肿热痛、肉腐成脓等表现。如温毒所致局部肿痛，可用水仙膏外敷，以清热、止痛、透脓，若敷后皮肤出现小黄疮如黍米者，可改用三黄二香散清热通络止痛；如孕妇发生痘疫，恐伤胎气，可用罩胎散合蜜外涂腹部以祛表解毒而兼安胎；治疗鼠疫发核，伤口溃脓腐烂，可用泰西黄蜡膏敷贴以生肌止痛；治疗乙脑高热、谵妄者，可用石膏、雄黄、白矾、黄土调匀敷于脐部或上腹部以清热醒神；治白喉，用活蟾蜍、明矾捣烂，纱布包成长方形敷于患者颈前以清热解毒，可迅速缓解患者咽部肿痛。

（八）灌肠

中药灌肠是将药物煎成一定浓度的汤液进行保留灌肠或直肠滴注以治疗疾病的一种方法。灌肠疗法不仅能达到口服药物相似作用，且起效快、生物利用度高。现代研究表明，灌肠具有局部治疗、邻近组织治疗及全身治疗作用，在消化系统疾病和下腹部疾病更具优势，对于口服药物困难的患者，如小儿患者或处于昏迷状态的患者尤为适用。小儿感受温热疫毒出现热性惊厥，用钩藤、蝉蜕、僵蚕、厚朴、枳实、大黄煎汤灌肠以通腑泄热、解毒镇惊；粪便中检出新冠核酸阳性的患者，可用承气汤类灌肠以理气通腑、泄浊解毒；治疗流行性出血热或其他急性传染病引起的急性肾衰竭，可用泻下通瘀中药做高位保留灌肠，以化瘀通腑，改善肾功能。

（九）取嚏

取嚏法是患者将芳香辛窜类药末吸入鼻腔内，或由他人吹点药末入患者鼻腔内，刺激鼻腔黏膜引起喷嚏反射的一种外治法。取嚏法通过开宣上焦之气，达到解肌发表、宣发肺气、行气宽胸、开窍醒神等功效，适用于伤寒、温病、时疫、喉风等上焦类疫病。如治疗严重鼻塞、呼吸不畅、高热头痛或神昏等病证，用皂角、冰片按 6∶1 比例研细，取少许放入鼻孔取嚏，可清热止痛、开通鼻窍；治疗中暑昏迷、猝倒、牙关紧闭之病证，可用蟾酥 2g，冰片 2g，雄黄 2g，细辛 3g，牛黄 1g 研细，取少许放入鼻孔以取嚏，达到宣散解表、开窍醒神的目的；应当注意的是，鼻衄、脑出血、脑外伤者不用此法。

（十）刮痧

刮痧疗法是应用特定器具，在人体体表的经络、腧穴及病变部位进行反复刮拭，使皮肤局部出现红色粟粒状或暗红色出血点等"出痧"变化，达到防病、治病目的的一种方法。刮痧可以起到扶正祛邪、排泄痧毒、退热解凉、开窍醒神等功效。刮痧法对恙虫病、中暑、感冒夹湿、湿温初起、急腹症初期及一些可产生"痧象"的疫病均可适用。

（十一）熨法

熨法与敷贴法相似，多采用芳香药物研末，加酒、醋等介质，加热后用布包(或袋装)置患处或穴位，而治疗疾病的方法。熨法属热敷法范畴，它借助温热药力，通过皮毛、腧穴、经络等，发挥祛风除湿、温阳散寒、行气活血、通络止痛、消肿解毒等作用，适用于瘟疫伤寒、结胸痞气、支结、脏结、中气虚弱不任攻伐者。针对瘟疫用药后应汗不汗、胸腹闷痛，可用生姜、生葱、生萝卜炒热布包熨患处，可汗出而愈；治瘟症热盛鼻衄，可用草纸十余张凉水浸透，分发贴头顶，可止鼻衄。

中医治疗疫病的外治法丰富多样，除上述列举，尚有洗浴、点眼、吹耳、雾化吸入等，不胜枚举。多数外治法可与内服药联合运用，若使用得当，效果可谓相得益彰。许多外治法在方药选择上要注意辨证论治，不可一概机械搬用。部分外治药物对皮肤、黏膜有一定的刺激性，因而必须注意用药剂量、用药时间、外用部位和使用方法，以免造成不必要的皮肤、黏膜损害。外治法使用灵活，奏效较快，毒副作用较少，值得进一步研究推广。

第七章　疫病的预防与康复

第一节　疫病的预防

疫病是一类急性外感热病，其中多数具有起病急、来势凶、传变快的发病特点，且具有传染性和流行性，有的还会造成难以恢复的后遗症。及时采取正确的预防方法可以阻止疫病的传播和蔓延，进而保障人民的健康和生命安全。中医在传染病的防治方面可以体现全方位和全程的预防作用，通过完整预防方案的实施，可以提升广大群众的预防能力，减少被病邪侵袭的概率，也可以有效降低病邪侵袭后的发病率、转重率、复发率等。

中医对疫病有其独到的认知，早在《黄帝内经》中即倡导防患于未然，提出"治未病"原则，后世基于此原则，从实践中不断完善相关理论，并积累了许多行之有效的预防方法。

一、预防原则

1. 未病先防　首先，未病先防指的是增强机体自身正气，抵御外邪，避免邪气侵袭。扶助正气，避其邪气。《黄帝内经》记载"正气存内，邪不可干，避其毒气"，正气强盛，抗御疫邪入侵，即使感受了疫邪也不会发病，或即使发病，病情也较轻微，易于治愈、康复。如《素问·上古天真论》云："避虚邪以安其正。"

在《黄帝内经》"避其毒气"的思想指导下，我国古代就有"隔离辟邪"的意识，《汉书》载"民疾疫者，舍空邸第为置医药"，晋代有制"朝臣家有时疾染易三人以上者，身虽无病，百日不得入宫"，唐朝设立"疠人房"等。

其次，"卫生避疫"可以预防疾病的传播，《鼠疫汇编》强调："当无事时，庭堂房屋，洒扫明，厨房沟渠，整理洁净，房间窗户，通风透气，凡黑湿处切勿居住。"《淮南子》曰："汤沐具而虮虱相吊。"指出经常换洗衣物可杀灭虱子及虫卵，有效避免媒介为虱子的疫病。除环境和个人卫生外，还应注意饮食卫生，《金匮要略》提及："秽饭、馁肉、臭鱼，食之皆伤人……六畜自死，皆疫死，则有毒，不可食之。"

2. 既病防变　指的是疾病发生的初始阶段，力求做到早诊断、早治疗，以防疾病的进展与传变。应根据病邪性质、侵袭部位及演变方向及时预判，尽早辨证用药，合理调护，防止疾病传变及病情加重。《素问·玉机真脏论》载："五脏相通，移皆有次，五脏有病，则各传其所胜。"因此，可以根据脏腑传变规律，实施预见性治疗，先安未受邪之地以防其进一步进展为更复杂的危重症候。如清代医家叶天士，主张在甘寒以养胃阴的方药中加入咸寒之品，以防肾阴耗损，这是既病防变原则的有效应用。

3. 瘥后防复　是指疾病的某些症状虽然已经消失，但因为养护治疗不彻底，正气不足，病根未除，即余邪未尽，因受某种因素诱发而使旧病复发所采取的防治措施。"瘥后防复"作为中医"治未病"理论的重要组成部分，见于《素问·热论》。其中"瘥后"是指疾病初愈至完全恢复正常健康状态这一段时间，是疾病暂时缓解的一个阶段。"瘥后"应防止因食复病，大病初愈，胃气薄弱，因饮食不当而导致疾病复发者，即谓之食复；防止因劳复病，大病初愈，因形体劳倦或房事不节等引起疾病复发，称之劳复；防止五志过极，因情复病。总之，瘥后防复的原则就是防止疾病死灰复燃、杜绝留下病根。

二、预 防 方 法

古人在防御疫病方面积累了丰富经验，且形成了特有的防疫习俗，《松峰说疫》记载"立春后庚子日宜温蔓菁汁，合家并服"，总结出多种且有效的预防方法，以下简举数例。

（一）扶助正气

锻炼身体以增强体质，练习气功、太极拳、五禽戏、八段锦、武术等我国传统养生保健运动，适度锻炼以提高自身抵抗力，抵御外界疫邪的侵袭。

顺应四时气候变化。人类生存健康与自然环境息息相关，顺应四时气候是固护正气的重要方面。应根据季节的变化和气温的升降，合理安排作息时间，及时增减衣被。冬日不宜受寒，但也不宜保暖过度；夏日不宜在炎日下过分劳作，但也不宜贪凉露宿、恣食生冷。小儿脏腑娇嫩，易受外界气候变化的影响，更应重视适应四时气候的变化。

保护阴精固守正气。人体内的阴精具有抵御外邪侵袭的作用，《素问·金匮真言论》记载："夫精者，身之本也，故藏于精者，春不病温。"可见保护阴精对预防疫病的重要意义。具体方法除了要避免房劳过度，不宜早婚、早育外，还要注意日常生活的劳逸结合，保持心情舒畅、情绪稳定等。

（二）避其毒气

1. 隔离方法 隔离预防的主要目的是控制传染源、切断传播途径。将可能成为传染源的患者、动物尽早隔离，是预防传染病的根本措施。秦代设立的"疠迁所"是世界上最早的麻风患者隔离场所，明代《夷俗记》记载："凡患痘疮，无论父母、兄弟、妻子，俱一切避匿不相见。"清代为预防痘疮天花，对外来海船实行严格的海关检疫。对于传染性强，死亡率高的疾病应采取严密隔离。武汉为抗击新冠疫情，吸取抗击 SARS 经验，建立"雷神山""火神山"及方舱医院控制传染源，在控制疫情传播和保障人民生命财产安全方面发挥了巨大作用。胃肠道隔离适用于痢疾、伤寒及病毒性肝炎等疾病，接触患者或患者污染物后必须洗手消毒；昆虫隔离适用于流行性出血热、丝虫病等疾病，应做好防蝇、灭蚊、灭鼠等工作。

2. 药物预防

（1）内服法：为最常用的预防方法，预先服用具有防疫效果方药以预防疫病。剂型包括汤剂、散剂、丸剂、膏剂、酒剂等。《素问遗篇·刺法论》最早提出预防处方，"又一法，小金丹方：辰砂二两，水磨雄黄一两……服十粒，无疫干也"；元代《麻疹全书》提出可在麻疹流行季节给小儿预服消毒保婴丹预防小儿麻疹；《肘后备急方》首创用青蒿治疗疟疾，同时列举了 40 余首疫病的防治方药，并提出"家人视病者，可先服取利，则不相染易"。后人总结的藿香正气散、苏合香丸等均是防疫名方。古人用药多选用辛香味厚之品，为后世传染病的治疗奠定了基础，如预防流行性感冒时可选用金银花、连翘、野菊花、桉树叶、贯众、蟛蜞菊、黄皮叶等；预防流行性脑脊髓膜炎可选用大蒜、金银花、连翘、千里光、贯众、野菊花、蒲公英、鲜狗肝菜、鲜鬼针草等；预防流行性乙脑可选用大青叶、板蓝根、牛筋草等；预防伤寒可选用黄连、黄柏等；预防猩红热可选用黄芩、忍冬藤等；预防麻疹可选用紫草、丝瓜子、贯众、胎盘粉等；预防病毒性肝炎可选用板蓝根、糯稻根、茵陈等；预防痢疾可选用马齿苋、大蒜、食醋等。

（2）涂抹法：将中药碾成粉状，调涂在五心处，具有杀菌、抑菌作用，涂于面鼻处，可部分防御呼吸道传染病，如将白芷 3g，冰片 1.5g，防风 3g，共研细末，调涂于口鼻处可预防流行性感冒。《肘后备急方》载："姚大夫，辟温病粉身方。川芎、白芷、藁本三物等分治下筛，纳（米）粉中以涂粉于身。"《备急千金要方》中收录此方并称为粉身散。明清时期有温疫学派医家所提出的将药物点于眼角防疫，《三因极一病证方论》记述入瘟疫家，当以雄黄涂鼻窍，以防疫邪感染。

（3）悬佩法：利用中药的挥发性将芳香类药物置于布袋中，佩挂于胸前、手臂及床帐前，药物持续释放气味，预防疫邪。《松峰说疫》载："苍术、桔梗、细辛、附子、乌头共为细末，带于身边，可免瘟疫。"《肘后备急方》有言："正月上寅日，捣女青末，以三角绛囊袋盛，系前帐中大吉。"此法沿用至今，如用香佩疗法预防儿童手足口病，采用藿香、肉桂、山柰、苍术等药物粉碎细末，制成香囊袋佩戴于胸前，具有芳香辟秽解毒之功效。

（4）熏蒸法：药物燃烧或煮沸蒸熏具有空间消毒的功效。药物多选用香燥之品，一般适用于以呼吸道为传播途径的瘟疫的预防。东晋《抱朴子》记载："焚辟温丹，或苍术、車角、枫、芸诸香，以辟邪祛湿，宣邪气，助阳德。"明代《本草纲目》谓："张仲景辟一切恶气，用赤术同猪蹄甲烧烟，陶隐居亦言术能除恶气，弭灾疹，故今病疫及岁旦，人家往往烧苍术以辟邪气。"如用艾叶烟熏剂在室内燃烧烟熏，可用于腮腺炎、水痘、流感等传染病的预防；食醋按每立方米 2～10ml 加清水 1 倍，在室内煮熏蒸 1 小时，可用于流行性感冒的预防。

（5）沐浴法：是指在水中或药液中沐浴全身，有冷水浴、温水浴、中药浴等，药浴具体用药应由专业医师根据个人体质选用不同中草药进行配伍。《备急千金方》记载药浴可用于疫病预防，"凡时行疫疠，常以月望日，细锉东引桃枝，煮汤浴之"，明代《普济方》载："治时气瘴疫浴汤方：桃枝叶（十两）、白芷（三两）、柏叶（五两）上为散，每服三两。煎汤浴之，极良。"

3. 调神预防 除了药物预防外，日常保持心情舒畅、情绪稳定亦有助于扶正防病。应克服恐惧心理，保持乐观心态。当一个人神志安定、情绪起伏不大时，病邪是较难侵袭人体而致病的，人在遇到大喜大悲或者特别紧急事件后，情绪有变化是常态。而当七情刺激太过，则会影响人体阴阳平衡，导致人体抵抗力下降，易发生多种疾病。《灵枢·百病始生》有言："喜怒不节则伤脏，脏伤则病起于阴也。"《灵枢·口问》中也有相关论述："夫百病之始生也，皆生于风雨寒暑，阴阳喜怒，饮食居处，大惊卒恐。则血气分离，阴阳破败，经络厥绝，脉道不通，阴阳相逆，卫气稽留，经脉虚空，血气不次，乃失其常。"七情内伤可致病，其致病特点为直接伤及内脏、影响脏腑气机、影响病情变化等。由此可见情志因素在机体抗病过程中的重要意义，为后世调神预防学说提供了理论依据。

4. 人工免疫 我国至少在 16 世纪前就已经掌握了人痘接种法来预防天花，《医宗金鉴》记述了痘衣法、浆法、水苗法等人痘接种方法，《痧疹辑要》记载了"麻疹种疹法"，《肘后备急方》最早记载人工免疫预防狂犬病的论述："疗猘犬咬人方……仍杀所咬犬，取脑傅之，后不复发"。

5. 针灸防疫 针灸作为祖国医药的重要组成部分，具有预防疫病的功效，《灵枢·逆顺》载："上工，刺其未生者也；其次，刺其未盛者也；其次，刺其已衰者也。"孙思邈《备急千金要方》言："凡入吴蜀地游官，体上常须三两处灸之，勿令疮暂瘥，则瘴疠温疟毒瓦斯不能着人也，故吴蜀多行灸法。"提示灸法可预防疟疾等疫病。

第二节 疫病的康复

若临床症状消失，则疫病患者普遍进入恢复期。此时，机体在传染过程中所引起的损害逐渐恢复正常状态，免疫力上升。如天花、麻疹等患者体内的病原体迅速被清除，即不再成为传染源。但有些传染病如白喉、伤寒、痢疾、病毒性肝炎等，在恢复期仍可排出病原体，继续作为传染源。有些疾病排出病原体的时间很长，甚至终身作为传染源。因此，恢复期患者的康复至关重要。治未病是中医学基本思想，其中瘥后防复是疫病康复的关键指导原则，通过针药并施、康养结合等方法，达到促进患者康复、减少后遗症状、降低复感风险的治疗目的。

一、康复的原则

疫病的康复以中医理论为指导，运用中药、针灸、推拿、传统功法、饮食、调神等多种方法，针对疫病的病理特点及恢复期的临床特征进行辨证康复。康复主要遵循三个基本原则，包括扶正祛邪、瘥后防复、和谐身心。

1. 扶正祛邪 即通过综合治疗和康复手段阻断疾病的进程，减少病残的发生。疾病初愈之时，正气尚亏，脏腑气化功能未复，痰、瘀等各种内生之邪可能留恋不去。这种正虚邪恋的状态，若失于顾护调治，可延续相当长的时期，并耗伤气血阴阳，影响脏腑功能。清代周学海《读医随笔·病后调补须兼散气破血》云："盖凡大寒大热病后，脉络之中，必有推荡不尽之瘀血，若不驱除，新生之血不能流通，元气终不能复，甚有传为劳损者。又有久病气虚，痰涎结于肠胃，此宜加涤痰之品。"故病后虽大邪已去，恶候皆平，然每有留恋之邪尚存，为防病复，当尽除余邪。

2. 瘥后防复 疾病初愈，因余邪未尽，或调养不当，可致疾病在一定条件下复发。疾病的复发常使病情日渐严重，复发越频，预后越险恶。因此，控制病后复发问题，向来为历代医家所重视。南宋郭雍《仲景伤寒补亡论》言道："盖大病之后，脏腑血气不与平日同也……盖一劳复之后，必困于前病时，再复之后，又困于一复时，况有三复、四复，殆不甚其困矣，是以往往以疾复而死也。"

3. 和谐身心 即促进身心全面康复。体者，躯体脏腑；用者，功能活动。疾病之后，脏腑、躯体虽无形质损害，但其功能活动尚未恢复到正常水平，甚至废而不用。如长期疾病折磨，虽经治疗形体无异常，但精神仍萎弱不振，意志消沉；某些形体伤残者，其伤残治愈后，功能恢复尚需一段较长时间等。故当注重调神以复形，治形以全神，从而达到形神合一，体用相谐。

综上所述，疫病康复以中医学"治未病"思想为基础，强调康复应贯穿于疾病的全过程，即疾病发生之前的未病先防、疾病进展过程中的既病防变和疾病初愈阶段的瘥后防复，通过对疾病全程的康复干预和治疗，预防后遗症的发生，减轻后遗症的程度，减少疫病的复发。

二、康复的方法

疫病康复涉及的基础理论主要包括阴阳论、五行论、脏腑经络论、精气神论、情志论。阴阳论，是通过康复治疗措施，使患者身心恢复阴阳平衡的理论。五行论，旨在从整体观出发，根据五行归类的方法，利用生克乘侮、亢害承制的规律，重新调节五行系统之间的协调平衡，以期达到康复的目的。脏腑经络论，以五脏为中心，以经络为联络途径，阐述脏腑与脏腑之间、经络与经络之间、脏腑与经络之间的相互联系和影响，阐释疾病的病理变化，指导临床诊断和康复治疗。精气神论，阐述了精气神三者之间的关系，精是产生神的基础，气为化精的动力，神是精气的外在表现，三者缺一不可，是人体生命活动的根本，也是疫病康复中常见疾病发生的根本机制。情志论、主要阐述情志与脏腑气血、康复病机、康复疗法的关系，在精气神论的基础上，强调在治疗上重视患者的精神调摄、怡心养神、调畅情志。药物康复法、饮食康复法、针灸康复法、推拿康复法、调神康复法、导引康复法等都是中医康复临床中经常使用的方法，它们有各自的适应范围，可根据疫病的特点酌情选择，为在康复治疗中选择一组最佳治疗方案提供了可能。

（一）药物康复法

药物康复法是指在疫病康复过程中，采用制成各种剂型的中药进行内服、外用，以减轻和消除患者神形功能障碍，促进其身心康复的方法，是中医康复技术中最常用、内容最丰富的方法。

在康复医学领域，合理使用方药是不可或缺的重要内容。临床以辨证康复观为指导，正确运用方药，减轻和消除疫病患者心理和生理的功能障碍，促进其身心康复。在疫病发展期，可以调整脏腑功能，促使疾病有一个良好的转归。在疫病的恢复期，通过培补正气、活血化瘀等治疗方法，使正气恢复，邪去正安，促进神形的早日康复。如以新型冠状病毒感染为代表的呼吸系统传染病，恢复期患者多存在精神系统、呼吸系统、消化系统的后遗症状，影响生活质量，合理使用方药，可有效改善患者不适症状，减少复阳风险。药物康复法分为内治法和外治法，两者在药物的吸收方式上有所差异，内服的药物通过消化道吸收，而外用的药物则是通过体表的渗透作用吸收。两者都是以中医理论为指导，恰当地选择药物和用药方式，以达到调理阴阳、协调脏腑功能、促进机体功能障碍尽快恢复的目的。

（二）饮食康复法

饮食康复法是在中医基础理论指导下，根据食物的性味、归经、功效，选择具有康复治疗意义的食物或食物与药物配合的药膳，按照饮食调理的原则，以促进身心康复的一种康复方法。

饮食康复法所形成的康复食谱有别于日常食谱，其作用表现为：具有康复身心的作用，如《备急千金要方·食谱》载"食能排邪而安脏腑，悦神爽志以资气血"；具有延年益寿的作用，如《素问·生气通天论》云"谨和五味"，则"长有天命"；具有瘥后调理的作用，《医宗金鉴·伤寒心法要诀》说"新愈之后，脏腑气血皆不足，营卫未通，肠胃未和，惟宜白粥静养"。

饮食康复法，一般可分为饮食疗法、药膳疗法两种，适用于疫病恢复期多种病证的康复。前者又称食疗、食治，是利用食物来影响机体各方面的功能，使其获得健康或愈疾防病的一种方法。药膳疗法是用药物与食物相配合形成药膳处方，经过烹调而形成具有康复治疗作用的一种治病方法。由于康复患者元气亏损，气血不足，脏腑功能衰减，气机郁滞，阴阳失调，而食疗与中药治疗疾病一样可因其寒、热、温、凉属性的不同而功效各异。如《本草求真》说："食之入口，等于药之治病，同为一理。"所以，在辨证的基础上，可施用食疗以扶正补虚，协调阴阳的偏盛偏衰。如羊肉味甘性温热，有补虚温中、益肾壮阳之效，故能治疗恢复期脏腑虚寒一类病证，以调整脏腑功能，恢复阴阳平衡。药膳疗法能充分发挥药物和食物的康复作用，是饮食康复中最常用的治疗方法，广泛地用于各类康复病证。如《素问·脏气法时论》说："毒药攻邪，五谷为养，五果为助，五畜为益，五菜为充，气味合而服之，以补精益气。此五者，有辛酸甘苦咸，各有所利，或散或收，或缓或急，或坚或耎，四时五脏，病随五味所宜也。"尤其是老残虚弱者，"真气耗竭，五脏衰弱，全仰饮食以资气血"，从而康复脏腑和形神功能。

（三）针灸康复法

针灸是中医学的重要组成部分。常用的针灸疗法主要有针刺法、灸法、拔罐及其他特种治疗方法，广泛应用于脑血管意外后遗症、痛症、神经系统疾病、关节病等领域的康复治疗中。针刺法，以毫针刺激经络上的腧穴加以虚则补之、实则泻之的操作手法，以平衡脏腑阴阳气血。艾灸法，用艾条点燃后对穴位进行温熏，能够温经散寒、助邪外出。拔罐法，通过燃烧、抽吸、挤压罐内气体形成负压，使罐紧紧吸附在穴位上，温热刺激能振奋人体的阳气，激发精气，而达到康复治疗的作用。疫病种类虽繁，后遗症状多以呼吸系统症状、消化系统症状、神经系统症状为主，针灸康复重在调节失常的气血津液及脏腑经络功能，纠正机体阴阳偏盛偏衰，使之建立新的平衡，恢复损伤的功能。因操作方便，患者居家可用，本节重点介绍艾灸疗法。

艾灸疗法通过艾炷或艾条，点燃后在穴位或患处熏灸，借助温热性和药物作用，以温通经络，调和气血，燥湿祛寒，回阳救逆，消肿散结，达到治疗疾病及促进康复的目的。临床上常用的有艾条灸、艾炷灸等。

1. 艾条灸　点燃艾条一端，燃端距应灸穴位或局部 2~4cm 处熏灸，使局部有温热感，以不感烧灼为度。每次灸 15~30 分钟，使局部皮肤红润、灼热。中途艾绒烧灰较多时，应将绒灰置于弯盘中，避免脱落在患者身上。在腹部、背部较平坦处行艾灸时，可用灸盒，即患者取平卧或俯卧位，将点燃之艾条放于盒内纱隔层上，灸盒放在应灸穴位的部位，加盖后可使其自行燃烧艾条，达到艾灸的目的。

2. 艾炷灸　将艾绒制成大小适宜之艾炷，置于施灸部位点燃而治病的方法称为艾炷灸，临床分为直接灸和间接灸（隔物灸）。直接灸是将大小适宜的艾炷，直接放在皮肤上施灸的方法。若施灸时需将皮肤烧伤化脓，愈后有瘢痕者，称为瘢痕灸；若不使皮肤烧伤化脓，不留瘢痕者，称为无瘢痕灸。间接灸又称隔物灸，临床较为常用的是隔姜灸、隔蒜灸。根据需要，准备切成 0.2~0.3cm 薄，直径 2~3cm 的鲜姜片或鲜大蒜头数片（或用大蒜捣泥，取 0.3cm 厚的大蒜泥敷于穴位皮肤），放于穴位，上置艾炷，点燃待患者感灼热时即更换艾炷，连灸 3~5 壮。脐部也可敷食盐后，置艾炷灸之，称为隔盐灸，或在穴位放其他药物如附子片等，统称间接灸法。

（四）推拿康复法

推拿又称为按摩，古称"按跷""案杌"，是一种用手或身体的其他部位或借助工具在体表和经络腧穴上施行刺激来防治疾病和康复身心的方法。推拿疗法的适应证十分广泛，包括骨伤科、内科、外科、妇科、儿科、五官科中的多种疾病，特别是针对疫病恢复期患者常见症候群，如循环系统病症、呼吸系统病症、消化系统病症、睡眠障碍等，均具有较好疗效。由于其安全性高、施术方便、效果显著、人们容易接受，在疾病的康复中被广泛应用。

1. 治疗原则　推拿疗法的临床应用一直以传统的中医学理论为指导，在整体观念和辨证论治基本精神指导下，对临床病症采取相对应的治疗原则和推拿手法。常用推拿手法有推、拿、按、摩、揉、捏、弹、拨、点、摇、擦、拍、击、拔伸、牵引、复位等。临床根据不同患者的体质、病症、部位及目的等采取不同的推拿按摩手法。推拿按摩法主要具有舒筋通络、理筋整复、行气活血、祛瘀等作用，通过刺激的强弱，作用时间的长短，频率的快慢及手法方向的变化等各种不同性质和量的刺激，对具体脏腑起到治疗作用。

2. 推拿八法　推拿康复治疗常用以下八法。

（1）温：使用摆动、摩擦、挤压等手法，用较缓慢而柔和的节律性操作在固定穴位或部位上使能量深入分肉或脏腑组织，以达到温热祛寒的目的，适用于虚寒证。

（2）补：运用推法、摩法、揉法等重点在腹部的中脘、天枢、气海、关元穴上，再用按法、摩法、推法、点法作用于背部膀胱经和华佗夹脊穴上，以补气血津液之不足，脏腑功能之衰弱，重点补后天之本脾胃和先天之本腰肾。

（3）通：运用推、拿、搓等法作用于四肢疏通经络，拿肩井通气机，行气血，点按背部腧穴通畅脏腑气血，以起到祛除病邪壅滞的作用。

（4）泻：运用按揉法、推法、弹拨法等作用于腹部，一般用于下焦实证。由于结滞实热引起的下腹胀满或胀痛，食积火盛、二便不通等皆可用本法，本法之长在于无药物之峻猛，且无毒副作用。

（5）汗：用先轻后重的手法加强刺激，步步深入，使全身汗出，病邪从表解，达到祛风散寒的目的，适用于风热外感和风寒外感。

（6）和：运用擦、按、揉、搓等手法作用于四肢和背部，达到气血调和、表里疏通、阴阳平衡的目的，恢复人体正常的生理状态，主要用于病在半表半里，肝胃气痛，月经不调，脾胃不和，周身胀痛等症。

（7）散：主要作用是"摩而散之，消而化之"，使结聚疏通，不论有形或无形的积滞都可以使用，对脏腑之结聚、气血之瘀滞、痰食之积滞应用散法可使气血疏通、结聚消散。

（8）清：运用刚中有柔的手法在所取穴位、部位上进行操作，达到清热除烦的目的。

（五）调神康复法

调神康复法，传统称为情志疗法，是康复工作者运用中医心理学的理论和方法，通过语言或非语言因素，影响或改善伤残病给患者带来的不良认知和异常情志、行为反应，使形神调和，以减轻功能障碍，促进患者全面康复的一类康复方法。中医心理康复法主要包括情志相胜法、情志引导法、行为疗法和色彩疗法等。调神康复法在实施过程中，既要针对不同的病证选择相应的调神方法，辨证处方，又要兼顾到康复对象的文化程度、艺术修养、年龄、生活习惯、个人喜好和欣赏能力等人性因素。其内容丰富多彩，诸如音乐、歌咏、舞蹈、影视戏剧、琴棋书画、游戏疗法等，均具有养心怡情、畅通气血、锻炼形体的功效。

（六）导引康复法

我国古代的康复体育运动是被养生家和体育史学家所称的导引。"导"，指宣导气血；"引"，本是开弓，引申为伸展，伸展肢体之意。主要是以主动的肢体运动，配合呼吸运动或自我按摩而进行锻炼，相当于现今的气功和体育疗法。它以养生保健和"治未病"的医疗预防观点为理论基础，以我国传统的健身法作为自我锻炼和康复的手段，以达到强身、延年、防病、祛疾的体育健身和医疗的目的。

1. 八段锦 是指八节运动肢体的动功，由古代导引总结而成，可谓是古代医疗保健体操。动作简单易行，作用明确，效果显著，一直流行于民间，深受人们欢迎。据说隋唐以后就有此名，多认为是南宋初年创编。据宋人洪迈的《夷坚志》记载，政和七年有李似矩在练八段锦。在长期流传中，又形成了许多流派，北派托名岳飞所传，以刚为特色，动作繁难；南派所谓梁世昌所传，以柔为特点，动作简易。八段锦在流传中，为便于诵记，又编了歌诀，经过不断修改，至清代光绪初期逐渐定型为七言诀："两手托天理三焦，左右开弓似射雕；调理脾胃须单举，五劳七伤往后瞧；摇头摆尾去心火，两手攀足固肾腰；攒拳怒目增气力，背后七颠百病消。"概括了此功的基本要领和作用。常练此功不但可柔筋健骨，养气壮力，而且可以行气活血，调理脏腑。八段锦可作为辨证施功的基本功法之一。

2. 太极拳 太极拳运动中的立体螺旋运动模式与现代康复医学中博巴期技术、本体感神经肌肉易化法等训练中某些运动形式十分相似。练习太极拳具有提高心肺功能、改善身体柔韧度、促进血液循环、舒缓紧张情绪的作用，可有效改善恢复期患者的心肺功能及精神症状。

太极拳的种类很多，其中流传较为广泛、特点较为显著的有陈式太极拳、杨式太极拳、吴式太极拳、武式太极拳、孙式太极拳五派。近年国家为方便大家练习，综合上述五派特点先后创编了24式简化太极拳、48式简化太极拳和32式简化太极拳。此外，有人近年根据有些患者及老年人不适宜练习复杂、过长的套路，创编了定式太极拳及各种站桩练习法。因为上述套路及动作均较为普及，故不作详细介绍。

3. 五禽戏 是一套动功保健疗法，通过模仿动物的动作和神态达到强身防病的目的。五禽戏又称五禽操、五禽气功、百步汗戏等，最早记载"五禽戏"名目的是南北朝陶弘景的《养性延命录》，而将五禽戏整理总结成一种疗法的是我国古代著名医家华佗。《三国志·华佗传》记载："吾有一术，名五禽之戏，一曰虎，二曰鹿，三曰熊，四曰猿，五曰鸟。亦以除疾，兼利蹄足，以当导引。体有不快，起作一禽之戏，怡而汗出，因以着粉，身体轻便而欲食。"它是一种外动内静、动中求静、动静兼备、有刚有柔、刚柔并济、内外兼练的仿生功法。

（七）其他康复方法

1. 耳针疗法 耳针是指使用针刺或其他方法刺激耳穴，以诊治疾病的一种方法。古代医著中就有"耳脉"、耳与脏腑经络的生理病理关系，以及借以耳穴诊治疾病的理论和方法等记载。

耳穴在耳郭上的分布有一定的规律，一般与头部、面部相应的耳穴多分布在耳垂和对耳屏；与上肢相应的耳穴多分布在耳舟；与躯体和下肢相应的耳穴多分布在对耳轮体部和对耳轮上、下脚；与腹腔脏器相应的耳穴多分布在耳甲艇，与胸腔脏器相应的耳穴多分布在耳甲腔；与消化道相应的耳穴多分布在耳轮脚周围；与耳鼻咽喉相应的耳穴多分布在耳屏四周。

耳针法临床常用的处方选穴原则主要有：①按部位处方选穴法，即根据患者患病部位，选取相应耳穴，如胃病取胃穴，目病取眼穴，肩痹取肩关节穴等。②辨证处方选穴法，根据脏腑、经络学说，选取相应耳穴，如骨痹、耳聋耳鸣、脱发等取肾穴，因肾主骨，开窍于耳，其华在发，故取肾穴主之；又如偏头痛，属足少阳胆经的循行部位，可取胆穴治之。③根据现代医学理论取穴法，如月经不调取内分泌穴，消化性溃疡取皮质下、交感穴等。④根据临床实践经验取穴法，如耳尖穴对外感发热、血压偏高等有较好的退热、降压效果等。上述耳针处方选穴原则，既可单独使用，亦可配合互用。选穴时要掌握耳穴的共性和特性，用穴要少而精。

耳针法的刺激方法很多，目前临床常用的有压籽法、毫针法、埋针法、温灸法、刺血法等数种，根据病情需要选用。

2. 穴位埋线疗法 是将羊肠线埋入穴位，利用羊肠线在经络穴位内的持久刺激作用而治疗疾病的一种方法。一般应结合病证选穴，通常采用穿刺针埋线法、三角针埋线法、切开埋线法、穴位结扎法等方法埋线，可用于治疗疫病恢复期常见的喘证、腹痛、腹胀、腹泻、二便不调、痿证等诸多病证。

3. 芳香疗法 是患者通过闻馨香和具有养心安神、疏肝理气、芳香开窍等保健与康复作用的香气，从而促进康复的疗法。香气的程度有浓、淡之分，而作用则有强、弱之别。一般来说，香气浓者疗效快而强，如麝香、苏合香之类；香气淡者疗效慢而弱，如菊花、甘松之属。芳香疗法以取天然香气为其特点，亦有采取多种香料加工制作或复合香气防治疾病、摄养身心者。

香气多具辛香走窜之性，故具有芳香开窍、醒脑益智、疏通经络、活血止痛、芳香醒脾等功效。正如《景岳全书》指出："馨香，使气血流通。"尤其是香气浓者，常能升清降浊，芳香辟秽。如《遵生八笺》认为："异香，焚之以助清气。"常用的芳香药物有养心安神类的如合欢花，疏肝理气类的如玫瑰花、香橼、佛手，芳香开窍类的如石菖蒲、苏合香，芳香辟秽的如佩兰、艾叶等，主要用于老弱病残者，防病防残，养病康复，可广泛用于多种慢性病的康复治疗。

中　篇

第一章 寒 疫

第一节 概 述

寒疫是由感受风寒疠气引起的，具有强烈传染性并能引起流行的外感疾病。

汉代张仲景所著《伤寒论》从《难经》之说，所论伤寒包括温病，并且最早提出疫病有寒与温之别，为后世的疫病学说提供了依据。《伤寒论》曰："余宗族素多，向余二百，建安纪年以来，犹未十稔，其死亡者，三分有二，伤寒十居其七。"此处伤寒并非普通外感疾病，可能是寒性疫病。"寒疫"一词首见于晋代王叔和的《伤寒例》，书中记载："从春分以后，至秋分节前，天有暴寒者，皆为时行寒疫也。"

晋至宋时期仍遵循前人对寒疫的认识，虽另立疫疠病，但寒疫依旧归属于时行病中。葛洪在《肘后备急方》"治瘴气疫疠温毒诸方"中记录了部分可膏摩、避瘟的方剂，其中多为大辛大热之品，从侧面反映出当时"寒疫"是存在的。隋代巢元方在《诸病源候论》中记载："四时之间，忽有非节之气，伤人而成病也……故名为时气也。但言其病，若风寒所伤则轻，状犹如伤寒，小头痛，壮热也。若挟毒厉之气则重，壮热烦毒，或心腹胀满，多死也。"此论沿袭《伤寒例》之说，认为时行寒疫属于时气病的一种，既可以是由于感受非时暴寒而发，亦可感于非时暴寒夹杂毒病之邪而发。巢元方将外感病分五种类型：伤寒病、时气病、热病、温病、疫疠病。《伤寒总病论》对寒疫内涵、治疗方药予以继承与补充，并不断完善丰富。《伤寒总病论》中提出："《病源》载从立春节后，其中无暴大寒，又不冰雪，而人有壮热病者，此属春时阳气，发于冬时，伏寒变为温病也。从春分以后至秋分节前，天有暴寒，皆为时行寒疫也。"对寒疫的阐述较为全面，并详于方药，书中所载用五苓散、圣散子等治疗寒疫。

明清时期，清代叶霖《难经正义·五十八难》记载"寒疫初病……与伤寒异处，惟传染耳"，提出寒疫与伤寒的区别在于其传染性。吴瑭《温病条辨》亦指出寒疫具有传染性，"世多言寒疫者……时行则里巷之中，病俱相类"，并记载"世多言寒疫者，究其病状，则憎寒壮热，头痛骨节烦疼，虽发热而不甚渴，时行则里巷之中，病俱相类，若役使者然。非若温病之不甚头痛骨痛而渴甚，故名曰寒疫耳。盖六气寒水司天在泉，或五运寒水太过之岁，或六气中加临之客气为寒水，不论四时，或有是证，其未化热而恶寒之时，则用辛温解肌；既化热之后，如风温证者，则用辛凉清热，无二理也"。

现代传染病中的甲型 H1N1 流感、流行性脑脊髓膜炎、疟疾、霍乱等具有寒疫特征者，均可参照本病辨证论治。

第二节 辨识要点

一、病 因

寒疫的病因主要是感受寒邪疠气，天时有寒是寒疫发生的外在条件。《疫证治例》云："风寒暑湿燥火六气失时,是谓六沴。沴气之作……中其毒者,率由口鼻入,稽留气道,蕴蓄躯壳,病发为疫,证类伤寒。"《治疫全书》所言:"既感疫气,又伤风寒,或暴感风寒兼染疫气者,寒疫二邪一时混合。"《松峰说疫》记载:"二曰寒疫……众人所患皆同者,皆以疠气行乎其间。"强调寒疫是由戾气引起的。由此可见,戾气是寒疫发生的首要条件,外感寒邪是寒疫的发病基础。寒邪与戾气合而为病是本病的发病原因。《温疫论》中指戾气"非寒,非暑,非暖,非凉,亦非四时交错之气,乃天地别有一种戾气"。在疫病的发病中,戾气与六淫往往相互作用、相兼为病。天时寒冷有助于寒性戾气的滋生而致寒疫发生,非时之暴寒不但有助于滋生戾气,而且会损伤人体的正气导致疫病的暴发和流行。

寒疫四季皆可发病,但主要以气候寒热变化较骤的冬、春、秋季节多见。吴鞠通认为春、夏、秋、冬四时皆可发病,并指出寒疫发病的运气特点,"盖六气寒水司天在泉,或五运寒水太过之岁,或六气中加临之客气为寒水,不论四时,或有是证,其未化热而恶寒之时,则用辛温解肌;既化热之后,如风温证者,则用辛凉清热,无二理也"。刘松峰《松峰说疫》中论述寒疫发病季节为"不论春夏秋冬,天气忽热,众人毛窍方开,倏而暴寒,被冷气所逼"。刘世祯《伤寒杂病论义疏》记载:"冬气严寒,其气凛冽,疫气行于闭藏之令,合时行之气而化寒,其变多为寒疫。"认为寒疫是由冬令之风寒邪气与时行之气相合并化寒而成。黄元御《四圣悬枢》曰:"而病寒疫,故多病于秋冬。"

二、病 机 阐 述

寒疫基本病机是感受寒邪戾气,卫表失和,表里同病。寒疫初期,风寒疫邪从皮毛而侵袭人体,初犯足太阳膀胱经,肌表不固,卫气失宣,出现憎寒发热、无汗不渴、头身疼痛、苔薄白、脉弦紧为特点。寒疫中期,寒邪凝滞加重,体内阳气郁而不散,出现外有风寒束表,内有阳气郁而化热,出现高热、口渴、汗出、舌红、苔黄等阳明气分热盛之证;或因素体虚弱,感受外邪,邪气直中少阳;或因失治误治,邪气由太阳传至少阳,或由他经病入少阳,而见寒热往来,胸胁苦满,口苦咽干目眩等邪犯少阳之证。三阳经病证为邪气初犯人体,邪气虽盛,但正气不衰,此时抗病能力较强,病变部位在表、在外、在腑。寒疫后期,寒中三阴,则恶寒战栗、四肢厥冷、指甲口唇青、舌淡苔白、脉沉微。三阴证为病邪深入,邪气盛,正气亦虚,此时抗病能力减弱。本病病程中易出现表里同病,病性以实证居多,体虚感邪,则为本虚标实证。病势表现为起病急骤,全身症状显著,容易传变。其演变趋势总以寒邪伤阳或从阳化热为主。

三、病 证

《温病条辨》云寒疫之症状,"寒疫者,究其病状,则憎寒壮热,头痛骨节烦疼,虽发热而不甚渴,时行则里巷之中,病俱相类,若役使者然;非若温病之不甚头痛骨痛而渴甚,故名曰寒疫耳"。故寒疫初期常见恶寒壮热,无汗身疼痛,项脊强,肢体拘急,伴有胸膈满闷,头目昏蒙,不思饮食,恶心呕吐,腹泻,苔白,脉浮紧等;寒疫中期,寒邪郁久化热入里传变可见憎寒壮热,身体酸痛,口渴心烦,乏力气短等阳明气分热盛之证。寒疫后期,寒中三阴,真阳衰微,可见呕吐不渴、腹痛腹泻、四肢厥冷、但卧欲寐、干呕、吐涎沫等。

四、传 变 规 律

寒疫发病初期,风寒疫邪袭人多从皮毛而入,初起邪犯足太阳膀胱经,太阳为六经之长,统摄阳分,主持人身阳经之气。若正气不足冒触疫毒邪气,卫气失宣,腠理疏松,邪气乘虚客于人体,引起卫外功能失调而出现腠理郁闭无汗,卫气与外邪抗争,引起卫外功能失调而见恶风寒重,发热相对较轻;风寒疫邪其性属寒,寒主收引,易引起经脉凝滞,气血运行不畅,导致足太阳膀胱经循行处肌肉、筋骨、关节的疼痛。随着寒邪凝滞程度的加重，在寒疫发病的中期体内阳气郁而不散，出现外有风寒束表，内有阳气郁而化热。"手阳明大肠经与肺为表里，同开窍于鼻。足阳明胃经与脾为表里，同开窍于口"。风寒疫邪在卫表郁久可逐渐化热入里，出现高热、口渴、汗出、舌红、苔黄等阳明气分热盛之证。风寒疫邪伤人，随着病情的发展，到寒疫发病后期，在人体正气不足的情况下病邪可从三阳经传入三阴经，逐渐出现伤及阳气的病变，如呕吐、下利、纳呆、但欲寐等太阴脾胃虚寒、阳虚湿盛、心肾阳虚等证。若因体内正气不足或失治误治，并非能按此顺序传变，可能会出现太阳与阳明合病，或者太阳与少阳合病，亦或太阳与太阴合病等诸多情况。

1. 发病初期（邪犯太阳） 《素问·热论》曰："巨阳者，诸阳之属也，其脉连于风府，故为诸阳主气也。"太阳亦称巨阳，指足太阳膀胱经，为诸经之藩篱。太阳统率诸阳经，为六经之长，统摄阳分，其经脉上连风府，而风府会聚督脉和阳维脉，督脉为阳脉之海，阳维脉维系三阳经，所以太阳经主持人身阳经之气。风寒之邪侵袭肌表，卫表不固，营卫失和，邪气流连发为太阳病，可分为太阳经证、太阳腑证、太阳变证、太阳合并证等。

2. 发病中期（邪入少阳、阳明） 少阳介乎表里之间，因素体虚弱，感受外邪，邪气直中少阳；或因失治误治，邪气由太阳传至少阳，或由他经病入少阳，邪气已离开体表，尚未入于里，故为半表半里之证，分为少阳经证、少阳腑证两类。从症状表现来看，少阳经证、少阳腑证常同时出现，治疗上常经腑同治。

阳明为多气多血之经，邪气从太阳或他经传变，如太阳病失治误治，或少阳病误治，导致伤津化燥邪入阳明；或阳明自身受邪，邪气循经而入，伤津化热发为实证、热证。阳明证多以实证为主，因感寒或阳明里虚，也可见阳明寒证、虚证。

3. 发病后期（邪入三阴） 太阴主运化水谷精微，需赖阳气温煦升提。因素体禀赋不足，脾阳虚弱，感受寒邪，邪气直中太阴；或因长期饮食失节贪凉饮冷，过服苦寒之品戕伐脾阳，以致中阳受损，脾失健运；或因三阳病失治误治，脾阳受损，邪气由他经传至太阴而发为太阴病。如太阳病误用下法，邪陷太阴，或阳明病过用苦寒之品，损伤中焦脾阳，邪入太阴，病由阳转阴。

《素问·阴阳应象大论》曰："年四十，而阴气自半也，起居衰矣。"年老体弱，肾阳虚衰，外受寒湿等，寒邪直中少阴；失治误治，正气受损，邪气由太阳内传；太阳膀胱与少阴肾互为表里，邪气内传，入于少阴；或邪气由足太阴内传，入于少阴。少阴包括手少阴心及足少阴肾，可分为少阴寒化及少阴热化，以心肾虚衰，水火不济为主。

厥阴为六经病证的最后阶段，或因外邪直中厥阴；或因失治误治，邪气由太阳、阳明、少阳内传，邪陷厥阴而发病；或因太阴、少阴病证延误治疗而致邪气内传厥阴。厥阴受邪，阴阳失衡可发为厥阴寒化、厥阴热化，从阴化则为寒证，从阳化多为热证。

总之，寒疫之邪多从皮毛、口鼻而入，病变部位与六经密切相关。寒疫是风寒疫邪经皮毛侵入人体，初期以恶寒、壮热、头身疼痛为主要临床表现，可郁而化热，后期可伤及阳气或寒中三阴的一类疾病，且具有传染性、流行性、季节性等特点，无论长幼，众人同病，症状相似，四季皆可发病，更多发生于气候寒热变化较骤的冬、春、秋季。

五、辨病依据

1）起病急，症状相似，具有一定范围的流行性。

2）四季皆可发病，但多发生在四时非时暴寒或反常时气。

3）寒疫一般以恶寒、壮热、头身疼痛为主要临床特征，初期多见恶寒发热而口不干渴、头身疼痛、项强，兼见咳嗽、气喘、腹泻、呕吐等呼吸道、消化道症状，苔白，脉浮紧。

4）有与寒疫患者接触史。

5）寒疫涉及现代医学多种传染性疾病，结合现代西医流行病学诊断方法，可早期做出西医传染病诊断，并应迅速上报疫情，采取相应的预防、隔离控制等措施。

第三节 分期-分证辨治

寒疫不是独立于伤寒病以外的一种疾病，其辨证治疗仍按伤寒病的辨证体系进行。伤寒以六经辨证为主，早在《素问·热论》中记载了六经证候特点，张仲景结合《素问·热论》及伤寒病的证候特点总结六组证候，分为太阳、少阳、阳明、太阴、少阴、厥阴。根据感受外邪后正邪交争的消长盛衰，可将寒疫分为发病初期、发病中期、发病后期三个阶段。

一、治则治法

发病初期为邪犯太阳，太阳经证治疗以辛温解表为主；太阳腑证包括蓄水证和蓄血证，蓄水易化气行水，蓄血易活血化瘀；而出现的太阳变证，治疗上根据主治方随证进行加减。发病中期包括阳明病证、少阳病证及邪入三阳证。阳明热证治疗以清法为主，阳明腑证治疗以泄法为主；少阳病证治疗以和解法为主；邪入三阳证治疗宜表里双解。发病后期包括太阴病证、少阴病证及厥阴病证。太阴病证治疗以温补为主，重在温补脾阳；少阴病证治疗以扶阳育阴为主，寒化者宜扶阳，热化者宜育阴；厥阴病证寒热错杂，治疗宜温清并用。

二、早期通治方

寒疫初感之时，其邪在表，此时宜疏风散寒解毒。"伤寒之宜平散者……若感四时瘟疫，而身痛发热，及烟瘴之气者，宜败毒散或荆防败毒散"（《景岳全书·杂证谟·瘟疫》）。

荆防败毒散：羌活、独活、柴胡、前胡、枳壳、茯苓、桔梗、川芎、防风、荆芥（各一钱五分）、甘草（一钱五分）。水二盅半，煎至八分，温服。

人参败毒散：羌活、独活、柴胡、前胡、枳壳、茯苓、桔梗、川芎、人参、甘草，上十味，各三十两，为粗末，每服二钱，水一盏，入生姜、薄荷各少许，同煎七分，去滓，不拘时候，寒多则热服，热多则温服。

组方分析：寒疫初起，总以疏风散寒解毒。上两方药物组成从性味上看，大多以辛平为主，未见强力解毒之品，无大热也无大寒之品。人参败毒散中羌活能走肌表，善治上半身的风寒湿邪；独活善治下半身之风寒湿邪，两药相配，发散风寒，通治一身上下之风寒湿邪，正如《成方切用》中所提"羌活入太阳而理游风，独活入少阴而理伏风，兼能去湿除痛"。柴胡发散，助羌活、独活祛邪，又理气疏肝解郁，川芎祛风，行气活血，两药合用既发散外邪，又可治风与调血相结合。枳壳降气，桔梗开宣，一升一降，条畅气机。前胡降气化痰止咳，茯苓健脾化湿，薄荷、生姜为引，加强解表之力，甘草益气和中，调和药性。一派辛散祛邪药中，加一味人参益气扶正，可鼓邪外出，防邪复入，同时祛邪不伤正，相辅相成，起到扶正败毒之功。荆防败毒散中去人参、生姜、薄荷，加入荆防更添疏散透利之性，成为辛平透散的治疫良剂，正如明代医家徐春甫在《古今医统大全》中提出"瘟疫通治剂：荆防败毒散，治天行时疫，发散瘟邪"。

三、分期治疗

（一）发病初期（邪犯太阳）

足太阳膀胱经在人体循行于项背，夹脊，抵腰中，太阳统率诸阳经，统摄阳分，主持人身阳经之气。当病邪侵袭人体之时,正气奋起抗邪,首先表现出来的是太阳病,太阳经病证属于表证,太阳病之因多为外邪的侵袭,病程为初期阶段。

1. 太阳经证

(1)伤寒表实证

【临床表现】头痛发热,身疼腰痛,骨节疼痛,恶风,无汗而喘,脉浮紧。

【病机分析】寒邪袭表,卫阳被遏,故可暂不发热,见啬啬恶寒;《素问·生气通天论》曰:"阳气者……欲如运枢。"正气奋起与邪抗争则见发热;卫阳被遏,营阴郁滞,卫阳失布,筋骨失于濡养温煦,气血凝滞,不通则痛,故见身体疼痛;寒邪袭表,玄府闭塞则无汗出;肺主皮毛,邪犯肌表,必累及于肺,肺气不利则呼吸喘促;寒邪郁闭,脉见浮紧。

【治法】解表发汗,宣肺平喘。

【代表方】麻黄汤加减(《伤寒论》)。

【常用药】麻黄、桂枝、杏仁、甘草、生姜、射干、紫菀、款冬花等。

【加减】若素体多湿,又受风寒,证见"湿家身烦疼"者可用麻黄加术汤;若"病者,一身尽疼,发热日晡所剧者"可用麻黄薏苡汤。若素有饮邪,而见咳喘稀白痰可用小青龙汤;若痰饮郁结,肺气上逆较重,而见咳而上气,喉中有水鸡声,可用射干麻黄汤。若兼有阳热内郁,证见身痛或重,恶寒烦躁者可用大青龙汤(麻黄汤重用麻黄加石膏、生姜、大枣);若表邪入里化热,肺失宣降,证见高热有汗,喘咳,可用麻杏甘石汤;若太阳与阳明合病,证见项背拘急不舒,恶寒,无汗,脉浮紧,下利者,可用葛根汤(葛根、麻黄、桂枝、生姜、甘草、芍药、大枣)。

(2)中风表虚证

【临床表现】发热,汗出,恶风,鼻鸣干呕,苔白不渴,脉浮缓或浮弱。

【病机分析】《素问·阴阳应象大论》曰:"阴在内,阳之守也。阳在外,阴之使也。"卫表受风邪外袭,卫阳与邪气相争则见发热;卫气受损,腠理不固,营阴不能内守而汗自出,汗出阴津受损则营弱,即"阴弱者汗自出";风邪壅滞,肺气失宣,胃失和降,则有时鼻鸣干呕;汗出肌腠疏松,营阴不足脉道失充,故脉虽浮而按之则缓和软弱。

【治法】解肌祛风,调和营卫。

【代表方】桂枝汤加减(《伤寒论》)。

【常用药】桂枝、芍药、甘草、大枣、生姜、葛根、厚朴、杏仁等。

【加减】若外感风寒,太阳经气不舒,津液不能输布,证见项背强几几者,可用桂枝加葛根汤;若素有喘疾,又风寒束表者,可用桂枝加厚朴杏子汤;若过汗导致阳虚汗漏表邪未解,证见发热,恶风,头痛,汗漏不止,四肢拘急,小便不利者,可用桂枝加附子汤;若太阳少阳并病,证见头项强痛,眩冒,时如结胸,心下痞硬者,可用柴胡桂枝汤(桂枝汤、麻黄汤化裁而来,桂枝、黄芩、人参、甘草、半夏、芍药、大枣、生姜、柴胡)。

2. 太阳腑证

(1)蓄水证

【临床表现】发热,恶风,小便不利,烦渴,水入则吐,脉浮或浮数。

【病机分析】邪阻膀胱,水气停蓄。《素问·灵兰秘典论》曰:"膀胱者,州都之官,津液藏焉,气化则能出矣。"邪入太阳之府,内传膀胱,表证未解,故可见发热,恶风;津液不能上承则烦渴;因其口渴非津液不足,故虽饮水却不能解其渴,如一旦饮水过多,停阻于胃则水入即吐;脉浮为邪在表之象。

【治法】温阳化气利水,兼以解表。

【代表方】五苓散加减(《伤寒论》)。

【常用药】猪苓、茯苓、白术、泽泻、桂枝、甘草、生姜等。

【加减】若证见水湿内停,小便不利者可用四苓散(五苓散去桂枝);若水湿内阻,证见腹胀、水肿、小便不利、大便泄泻者可用胃苓汤（五苓散加苍术、厚朴、陈橘皮、甘草）；若黄疸湿多热少证见小便不利者，可用茵陈五苓散（五苓散加茵陈）。

（2）蓄血证

【临床表现】少腹急结硬满，谵语烦渴，或发狂，大便色黑，小便自利，入夜发热，或下瘀块，舌质紫，脉沉涩或沉结。

【病机分析】瘀热下阻，扰心乘肝。邪热与瘀血结于下焦少腹，故少腹急结，甚则硬满；因其膀胱气化功能未受影响，故小便自利；心主血而藏神，邪热入于血分内扰心神，故见发狂；瘀血内阻致肝胆疏泄失司，则见身体发黄；瘀血阻滞，脉道不畅，故脉沉涩或沉结。

【治法】活血化瘀，通下瘀热。

【代表方】桃核承气汤加减（《伤寒论》）。

【常用药】桃仁、桂枝、大黄、芒硝、炙甘草、川芎、当归等。

【加减】若产后腹痛，证见"干血着脐下"者可用下瘀血汤（桃核承气汤去桂枝、甘草、芒硝加䗪虫）。若死血阻滞，证见午后发热，脉短涩者，可用桃仁承气汤加鳖甲、青皮、川芎、当归。若痘后而吐蛔，大便结者，可用桃仁承气汤加槐子。

太阳病证治中亦有较多变证，若汗吐下后，虚烦不得眠，必反复颠倒，心中懊憹，心中结痛，苔黄者，可用栀子豉汤清热除烦；若发汗过多，其人又手自冒心，心下悸，欲得按者，可用桂枝甘草汤温补心阳；若心中悸而烦者，腹中急痛，喜温喜按，或伴轻微恶寒发热者，可用小建中汤建中补脾，调和气血；若昼日烦躁不得眠，夜而安静，脉沉微，身无大热者，可用干姜附子汤急救回阳；若手足厥冷，足挛急，烦躁吐逆，小便频数，甚则遗尿，舌润苔淡白，脉浮数或沉微者，可用甘草干姜汤或芍药甘草汤阴阳同调，温中散寒，酸甘化阴。

（二）发病中期（邪入阳明、少阳）

1. 少阳病证　少阳位于表里之间，病情易于传变，病证多有兼挟。病情性质属于半表半里热证，少阳证候分为本经病证、少阳兼证、少阳合病并病，其中少阳本经病证以口苦、咽干、目眩为主。

【临床表现】口苦，咽干，目眩，寒热往来，胸胁苦满，默默不欲饮食，心烦喜呕，苔薄白，脉弦。

【病机分析】太阳表证已罢，邪入少阳，少阳受邪枢机不利，正邪分争进退于表里之间，正胜则发热，邪胜则恶寒，邪正交争，互有胜负，呈现寒去热来，寒热交替，休作有时；阳明经挟鼻而行，邪热闭郁阳明经脉，见鼻干；足少阳之脉，下胸中，贯膈，络肝属胆，循胁里，邪犯少阳，经气不利，故见胸胁苦满；肝胆气郁，疏泄失职，故神情默默而寡言；胆热内郁，影响脾胃，脾失健运则不欲饮食；胆火内郁，上扰心神则心烦；胆热犯胃，胃失和降则喜呕。

【治法】和解少阳。

【代表方】小柴胡汤加减（《伤寒论》）。

【常用药】柴胡、半夏、人参、甘草、黄芩、生姜、大枣、桂枝、芍药、瓜蒌、半夏等。

【加减】若表邪未解，邪入少阳，证见发热，微恶风寒，肢节烦痛，微呕，胸胁心下微满，苔薄白，脉浮弦者，可用柴胡桂枝汤（小柴胡汤加桂枝、芍药）；若少阳病兼有气化失常，证见往来寒热，胸胁满微解，心烦，口渴不呕，小便不利，但头汗出者，可用柴胡桂枝干姜汤（柴胡、桂枝、干姜、瓜蒌根、黄芩、牡蛎、甘草）；若少阳兼有里实，证见寒热往来，胸胁苦满，郁郁微烦，呕不止，心下急或痞硬，或胸满胀痛拒按，大便干结或下利，小便色深，苔黄少津，脉弦数者，可用大柴胡汤（小柴胡汤和大承气汤加减而成，柴胡、黄芩、大黄、枳实、半夏、白芍、大枣、生姜）。

2. 阳明病证　是外感过程中，寒邪化热，邪热亢盛，热盛伤津的阶段，其病证特点以里实热证为主，是正邪相争剧烈，邪热盛极的阶段。

（1）阳明热证

【临床表现】身大热，大汗出，大烦渴，口干舌燥，欲饮水，谵语，或背微恶寒，腹满，或身重难以转侧，若为厥热，则兼手足厥逆，脉浮滑或洪大，舌苔黄燥。

【病机分析】阳明为多气多血之经，邪入阳明，多从燥化，邪热充斥内外，表里俱热，邪气内传，里热正盛，故见壮热；热蒸外泄，故见大汗出，脉洪大或数；热灼津伤，故见烦渴，舌干，欲饮水等；胃热上扰心神，则见谵语；阳明热盛气壅，故见腹满；邪热弥漫，元气受损，故见身重，难以转侧；邪热迫脉中气血运行急促，故脉洪大。

【治法】辛寒清热。

【代表方】白虎汤加减（《伤寒论》）。

【常用药】石膏、知母、粳米、甘草、人参、苍术、桂枝等。

【加减】若阳明热盛，气阴两伤，证见发热，汗出，舌上燥而口渴甚，伴见时时恶风或背微恶寒，可用白虎加人参汤；若证见身热胸痞汗多，舌红苔白者可用白虎加苍术汤；若证见身无寒但热，骨节疼痛，呕吐者，可用白虎加桂枝汤；风湿热痹也可用白虎加桂枝汤。

（2）阳明腑证

【临床表现】不恶寒但热，蒸蒸发热，汗出心烦，腹胀满，不大便，苔黄，或谵语，或口渴，脉或滑。

【病机分析】阳明燥热结实，腑气不通，则见腹胀满，大便不通；热邪向外蒸腾，故见不恶寒但热，蒸蒸发热，汗出；因腑气不降，热浊之气上扰心神，故心烦，或谵语，里热盛，故口渴，苔黄。

【治法】泻热和胃，润燥软坚。

【代表方】调胃承气汤加减（《伤寒论》）。

【常用药】甘草、芒硝、大黄、厚朴、枳实等。

【加减】若热实内结，腑气不通，证见大便硬，胸腹痞满，潮热微烦，腹大满，脉滑而急，可用小承气汤（大黄、厚朴、枳实）；若燥热内结，腑气不通俱重，证见大便不通，频转矢气，脘腹痞满，腹痛拒按者可用大承气汤（调胃承气汤加厚朴、枳实，去甘草）；若证见气胀明显，单纯性肠梗阻，可用复方大承气汤（调胃承气汤加厚朴、枳实、莱菔子、桃仁、赤芍，去甘草）。

3. 邪入三阳证

【临床表现】憎寒壮热，无汗，身体酸痛，目痛鼻干，口渴，胁痛，两侧头痛，耳聋，胸中脘腹痞塞不通，口秽，头目昏蒙，舌红苔黄，脉浮洪有力。

【病机分析】邪入太阳则憎寒壮热、无汗、身体酸痛；邪入阳明则目痛鼻干，口渴；邪入少阳则胸痛，两胁痛，两侧头痛，耳聋；寒疠邪毒阻滞上中二焦，气机郁结，故脘腹痞塞不通，口秽，头目昏蒙。

【治法】清透三阳，表里双解。

【代表方】柴葛解肌汤（《伤寒六书》）合升降散加减（《伤暑全书》）。

【常用药】柴胡、葛根、羌活、白芷、黄芩、赤芍、桔梗、甘草、石膏、僵蚕、蝉蜕、姜黄、大黄、麻黄、苏叶、葛根等。

【加减】若三阳并病，阴阳交错，证见发热，胸胁苦满，烦躁谵语，惊惕不安，小便不利，苔黄少津，舌质红，脉弦数，或沉紧；或兼有一身尽重，转侧不利，或眩晕、耳鸣、失眠、易怒，或狂、夜游，或心悸，或便秘，可用柴胡加龙骨牡蛎汤（柴胡、龙骨、黄芩、生姜、铅丹、人参、桂枝、茯苓、生半夏、大黄、牡蛎、大枣）。

（三）发病后期（邪入三阴）

1. 太阴病证　　太阴包括手太阴肺经及足太阴脾经，手太阴肺经病证多与太阳病证并见，足太阴脾经病证机制以脾胃阳虚，寒湿内盛，升降失常为主。太阴病本经病证以腹满而吐，食不下，自利益甚，时腹自痛，自利不渴为主。

（1）太阴病本证

【临床表现】自利不渴，下利，飧泄，并常伴有腹满喜温，乏力，腹部隐痛，口淡无味，苔白润滑，脉迟。

【病机分析】中阳不足，运化失职，寒湿内停，升降失常则见自利，下利，飧泄；中焦阳虚，寒凝气滞，或寒湿内阻，气机阻滞，则腹满，腹部隐痛，喜温喜按；脾胃为人体气机升降之枢纽，升降失职，浊阴上逆则呕吐；脾胃更伤，气血生化乏源，四肢肌肉失养，则见困倦乏力。

【治法】温阳祛寒。

【代表方】轻则宜理中汤加减，重则用四逆汤加减（《伤寒论》）。

【常用药】人参、干姜、甘草、白术；甘草、干姜、生附子、桂枝、芍药、茵陈、茯苓、猪苓等。

【加减】若太阴兼表，证见头痛，发热恶寒，面白唇淡，脉浮者，可用桂枝汤；若证见发热，恶寒，自汗，腹满时痛，喜按，下利，苔薄白，舌质淡红，脉弦细，太阴腹痛者可用桂枝加芍药汤（桂枝、芍药、甘草、大枣、生姜）；若证见身目为黄，黄色晦暗，畏寒喜暖，体倦肢冷，大便溏泄，口不渴，脉沉迟无力，舌胖质嫩，太阴发黄证者，可用茵陈五苓散（茵陈、白术、赤茯苓、猪苓、桂枝、泽泻）。

（2）寒中脏腑证

【临床表现】恶寒发热，头昏目痛，手足冷，麻木，肩背拘急，肢体怠惰，心腹痞闷，呕逆恶心，饮食不进，腹胁胀痛，苔白滑腻，脉弦紧。

【病机分析】风寒湿疫侵犯，故见恶寒发热，头目昏痛，手足冷、麻木，肩背拘急，肢体怠惰；寒湿疫邪侵犯中焦，脾胃运化失职，升降失调，呕逆恶心，饮食不进；气机阻滞出现腹胁胀痛、心腹疼痛；舌苔白腻而滑、脉弦紧是寒湿之象。

【治法】温中解表，散寒除湿。

【代表方】五积散加减（《太平惠民和剂局方》）。

【常用药】苍术、厚朴、陈皮、半夏、茯苓、甘草、麻黄、桂枝、白芍、当归、藿香、川芎、干姜、枳壳、桔梗、白芷、干姜、吴茱萸等。

【加减】若心胁脐腹胀满刺痛、反胃呕吐、泻利清谷者，可加煨姜；若头痛体痛，恶寒发热，项背强痛者可加葱白、豆豉；若但觉寒热，或身不甚热，肢体拘急，或手足厥冷者可加炒吴茱萸。

2. 少阴病证 少阴包括手少阴心、足少阴肾，心为君主之官，肾为先天之本，心肾虚衰有阳虚阴虚之分，少阴病证有少阴寒化和少阴热化之别。少阴寒化证以恶寒，蜷卧，小便清长，手足厥冷，下利清谷，脉微为特点。少阴热化证以心烦不寐，舌红少苔，脉细为特点。少阴涉及人身根本，病情危重，复杂多变。

（1）少阴寒化证

【临床表现】脉微细，但欲寐，自利口渴，小便清白，四肢厥逆，欲吐不吐，脉微。

【病机分析】《素问·至真要大论》曰："诸病水液，澄澈清冷，皆属于寒。"肾阳虚衰，脾胃虚寒，胃气上逆则欲吐。胃腑空虚，无物吐出；阴盛于下，虚阳上扰则心烦；阳虚已甚，精神失养，故虽心烦而仍但欲寐。阳虚不能蒸腾津液以上达，且下利较甚，津液下趋不能上润则口渴。

【治法】回阳救逆。

【代表方】四逆汤加减（《伤寒论》）。

【常用药】甘草、干姜、生附子、人参、细辛等。

【加减】若见四肢厥逆，恶寒蜷卧，脉微下利者，可用四逆加人参汤；若阳气暴脱，证见手足厥冷，头晕气短，汗出脉微者，可用参附汤（人参、附子）；若太少两感，证见发热，恶寒，无汗，四肢不温，苔白，脉沉弱，兼头项强痛，神疲乏力，面色不华者，可用麻黄附子细辛汤（麻黄、细辛、附子）。

（2）少阴热化证

【临床表现】心中烦，不得卧，舌红少苔，脉细数。

【病机分析】肾水亏虚，不能上济于心，心火独亢于上则心中烦、不得卧；阴虚火旺则见口干咽燥，舌红少苔，脉沉细数。

【治法】滋阴清热，交通心肾。

【代表方】黄连阿胶汤加减（《伤寒论》）。

【常用药】黄连、阿胶、黄芩、芍药、鸡子黄、猪苓、茯苓、泽泻、滑石等。

【加减】若少阴阴虚水热互结，证见咳嗽，呕吐，口渴，心烦，不眠者，可用猪苓汤（猪苓、茯苓、阿胶、泽泻、滑石）；若素体阴虚，感邪伤阴化燥迅速，证见口燥，咽干，下利清水，色纯青，心下痛者，可用大承气汤；若阴虚咽痛，声音嘶哑，胸闷，心烦，舌红少苔，脉细数者，可用猪肤汤（猪皮、白粉、白蜜）。

3. 厥阴病证　厥阴指足厥阴肝经和手厥阴心包经，厥阴病是六经病证的最后阶段，若病在厥阴亦导致阴阳失调，病证特点以上热下寒、寒热错杂为主。

（1）厥阴寒热错杂证

【临床表现】呕吐蛔虫，心烦不安，心中疼热，痛剧则四肢厥冷，或久利，舌苔黄或白滑。

【病机分析】若邪入厥阴，一方面气郁化火犯胃而为上热，一方面肝郁乘脾，脾阳不升而为下寒，形成上热下寒之证；因气郁化火，灼伤津液，故而消渴；厥阴之脉挟胃，上贯膈，肝热循经上扰则气上撞心，心中疼热；胃热消谷，则嘈杂善饥；土被木伐，脾气虚寒，失于运化，则不欲饮食；脾虚肠寒，蛔虫上窜，故食则吐蛔。

【治法】寒热并用，安蛔止痛。

【代表方】乌梅丸加减（《伤寒论》）。

【常用药】乌梅、细辛、干姜、黄连、当归、附子、蜀椒、桂枝、人参、黄柏、干姜、黄芩等。

【加减】若寒热相隔，证见频繁呕吐，食入即吐，下利，胸膈痞闷，舌质淡，苔黄，脉数者，可用干姜黄芩黄连汤（干姜、黄芩、黄连、人参）；若上热下寒，正虚阳郁，证见咽喉不利呕吐脓血，泄利不止，手足厥冷，脉沉迟者，可用麻黄升麻汤（麻黄、升麻、当归、知母、黄芩、葳蕤、芍药、天冬、桂枝、茯苓、甘草、石膏、白术、干姜）。

（2）厥阴寒证

【临床表现】手足厥寒，四肢麻木疼痛，身痛腰痛，或兼月经延后，色暗，量少。

【病机分析】阳气不足，四末失其温养，故手足厥寒，四肢麻木；血虚经脉受寒，血脉不利，故脉细欲绝；阴血内弱，脉行不利，不通则痛，故见身痛腰痛；肝血不足，精血同源，故天癸竭，月经延后，量少。

【治法】温经散寒，养血通络。

【代表方】当归四逆汤加减（《伤寒论》）。

【常用药】当归、桂枝、芍药、细辛、甘草、通草、大枣、黄芪、生姜、吴茱萸等。

【加减】若手足厥寒，脉细欲绝，内有久寒者，可用当归四逆加吴茱萸生姜汤（当归四逆加吴茱萸、生姜）；若证见肌肤麻木不仁，脉微涩而紧者，可用黄芪桂枝五物汤（黄芪、芍药、桂枝、生姜、大枣）；若发热，大汗出，腹中拘挛急迫，四肢疼，下利，手足厥逆，恶寒，舌质淡，苔白滑，脉微细，寒厥者，可用四逆汤加减。

（3）厥阴热证

【临床表现】下利，便脓血，里急后重，少腹急迫，肛门灼热，发热，口渴，舌红苔黄，脉滑数。

【病机分析】湿热内蕴，下迫大肠，气滞壅塞，秽浊郁滞，故见下利，里急后重，少腹急迫；湿热之邪郁遏不解，损伤肠道络脉，化腐成脓，故便中常夹有红白黏液或脓血。

【治法】清热燥湿，凉血解毒。

【代表方】白头翁汤加减（《伤寒论》）。

【常用药】白头翁、秦皮、黄连、黄柏、石膏、知母、粳米、甘草等。

【加减】若产后血虚热痢，或痢久伤阴者，可用白头翁加甘草阿胶汤（白头翁汤加甘草、阿胶）；若证见手足厥逆，胸腹灼热，口干舌燥，尿黄赤，脉滑，热厥者，可用白虎汤加减；若证见下利则滑泄失禁，脓血则颜色晦暗，口不渴或渴喜热饮者，可用桃花汤（赤石脂、干姜、粳米）。

（4）寒中三阴，真阳衰微证

【临床表现】恶寒战栗，呕吐不渴，腹痛腹泻，四肢厥冷，蜷卧欲寐，唇甲色青，舌淡苔白，脉弦微。

【病机分析】寒疫中太阴则呕吐不渴、腹痛腹泻；寒疫中少阴则四肢厥冷、蜷卧欲寐；寒病中厥阴则干呕、吐涎沫，真阳衰微，故见恶寒战栗，舌淡苔白，脉沉微。

【治法】回阳救逆，益气生脉。

【代表方】回阳救急汤加减（《伤寒六书》）。

【常用药】人参、茯苓、白术、甘草、陈皮、半夏、肉桂、附子、干姜、麝香、芍药、木香等。

【加减】若恶寒战栗甚、四肢厥冷，可重用附子。若腹痛甚者，可加芍药、木香；若泄泻不止者，可加升麻、黄芪；若呕吐不止者，可加姜汁、吴茱萸。

（5）寒毒蒙窍证

【临床表现】忽然昏倒，不省人事，牙关紧闭，烦躁不宁，冷汗自出，寒栗时作，身如被杖，头目剧痛，周身厥冷，唇青面黑，咽喉不利，心下胀满结硬，脐腹筑痛，舌淡紫或青紫，苔白或灰滑，六脉沉迟或微细欲绝。

【病机分析】寒毒痰浊或秽浊之气闭塞气机，蒙蔽清窍则昏沉不省、牙关紧闭；阴盛格阳则烦躁不宁、冷汗自出；阴毒侵袭经络则寒栗时作、身如被杖、头目俱痛；阴毒侵害脏腑，寒凝气滞则身厥冷，唇青面黑，或咽喉不利，心下胀满结硬，脐腹筑痛；阴寒内盛则舌淡紫或青紫，苔白或灰滑，六脉沉迟或微细欲绝。

【治法】温经散寒，芳香开窍，辟秽化浊。

【代表方】苏合香丸加减（《重订通俗伤寒论》）。

【常用药】苏合香、安息香、广木香、犀角、麝香、梅冰、香附、乳香、沉香、公丁香、白术、生姜、朱砂等。

【加减】若感受秽恶痰浊之邪，证见脘腹胀闷疼痛，呕吐泄泻者，可用紫金锭（山慈菇、红大戟、千金子霜、五倍子、麝香、朱砂、雄黄）。

第四节　经典案例

医案1

豫章邱某之室，分娩三朝，忽患时行寒疫。曾经医治，有守产后成方用生化者，有遵丹溪之法用补虚者，金未中的，而热势益张。邀丰诊之，脉似切绳转索，舌苔满白，壮热汗无。丰曰：此寒疫也，虽在产后，亦当辛散为治。拟用辛温解表方去桔梗，加芎、芷、干姜、黑荆、豆，嘱服二剂，则热遂从汗解，复用养营涤污之法，日渐而瘳。（《时病论》）

【案例分析】《素问·营卫生会》曰："血之与气，异名同类。"豫章邱某之室产后而致气血亏虚，血分亏虚，血为气之母，气血亏虚，阴阳失和，卫表不固，感寒而发，脉似切绳转索，舌苔满白，壮热汗无。《时病论》曰："大概众人之病相似者，皆可以疫名之，此又与瘟疫之疫，相悬霄壤。须知瘟疫乃天地之厉气，寒疫乃反常之变气也。"患者症见头痛身疼，寒热无汗，或见呕逆，苔白不渴，脉浮紧，与伤寒太阳证相似，为时行寒疫，治宜辛温解表，可用辛温解表方加川芎活血行气，白芷解表散寒、祛风止痛，干姜温经散寒，黑荆芥发汗解表。先辛温散寒，后调和营卫，补益气血，诸症自愈。

 医案 2

新定章某，患伤寒六七日来，身热如焚，前医初用辛散，继用苦寒，热仍不退，更加呕逆吐蛔，四末微冷，急来求治于丰。诊其脉，细小而沉，舌苔白薄。丰曰：此阴阳错乱之证，将成蛔厥之征。思先哲云：杂病吐蛔责于热，伤寒吐蛔责于寒。即用椒、姜以温其中，桂枝以透其表，参、附以扶其正，连、梅以安其蛔，更佐豆蔻和中止呕也。令服一剂，呕逆已定，四末转温，惟躯热未清。姑守旧方，除去姜、附，加入芩、柴，一服中机，后议数方并效，调理半月得安。（《时病论》）

【案例分析】"章某，患伤寒六七日来，身热如焚"，因感寒后，营卫失和，卫气郁于表，不得宣散而见身体热甚。误用苦寒之品后，更伤脾阳，脾胃为气机升降之枢纽，脾胃失和，阴阳之气不相顺接，气机逆乱见呕逆吐蛔，四肢厥冷；脉细小而沉，提示脏腑虚弱，气血不充于脉。章某实为寒热错杂，正气虚弱，伤寒吐蛔证。治疗宜寒温并用，温脏除蛔。急则治标，乌梅味酸可安蛔，黄连味苦可下蛔，蛔静痛止；川椒辛温，辛可伏蛔，温可温脏散寒，炮姜助温脏散寒之功；桂枝温经解表，人参、附子以益气温阳，散寒止痛；豆蔻温中理气，降逆止呕。患者服用一剂呕逆已定，四末转温，惟躯热未清，效不更方，因有余热，在原方基础上去炮姜、附子辛热之品，加黄芩、柴胡，柴胡入肝胆经能疏肝外达，和解少阳，升举阳气，有解表之功；黄芩可清肝泄热，柴胡、黄芩合用可疏肝泄胆，清泄里热。诸药合用，能使气机通畅，脾胃调和，诸症自愈。

第五节 小 结

寒疫理论肇始于秦汉，形成于晋唐，增补于宋元，补遗于明清，经过历代医家不断探索，寒疫理论体系渐趋成熟。寒疫是因感受非时暴寒引起的具有强烈流行性及传染性的疾病，大多起病急骤、来势较猛，传变较快，病情危笃。

寒疫其发病与人体的正气强弱、气候因素及环境因素有直接联系，感邪途径从皮毛或口鼻而入。寒疫的传变规律遵循《伤寒杂病论》的六经传变规律。发病初期，治疗宜辛温解表。发病中期，治疗宜清热、和解。发病后期，太阴证治疗宜温补，少阴寒化治疗宜温补育阳，少阴热化治疗宜清热育阴；厥阴证一般寒热错杂，上热下寒，治宜温清并用，随证治之。寒疫治疗虽以六经辨证为主，但其兼证复杂多变，故治疗当以六经辨证为论治之本，随证变通。具体治疗除内服汤药外，还可结合针刺、艾灸、调息等外治疗法，也可采用药针并用、药灸并用的内服外用结合疗法，以见中医疗法之精华。

第二章 温 疫

第一节 概 述

温疫是指感受温热疫疠之气引起的一类急性外感热病，又称"温热疫"。疫毒疠气从口鼻而入，以发热、头痛、身痛、口干、咽燥、烦躁、小便黄赤、大便干结等为主症，以起病急骤、传变迅速、病情凶险，具有较强的传染性、流行性为主要特征。

疫病属中医外感热病中温病的范围，既往"温疫"与"瘟疫"每多混称，本章所论"温疫"与"寒疫"对应，是指"温热疫"。因温、热、火三者俱为阳邪，但有轻、中、重之分，"热为温之渐，火为热之极"。温病主要指四时具有温热性质的外感热病，温病包括瘟疫或温疫；"瘟疫"主要指感受疫疠之邪，具有传染性的急性热病，多为一气一病。

秦汉时期，《黄帝内经》有"温疫""温疠""火疫"等名。《素问·本病论》载"民病温疠至，喉闭嗌干，烦躁而渴，喘息而有音也""民病温疫，疵废，风生，民病皆肢节痛，头目痛，伏热内烦，咽喉干引饮"，认为温疫的产生与自然界气候的反常变化直接相关。张仲景《伤寒论》重点讨论了伤寒，病因虽与温疫有异，病机传变又多异中有同，至今仍有不少经方被广泛用于温疫的治疗。

晋代王叔和《伤寒例》谓："阳脉濡弱，阴脉弦紧者，更遇温气，变为温疫。"隋代巢元方《诸病源候论》对温疫的病源、病候有所论述。唐代孙思邈《千金要方》引用陈延之《小品方》所言："古今相传，称伤寒为难治之疾，时行温疫是毒病之气，而论治者不判伤寒与时行温疫为疫气耳。"宋金元时期，刘完素有"六气皆从火化"之说，庞安时《伤寒总病论》依据"乖戾之气"侵及的脏腑、经络的不同，将温疫分为五种类型，采用犀角（改为水牛角代）、羚羊角、石膏、大青叶、栀子等寒凉之品治疗。

明代吴又可所著《温疫论》是温疫学派的奠基之作，专设"正名"一节，对温病、热病、瘟病、温疫等概念进行了论述，把不同于六淫的异气称为"杂气"，有疫气、疠气、戾气等；提出温疫的辨治要以表里为纲，治疗温疫应重在祛邪，创疏利透达等法，创制的达原饮、三消饮、举斑汤等方至今仍为辨治温疫的常用方剂。

清代戴天章《广瘟疫论》创建温疫的辨证施治体系，在辨气、辨色、辨舌、辨脉、辨神、辨温疫兼夹证等方面都有系统论述，立汗、下、清、和、补五法作为温疫施治之纲。余师愚《疫疹一得》对疫疹这一温热疫常见主症的病机、形色和治疗等详细阐述，指出"火为疹之根，疹为火之苗"，火毒迫于血分，外发肌肤，形成疫疹。治以清热解毒、凉血滋阴为法，创制清瘟败毒饮等方治疗温疫。叶桂创立了温病之卫气营血辨证方法，提出"在卫汗之可也、到气才可清气、入营犹可透热转气、入血直须凉血散血"的治则，为分期辨治温疫提供了新思路。清代温疫学派对疫病的辨证论治有了较大发展，如杨栗山《伤寒温疫条辨》、刘松峰《松峰说疫》、熊立品《治疫全书》、陈耕道《疫痧草》、汪期莲《瘟疫汇编》、王士雄《霍乱论》等，其中不少有对"温热疫"的专门论述，如杨栗山说温疫"从无阴证，皆毒火也"，倡导逐秽解毒为第一，并分治于上、中、下三焦。刘松峰指出"瘟疫者，不过疫中之一，始终感温热之疠气而发"等。

温病学中的风温、春温、湿温、暑温、烂喉痧、大头瘟等一旦发生了较大范围的流行，可归属于温热疫范畴。现代西医学中的重症流行性感冒、流行性出血热、流行性脑脊髓膜炎、人感染禽流感，或流行性乙脑、流行性腮腺炎、鼠疫、麻疹、登革热、SARS等传染病，大多属于温热疫范畴，其他疫病或新发未知疫病有本病主要临床表现者，皆可参照本章辨治。

第二节 辨识要点

一、病 因

"疫气"又称为"疠气""戾气"，"疫气"虽然与一般"六淫"不同，如疫气致病的流行性、猛烈性，但临床表现仍兼有六淫致病的某些属性。因此，疫病多为疫气与六淫夹杂为患，戾气虽不同于六淫，但疫病不离乎六淫。温热疫的病因要从外因和内因两个方面进行分析。

1. 外因：温热疫毒 外感温热疫毒为温疫起病的根本原因。随着气候反常、自然环境的不断变化（自然环境变迁、气候反常），五运六气失常，为滋生疫疠之气（如新发病毒等）提供了外在条件。从六气异常到六淫肆虐，进而出现戾气流行，是新发疫病广泛流行和致病猛烈的主要原因。温热疫毒为阳邪，具有火热性质，感邪之后，火热证候偏重，尤易化燥伤阴，具有起病急、传变快、变化多等特点。刘松峰谓："瘟疫多火热之气……故症虽多，但去其火热之气，而少加祛邪逐秽之品，未有不可奏效者也。"《温疫论》有谓："其年气来之厉，不论强弱，正气稍衰者，触之即病。"感受疫气的途径有身处空气污染环境邪从口鼻而入者，有饮食不洁邪从胃肠入里者，也有因虫媒叮咬邪从皮毛入里者等不同。

2. 内因：素体不健，内有伏热 素体正气不强，内有伏热为温疫发病的内在基础。疫病的发病除与疫气（如病毒、细菌等）强烈的致病性有关外，还与易感者的体质状态有关。随着气候反常、环境变化，人体适应气候、环境和抗病能力等发生改变，加之生活起居、饮食失调等因素，体质抗病能力下降，为疫疠之气侵入人体带来可乘之机。不仅感受温热疫毒之后，火热邪毒迅速怫郁于里，其他疫气（如寒疫、寒湿疫等）如遇内有伏热者，内外合邪，疫气从阳化热化火，迅速出现火热邪毒充斥三焦，多脏腑同病，或内扰心神，或迫血动血，变化多端，表现为温热疫。《素问·生气通天论》有言："冬伤于寒，春必病温。"《重订广温热论》则曰："凡伏气温热皆是伏火。"杨栗山说："瘟病得天地之杂气，由口鼻入，直行中道，流布三焦，散漫不收，走而复合，受病于血分，故郁久而发。"《温疫论》有谓："本气充满，邪不易入，本气适逢亏欠，呼吸之间，外邪因而乘之。"

二、病 机

温热疫气为阳邪，由表入里，由浅入深，正邪相搏，总以火热炽盛，伤津耗液为基本病机演变主线，具有起病急、传变快、变化多、病情危重等特点。

温热疫的病位初在表，继在表里，进而以里为主，涉及多脏腑同病。病理因素多端，早中期温热化火，火热邪毒充斥三焦，以里热炽盛为主，多在肺胃；若热盛动风，风火相煽，病位在肝；若温热疫气夹湿，则为湿热疫毒，每多伏于膜原，病位在三焦；"水流湿，火就燥"，温热化燥，则耗伤津液，初则病位在肺胃，久则病位在肝肾；火热灼津生痰，则为痰热闭肺，或痰火阻窍，内扰心神；中晚期则气营两燔，或热入营血，此时以瘀热相搏为核心病机，所谓"因伏火郁蒸血液，血被煎熬而成瘀""瘟毒在内烧炼其血，血受烧炼，其血必凝""血受热则煎熬"。瘀热迫血动血，络热血溢，而致出血、耗血，甚则正气欲脱；恢复期多以火热伤津耗气，气阴两伤为主，或热伤真阴，或肠腑燥热，部分患者尚可见有余邪留滞，或变化多端。

此外，温热疫尚有其他四个病因病机特点：

（1）温疫为戾气所致，其性火热，具有强烈传染性、流行性和致病性。感邪之后是否发病取决于感受温热戾气的深浅、戾气毒力的大小和人体自身御邪能力的强弱。

（2）多兼秽浊，弥漫三焦。温热疫气在外兼夹秽浊为患，入里则煎熬津液，湿热内蕴，弥漫三焦，为害更加复杂、多变，上可达脑窍，下可至二阴、下肢，外可在肌表皮毛，内可壅五脏六腑；不但滞气入血，而且耗阴损阳，可致多脏受损。薛生白谓："湿热可闭阻三焦而蒙上、流下，上闭、下壅。"

（3）传变迅速，直中肺胃。由于温疫具有强烈的传染性和流行性，发病急骤，病情严重，卫气营血传变过程迅速，往往直中肺胃，兼而并见。其病理中心在气营，初起以单纯卫分证者少见，多表现为卫气同病，可直接发自气分，如某些重症病例，在气分甚至在卫分阶段，热毒多已波及营分，出现两期或三期重叠，两证甚则三证并见，极易内陷营血，出现闭、厥、脱等危证。

（4）阳热之体，邪正俱实。温疫的发病往往是"触之者即病"，而邪之所凑者，亦未必就是虚弱之体。如果患者是阳热之体，肺有伏热，感受温热疫毒之邪后，内热与外热相召，加之风邪的鼓荡，风助火势，火极生风，风火相煽，互为因果，邪正俱实，则为病更烈，病情呈现易变、速变、多变、危重的特性。

三、病　　症

温热疫多为"一气自成一病"，不同温热疫具有其自身的病症特征。

（1）热毒炽盛。温疫均可表现为持续高热、面红目赤、心烦口苦、舌红赤、苔黄燥、脉滑数或洪大等热毒炽盛证。热毒不仅是指从外感受的温热邪毒本身，更主要的是指邪毒作用于机体后，邪正交争过程中所化生的火热之毒，而热毒的存在又必然进一步侵害人体脏腑组织，产生腑实、阴伤、痰热、瘀热等一系列病理结果。热毒化火入里，蕴积阳明，与肠中糟粕结成燥屎，导致热结腑实，腑气不通。邪热无以外泄，而腑实越结，邪热越炽，腑热上冲，热扰心神，可见神昏、谵妄等。

（2）阴伤。邪热鸱张，必然重灼阴液。津液亏损，一则脏腑组织失却滋润濡养，功能活动严重损害，机体抗病能力下降；二则阴伤不涵阳火，使邪热之势更炽，进一步耗伤阴液，正不胜邪，气热传营。同时，阴液耗伤，脉道不充，血液黏稠，可致血行艰涩为瘀，或因热伤血络，迫血妄行，血出留瘀。如此虚实互为因果，形成邪热传营的重要病理环节。

四、传　变　规　律

温热疫虽"一气自成一病"，但可通过早期发病患者的临床证候演变特点，结合现代医学疾病病因学检查，辨别温热疫气的性质，确立其所属类型，明确其传变规律。

1. 卫气营血传变　温热疫病机传变主要按卫气营血传变规律进行分析，部分温热疫也可按六经传变或三焦传变规律，结合八纲病性传变规律进行辨识。

温热疫起病急骤，邪正交争剧烈，多数患者初起即表现为里热炽盛，里热外浮于表，表里同病，以高热为主症，少部分患者可出现短暂恶寒，随后但热不寒，汗出而热不退，口渴饮冷，面目红赤，咳痰黄稠，小便短赤，大便燥结；或寒热往来，伴有头痛，口干咽燥等，为疫热郁遏卫气，为卫气同病；另有部分患者早期因热毒炽盛，燔灼肝经，煽动肝风，风火外邪与内生肝风同气相召，风火相煽，导致昏闭、痉厥之变；中后期温热疫毒入里化火，内陷心肝，深入营血，更加耗伤津液，正不胜邪，可发生痉、厥、闭、脱等危重变证。如热毒炽盛，充斥内外，或肺胃热盛，或痰热闭肺，可见发热、咳嗽、呼吸急促、鼻翼煽动，甚喘喝欲脱；或燥热内结，可见壮热、腹痛、便秘或便血等里热实证；如邪热鸱张，热毒深入营血，燔灼肝经，热闭心包，扰乱神明，出现神昏谵语；邪热过盛，风火相煽，热极生风，出现抽搐或痉证；因热致瘀，瘀热相搏；如瘀热阻窍，扰乱神明，出现神昏谵语或发狂；络热血溢，可见有斑疹、出血；甚则热邪极盛，阳气内郁，火极似水，出现肢冷、脉沉、气喷如火、烦渴便闭等厥证。此皆属实为主；如正虚邪陷，可致气机逆乱，阴阳不相顺接，由厥致脱，病情危笃。

此外，因温热疫毒为阳邪，邪热炽盛或久羁，热伤真阴，耗血劫津，中后期常表现为虚实夹杂。其中，中期以肺胃阴液耗伤为主；后期肝肾阴亏，或气阴两虚；严重者虚风内动，出现低热，颧赤，口燥咽干，神倦乏力，手足蠕动，舌干绛而痿，脉虚等。

2. 五大主症传变　温热疫证候传变迅速，变化多端，病机复杂，病情凶险。可在短时间内出现多种危重证候，其核心在于热、痉、厥、闭、脱五大急重主症的病机传变，据此辨识温热疫传变规律，有助于先期判断病势及预后。

（1）"热"分类型。发热常是温热疫的首要主症。热型以高热为主，也可见寒热往来、日晡潮热、身热不扬、发热夜甚、夜热早凉等。从病性、病位及病势等辨析发热的病机传变。如高热往往提示病情重，为邪毒炽盛，正邪相搏，如误治或治疗不及时，变证迭出；热象不解、持续缠绵，往往意味着病因、病机之虚实更加复杂；发热伴面赤气粗，烦渴喜饮，汗多不解多为肺胃热盛；午后热甚、腹满胀痛、大便秘结者多为燥热内结；身热稽留，汗出热势稍减，但继而复热，恶心，痞满者多为湿热蕴蒸；身热夜甚，心烦不寐，斑疹隐隐，神志不清多为热入心营；夜热早凉，手足心热，虚烦不寐者多为热伤真阴。如素体阴虚，热病伤阴的程度更重，阴虚火旺，更易导致风阳上扰等。

（2）"痉"察虚实。痉表现为手足抽搐，牙关紧闭，两目上视，颈项强直，甚则角弓反张等。温热疫由于热毒炽盛，引动肝风，风火相煽，熏灼筋脉，或热盛伤及津液，筋脉失养，导致筋脉拘急或抽搐。热盛动风所致痉证为实，与火热疫毒致病性强烈有关，多见于初期或极期；阴虚生风所致痉证为虚，与温热疫毒耗伤阴液，筋失濡养，虚风内动有关，多见于后期。

（3）"厥"分寒热。厥是温热疫病程中的重证。轻则四肢厥冷、清冷不温，重则昏愦、不省人事，前者为肢厥，后者为昏厥。《伤寒论》言："凡厥者，阴阳气不相顺接，便为厥。"温疫之厥的病机多为温邪内犯，郁闭气机，可使气机逆乱，阴阳之气不相顺接，发为昏厥。有寒热之别，寒厥为气阴耗竭，气脱阳亡，表现为面色苍白，神疲气弱，手足逆冷，舌淡脉微等一派虚象；热厥为热毒内陷，阳气被遏，不能透达四末，阴阳之气不相顺接，则热深厥深。

（4）"闭"因热痰瘀。闭为邪气壅盛，蒙蔽心神所致。"火性急速"，温热疫中火热疫毒之邪传变迅速，在气分、气营两燔、营分及营血分皆可出现闭证。《温热论》言："温邪上受，首先犯肺，逆传心包。"言温热之邪，可通过肺经而直犯心包络。闭证多为实证，病机为热、痰、瘀交互为患。痰、瘀多由热耗津液，炼而成痰，或热邪伤及营血，灼损血络，进而成瘀，热、痰、瘀蒙闭心神，神明失主，而为闭证。闭证和厥证均有神机失用的临床表现，如神昏、不省人事，但两者的病机不同。前者为有形之痰热、瘀热蒙蔽心包，后者为气机紊乱，气滞络瘀，阴阳不相顺接为主。两者病机不同，需要加以区分。

（5）"脱"为气阴竭。温热疫首先伤及阴液，所以有"温病顾阴"之说，但病情重者也可出现气阴两伤，急重症则见阴阳两脱。气阴竭主要指阳脱和阴脱两证。阳脱、阴脱皆属危症，多由高热、痉、厥、闭等证转化而来。亡阴多为高热、急剧而大量的出汗、吐泻、失血或久病耗伤阴血所致；亡阳即可由阴竭阳无所附所致，也可因邪盛骤伤阳气而成，若邪气旺盛，正气持续损耗，一旦正气衰竭，气不内守，可致由闭转脱，汗出不止，神志不清，面色苍白，气息衰微，而成脱证。脱证是疾病发展的最终阶段，救治不及时，预后凶险。

五、辨 病 依 据

（1）起病急，传染性和致病力强，初起即见里热炽盛，或先见高热微恶寒，或畏寒壮热，继则但热不寒，或见身大热，头痛如劈，吐泻腹痛，或吐衄发斑，舌质红或红绛，苔白黄或苔焦黄少津，脉数等，皆属热毒盛于表里，化燥伤阴等证候特点者。

（2）传变迅速，病情凶险，可在短时间内出现窍闭神昏、动风、动血、喘急、厥脱或尿闭等危重证候。

（3）多有与温热疫患者接触史，好发于春季，其他季节也可出现。

（4）由于温热疫涉及多种现代医学的急性传染病，结合现代西医流行病学诊断方法，可早期作出西医传染病诊断，并应迅速上报疫情，采取相应的预防、隔离控制等措施。

第三节　分期-分证辨治

一、治　则　治　法

温热疫总以祛邪为首要治疗原则。具体治法常以分期-分证论治为基础，也可依据核心病机，病证结合，采用通治方为主，随证加减论治，或截断扭转，先期治疗等思路。

对于分期-分证论治，温热疫可按初期、进展期和恢复期三大阶段分期治疗，以卫、气、营、血传变为主线，结合病邪所在脏腑部位和虚实标本缓急的不同，确立不同阶段的证治方药。如属邪犯肺卫者，治以疏解肺卫、解表清里，邪遏膜原者治以辟秽化浊、开达膜原；疫毒闭肺者治以清热解毒，泻肺定喘；气营两燔者应以清热解毒，凉血泻火，透泄里热。在辨治温热疫过程中，各期都应顾及阴液。

二、通　治　方

针对温热疫毒由表入里，传变迅速，早中期即可采用汗、和、清、下四法联用思路组方用药。推荐采用国医大师周仲瑛教授验方"表里双解方"加减。

处方组成：淡豆豉、荆芥、柴胡、黄芩、生石膏、前胡、藿香、青蒿、金银花、连翘、鸭跖草、制大黄、大青叶。每日1剂，先服用头煎，如药后2小时无汗，身热不降，即可再服二煎。如发热仍不退，可1日2剂，每6小时服1次。

组方依据：①汗法，发汗解表。汗出热退，脉静身凉为顺，身热复起为逆。一般用辛凉为主，佐以辛温之品，如银翘散中之用荆芥，麻杏甘石汤中之用麻黄等。②和法，针对温热疫由表传里，半表半里，表里不和，加入和解枢机之剂，可起到表里分消、阻其传变的作用，将病势控制于卫气同病阶段。③清法，表邪入里，或里热素盛，气热传营，气营热盛，当解表与清里并施。④下法，若热传中焦，肺胃积热，应加强泄降里热之力，采取"寓下于清"之意，使热从下泄。总之，以汗、和两法表透为主，"寓下于清"，表里双解，四法联用，既可阻断病邪传变，又能"先安未受邪之地"，达到多环节祛邪，多治法增效之目的。

三、分　期　治　疗

（一）初期

1. 邪犯肺卫

【临床表现】发热，微恶风，汗少，头胀痛，咳嗽，口微渴，或咳嗽，痰黏或黄，咽干，口微渴，胸痛，或咽喉乳蛾红肿疼痛。舌边尖红，苔薄微黄，脉浮数。

【病机分析】此为温疫初起，邪袭肺卫之证。温热疫气夹风邪犯于表，卫气被郁，开阖失司，故见发热，微恶寒，无汗或少汗；卫气郁阻，经脉不利，故头痛；风热之邪侵犯肺经，肺气宣降则咳嗽。温热之邪，易伤津液，故病初即感口微渴。舌边尖红，苔薄白，脉浮数为风热袭表之征。

【治法】辛凉解表，宣肺泄热。

【代表方】银翘散合桑菊饮（《温病条辨》）。

【常用药】金银花、连翘、桑叶、菊花、荆芥、薄荷、淡豆豉、杏仁、桔梗、芦根等。

【加减】如邪入气分而气粗如喘，烦热者，可合麻杏甘石汤辛凉宣泄，清肺平喘；热毒症状明显，加大青叶、蚤休、蒲公英；肺热较甚，咳甚痰稠，加黄芩、知母、贝母、瓜蒌皮清肺化痰；热盛津伤口渴，加天花粉、石斛；咽红肿痛明显者，加土牛膝、山豆根、马勃、玄参。

2. 卫气同病

【临床表现】发热，微恶寒，或寒热往来，身热起伏，先有恶寒或寒战，继则发热，汗出热退。头身疼痛，或肢体酸痛，口苦，咽干，口渴，心烦少寐或烦躁，或伴恶心呕吐，腹胀，大便干结，舌边尖红，苔薄黄或黄燥，脉浮数或洪数。

【病机分析】初感温热疫毒，疫邪经口鼻侵犯卫表、肌腠，迅速波及气分，或在里之郁热怫郁于表，表里同病，皆表现为卫气同病之候。邪在卫表，卫阳被遏，则见发热，微恶风寒，无汗或少汗。如火热疫邪客于半表半里之间，少阳枢机不和，邪正相互交争。如邪留肌腠经络，气血阻滞，则头身疼痛，或肢体酸痛；气分有热，则口渴、心烦、少寐，扰及心神，可见烦躁，热伤津液，可见口渴，甚者唇焦；如邪气内扰胃肠，则恶心呕吐；邪气内结肠腑，则腹胀便结。舌边尖红，苔薄，均为温热疫毒郁阻卫气之征，如兼夹湿邪则苔腻，如气分邪热已盛，苔为黄色。

【治法】解肌透表，清泄气热。

【代表方】柴葛解肌汤（《伤寒六书》）、增损双解散（《伤寒温疫条辨》）、蒿芩清胆汤（《重订通俗伤寒论》）。

【常用药】柴胡、黄芩、青蒿、石膏、知母、僵蚕、蝉蜕、姜黄、大黄、防风、薄荷、连翘、山栀、荆芥等。

【加减】如恶寒、无汗者，可去黄芩，加豆豉、荆芥或香薷以解表发汗；热盛而心烦较重者，加知母、竹叶清心除烦；肌肉、关节疼痛较重者，加秦艽、薏苡仁祛湿通络；头痛较甚，加菊花、钩藤、葛根；呕吐者，加竹茹、苏梗降逆和胃；阴伤明显者，加沙参、麦冬；热毒较甚或发疮疡者，加金银花、大青叶、野菊花、紫花地丁等以清热解毒；斑疹较多者，加板蓝根、大青叶、丹皮凉血化斑。

3. 邪遏膜原

【临床表现】初起憎寒壮热，继之但热不寒，昼夜发热，日晡益甚，头痛烦躁，胸闷呕恶，苔白厚浊腻或垢腻如积粉，舌质紫绛，脉濡数。

【病机分析】温热疫中夹湿之疫邪伏于膜原，太阳郁遏，则初起憎寒壮热，头痛；疫邪亢盛，则昼夜发，湿热郁蒸午后为甚，故日晡发热益甚。湿热蒸腾，上攻头面，则头痛烦躁；湿热阻滞，气机不畅，则胸闷呕恶。苔白厚浊腻或垢腻如积粉，脉濡数，皆湿热疫毒郁遏膜原之证。

【治法】疏利透达，辟秽化浊。

【代表方】达原饮（《温疫论》）。

【常用药】槟榔、厚朴、草果仁、知母、芍药、黄芩、甘草等。

【加减】如见胁痛、耳聋、寒热、口苦者，加柴胡解少阳经之邪；目痛、鼻干者，加葛根解阳明经之热；腰背项痛，加羌活解太阳经之热；如苔黄、胸膈满痛、大渴烦躁，加大黄；热甚者，加青蒿、柴胡、金银花；呕恶甚者，加制半夏或竹茹。

（二）进展期

1. 肺胃热盛

【临床表现】发热或壮热，不恶寒，面赤气粗，汗多热不解，烦渴喜饮，或有喘咳气粗，痰黄浓或白稠，口中秽臭。或腹满拒按，便秘，舌质红，苔黄或黄燥，脉洪数或滑数。

【病机分析】外邪由表入里化热，热壅肺气，顺传阳明，热炽气分，里热亢盛，故发热或壮热，不恶寒，面赤气粗，汗多热不解；热灼津液，则烦渴喜饮；痰热蕴肺，肺失清肃，则见喘咳气粗，痰黄浓或白稠；胃热壅滞则口中秽臭；热结腑实则腹满拒按，便秘。舌质红，苔黄或黄燥，脉洪数或滑数为肺胃热盛之征。

【治法】清热泄邪。

【代表方】白虎汤合大承气汤（《伤寒论》）。

【常用药】知母、石膏、大黄、厚朴、枳实、芒硝、连翘、芦根、石斛、山栀、黄芩、甘草、粳米等。

【加减】如口渴，唇焦，加生地、麦冬、玄参等甘寒生津；热扰心神而谵语者，加水牛角、连翘、竹叶心、黄连等；阳明热盛引动肝风，手足抽搐者，加水牛角、羚羊角、钩藤、菊花等；阳明热结于里，发热，腹满便秘，口干唇燥，舌苔薄黄而干，脉细数者，去厚朴、枳实，加玄参、麦冬、生地；若热盛津伤明显者，加玄参、麦冬、石斛等；阳明热毒亢盛，烦躁口苦较重者，加黄连、山栀、大青叶等。

2. 疫毒闭肺

【临床表现】发热，不恶寒，咳嗽，或干咳，痰中带血丝，呼吸急促，鼻翼煽动，甚喘喝欲脱，苔黄，舌红，脉滑数。

【病机分析】本证多见于肺热疫，因邪热入里，故发热已盛而恶寒表证已解。邪毒在肺，导致肺气不宣，故咳嗽，咳甚而肺络受伤，故有时痰中可带血，与邪入血分者有别。因邪热郁闭肺气，故喘急，即所谓"肺痹"。其甚者，肺之化源欲绝、喘急而正气欲脱。苔黄，舌红及脉滑数，皆为肺经里热之象。

【治法】清热解毒，泻肺定喘。

【代表方】麻杏甘石汤合葶苈大枣泻肺汤（《伤寒论》）。

【常用药】麻黄、杏仁、甘草、石膏、葶苈子、大枣等。

【加减】肺热盛者，加黄芩、桑白皮、鱼腥草；伴呕恶者，加玉枢丹；伴泄泻者，酌加葛根、黄芩、藿香等。

3. 气营两燔

【临床表现】身大热，头痛如劈，腰痛如被杖，两目昏瞀，或狂躁谵妄，口干咽痛，吐泻腹痛，或吐衄发斑，或发黄疸，舌绛苔焦或生芒刺，脉浮大而数或沉数，或六脉沉细而数。

【病机分析】此为温热毒邪充斥于表里十二经之候。邪热浸淫于表里则身大热；窜于肾之络则腰痛剧烈；上攻头目则头痛、目昏瞀；邪热扰心则狂躁谵妄；火毒之邪燔灼于胃，消烁津液，则口干咽痛，舌起芒刺；邪热窜于胃肠，则吐泻腹痛。热毒深重，无所不至，气血俱热，迫血妄行，则吐衄发斑。舌绛苔焦或生芒刺，脉浮大而数，皆为邪毒充斥而阴液大伤之征。而脉沉细，则为邪气闭伏之象。

【治法】清热解毒，凉血泻火，透泄里热。

【代表方】清瘟败毒饮（《疫疹一得》）、升降散（《伤寒温疫条辨》）。

【常用药】生地、黄连、黄芩、丹皮、石膏、栀子、甘草、竹叶、玄参、犀角（水牛角代）、连翘、芍药、知母、桔梗、白僵蚕、蝉蜕、广姜黄、川大黄等。

【加减】如壮热、头痛如劈、两目昏瞀者，可重用石膏、玄参，并加菊花清火泄热；骨节烦疼，身痛较甚者，加黄柏清肾经之热；斑出热不解，兼腹满便秘，脉数有力，加生大黄、芒硝；若斑色深紫，胃热炽盛，气血郁滞不行，加红花、当归尾、紫草等；发热伴黄疸、神昏、出血、便秘者，可合茵陈蒿汤加减；神昏谵语者，可用安宫牛黄丸、至宝丹等。

4. 热入营血

【临床表现】身热或高热，昼减夜甚，躁扰不安，或神昏、谵语，肌肤斑疹透露，色深红或紫黑，吐血，便血，衄血，尿血，或有痉厥而见颈项强直，牙关紧闭，两目上视，手足抽搐，口干反不甚渴饮。手足逆冷，舌质红绛，脉细数。

【病机分析】邪热太盛，传入心营，营热炽盛，故见身热或高热，昼减夜甚；热扰心神，内闭心包，则躁扰不安，甚则神昏谵语；营阴耗损，则口干反不甚渴饮；营热内盛，热盛动血，瘀热相搏，则斑疹隐隐，甚或出血；疫毒炽盛、引动肝风则见颈项强直、牙关紧闭、两目上视、手足抽搐；舌质红绛，脉细数，为营热炽盛，营阴耗损之象。

【治法】清心开窍，凉肝息风，解毒化斑。

【代表方】清营汤、清宫汤（《温病条辨》），羚角钩藤汤（《通俗伤寒论》）。

【常用药】水牛角片、黄连、生地、玄参、麦冬、丹参、莲子心、金银花、连翘、羚羊角、钩藤、竹叶心等。

【加减】热在营分兼有外邪者，加淡豆豉、薄荷、牛蒡子；热毒较盛而斑疹已现，酌加大青叶、板蓝根、紫草；兼见惊厥、震颤等肝风内动征象，酌加钩藤、羚羊角，另服紫雪丹；若阳明热结，神昏肢厥、腹满便秘，加大黄、芒硝泄热通腑；神昏谵语，加服安宫牛黄丸；热盛动风，抽搐频繁者，加羚羊角、钩藤、地龙、白僵蚕，另服紫雪丹；头痛剧烈者，加菊花、龙胆草；斑疹密布，加板蓝根、紫草、红花、丹参。若热竭肾水，尿量极少，酌加生地、知母、龟甲、阿胶等。

5. 正气欲脱

【临床表现】身热骤降，面色苍白，气短息微，大汗不止，四肢湿冷，斑疹晦暗或突然隐退，或口渴引饮，或尿闭，或二便失禁，或见各种出血，或恶寒蜷卧，精神萎靡，呼吸微弱，语声低怯，舌质淡，脉沉细，甚则细微欲绝。

【病机分析】本证多因疫毒亢极，阳气外脱；或因肺气郁闭，化源欲绝；或因出血过多，气血逆乱，正气暴脱所致。正不胜邪，邪毒内陷则身热骤降，斑疹暗晦或突然隐退；阳气外脱则面色苍白，气短息微，大汗不止，四肢湿冷，心阳衰弱，神不守舍则心烦不安或神昏谵语。舌淡，脉微欲绝为气脱之征。

【治法】亡阴须益气养阴，生津救逆；亡阳则益气固脱，回阳救逆。

【代表方】生脉散（《内外伤辨惑论》）或大定风珠（《温病条辨》）合参附汤（《圣济总录》）。

【常用药】人参、麦冬、五味子、附子、干姜、甘草等。

【加减】偏于气阴外脱者，以生脉散为主；偏于阳气暴脱者，以参附汤为主。若汗出淋漓不止者，加龙骨、牡蛎以止汗固脱，如参附龙牡汤，甚者加人参；自汗者，加龙骨、人参、浮小麦；惊悸者，加茯神、人参；兼有面赤烦躁为虚阳上浮，仿白通汤之意，加葱白以驱阴通阳；四肢厥逆、脉微欲绝，病势危重者，重用干姜；若脉急疾，躁扰不卧，内闭外脱，可同时送服安宫牛黄丸清心开窍。

（三）恢复期

1. 热伤气阴

【临床表现】低热，口干舌燥，气短神疲，虚烦不寐，泛恶欲呕，纳呆，舌红而干，脉细数。

【病机分析】本证为温疫后期、气阴两伤之候。高热虽退，但余热留恋气分，故见低热，脉细数。余热内扰，故虚烦不眠。口干舌燥，脉细均为阴伤表现。气短神疲，脉无力是气虚表现。胃气失于和降，则时时泛恶、纳差。

【治法】清热生津，益气和胃。

【代表方】竹叶石膏汤（《伤寒论》）。

【常用药】竹叶、石膏、人参、麦冬、半夏、甘草、粳米等。

【加减】若胃阴不足，胃火上逆，口舌生疮糜烂，加天花粉、天冬清热养阴生津；内火旺盛，舌红脉数者，加知母、天花粉以助清热生津；若余邪未净，身热，加金银花、连翘、薄荷、栀子轻清透邪；若味淡纳差，口渴，加白术、茯苓、白扁豆健脾益气。

2. 热伤真阴

【临床表现】身热久羁，热势不甚或夜热早凉，热退无汗，手足心热，虚烦不寐，口燥咽干，神倦，心慌，手足蠕动，午后颧红，入夜盗汗。舌质干绛，少苔，脉虚数。

【病机分析】邪热深伏阴分，耗灼阴津，真阴亏损，虚热内扰，故身热久羁，热势不甚或夜热早凉，热退无汗；阴虚内热，故午后颧红，入夜盗汗，手足心热，虚烦不寐；阴血亏虚，失于濡养，故手足蠕动；阴虚血少津伤，故口燥咽干，神倦，心慌。舌质干绛、少苔、脉虚数为阴血虚少之候。

【治法】滋阴清热，透达阴分留伏之邪。

【代表方】青蒿鳖甲汤（《温病条辨》）。

【常用药】鳖甲、牡蛎、青蒿、生地、知母、白芍、麦冬、白薇、丹皮等。

【加减】如伴盗汗，加五味子、瘪桃干、煅龙骨；阴亏明显者，加北沙参、石斛；心肾不交而虚烦不寐者，酌加莲心、黄连。

3. 肠燥便秘

【临床表现】发热已退，饮食渐增，大便多日不行而无所苦，舌质偏红，苔薄而干，脉细。

【病机分析】温疫病后，正虚邪恋，可出现多种兼症。本证饮食渐增，但大便多日不解，因其无潮热、腹满痛、苔黄燥，故属病中气液耗伤太过，肠中津液亏损不能濡润，气虚推送无力所致。因邪气已去或大半已去，故发热已退。舌质偏红、苔薄而干、脉细均为阴伤未复之象。本证中大便不通之症由肠液不足而致，为"无水舟停"，与阳明腑实证不同。其邪已去，故身无热，亦无腹满等表现。

【治法】润肠通便。

【代表方】增液汤（《温病条辨》）、当归润燥汤（《杂病源流犀烛》）。

【常用药】玄参、生地、麦冬、当归、大黄、熟地、甘草、桃仁、麻仁、升麻、红花等。

【加减】若伴低热不退，加白薇、地骨皮养阴清热；若口渴明显，加石斛、天花粉、沙参、玉竹之类生津止渴；若兼见舌淡脉弱等气虚之象，加入补气之黄芪、人参。

4. 余邪留滞

【临床表现】身热虽退，口不渴，但默默不语，或昏睡不醒，或错语呻吟，或神情呆滞，或胁下刺痛，或肢体时痛，舌红苔少或有黏腻，脉细数。

【病机分析】温热疫后，虽热已退，但心包络之邪热未尽，故见昏睡不语，或错语呻吟等轻度神志异常。如素有留瘀顽痰，复感疫邪，或温热疫毒日久不解，深入厥阴，络瘀痰凝，痹阻络脉，则胁下刺痛或肢痛时作。损及阴阳，气血不畅，神失所养，故默默不语、神志不清。舌红少苔为营阴未复、余热未尽之象，若为黏腻薄苔，则为痰瘀未除。

【治法】化痰祛瘀，透邪通络。

【代表方】三甲散（《温疫论》）。

【常用药】鳖甲、龟甲、穿山甲、蝉蜕、僵蚕、牡蛎、土鳖虫、白芍、当归、甘草等。

【加减】如若夹杂宿疾者，仍当治新病为主，兼治旧病；若挟有痰热者，加天竺黄、石菖蒲、胆南星清热化痰；有咽干作痒者，加天花粉、知母；素有内伤血瘀者，倍用土鳖虫，或加桃仁。

第四节 经典案例

 医案1：温疫发斑案

孙云山，年三十一岁，酱园柜员，住景德镇。辨证为温疫发斑。夏历八月，斑症流行，平素嗜酒，起居不慎，故易于传染。症见面部浮肿，四肢酥麻，恶寒发热，脊强无汗，口渴嗜茶，腹内不安，荐骨痛甚，斑发隐隐。舌根淡黄少津，脉浮而数，浮为外越之象，数主高热之征。脉症合参，断为阳明热郁发斑之候。考虑斑宜外达，必汗先泄而斑随之出，故用麻杏甘石汤，鼓其外出，仍虑力薄，复加防风、独活，助其发汗之力也。处方：净麻黄八分、防风一钱、生甘草六分、生石膏八钱、独活八分、苦杏仁二钱。服一剂，汗出而寒热退，二剂身痒斑出，三剂荐骨痛止，四剂痊愈。（《重印全国名医验案类编·胡剑华诊》，何廉臣选编，上海科学技术出版社，1959年）

【案例分析】本案温疫发斑，为阳明热郁所致，当为卫气同病，有热传营血之势，故见发斑隐隐。当务之急是宣透，郁热之邪外达，同时清解阳明热盛，所用麻杏甘石汤恰合此意，另加防风开郁热。因患者为酒客，湿热体质，发病之初伴有面浮肢困，故另加独活疏风祛湿止痛。又能增强发汗之力。药后汗出邪去，诸症即消。

 医案 2：通治方治鼠疫案

丁酉夏五，汉珍家兄馆符惠安，其时适该县城乡患疫，医生处方，皆不对证，死者日以十数人计。余闻之戚戚焉，复以加减解毒活血汤方（组成：桃仁八钱，红花五钱，当归一钱五分，川朴一钱，柴胡一钱，连翘三钱，赤芍三钱，生地五钱，生草一钱，葛根一钱），刊刷广送，遍贴城乡，并制药施送，邑人赖活者甚众。己亥四月，余郡惠州城亦染是症。当鼠疫初作时，余有聘媳何氏年十龄患此证，余深此方之验，商之瑞云亲家，拟以此方与服。医者疑桃仁、红花过重，狃于偏执，避而不用。又误抽搐为内风，灸之以艾，越宿已不治矣。六月间，有堂弟年廿五，自外乡染病回，昏闷痹痛，起核数颗，屡投清凉剂未能见效。越二日热懵癫狂，牙关紧闭，佥谓不救，余以此方加剂合煎，撬而灌之，连服八剂而愈，盖吾乡初染是证时，病家多误听时医言，以此方过重而不敢用，以致病者十不救二。才四月，计毙者千一百有奇，遂致医生束手，病者委命而已，伤心惨目，何以为情，余遂集同人，捐资备药施送。后之病者、服此辄痊，于是郡县各乡，始坚信此方之效验，即医生亦佩服而不疑矣。藉此方治者二三千人，近年广东省城、香港、澳门各处，服此方活者亦亿万众。余去腊游幕南安，适馆时正值城乡患疫，余抄录各方通贴城乡，闻服者甚效，今秋于役溪尾，有邻居六岁小孩染疫起核，余赠以此方，两服即愈，足见此方之效，又奚止吾粤一省已哉！（《中国医学大成·温病·鼠疫抉微》）

【案例分析】本案为典型温疫之病，全城日死亡人数数十人计。前医投以清凉之剂未效，改用加减解毒活血汤重剂，活人无数。究其方药组成，桃仁、红花、当归、赤芍、生地凉血活血，兼有泻热通腑之功，柴胡、葛根清透少阳、阳明之热，连翘辛凉，清透解毒，佐以川朴辛温化湿，生甘草清热和解。实为凉血散瘀、清透郁热之法合方，适用于温疫气营两燔证。

第五节 小 结

温热疫起病急，传染性和致病力极强，初起即见里热炽盛，或先见高热微恶寒，或畏寒壮热，继则但热不寒，或见身大热，头痛如劈，吐泻腹痛，或吐衄发斑，舌质红或红绛，苔白黄或苔焦黄少津，脉数等，皆属热毒盛于表里，化燥伤阴等证候特点。因传变迅速，病情凶险，可在短时间内出现窍闭神昏、动风、动血、喘急、厥脱或尿闭等危重证候。温热疫总以祛邪为首要治疗原则。重视病证结合，早中期即可采用汗、和、清、下四法联用思路组方用药，采用"表里双解方"加减通治方治疗。可按分期-分证论治，依据核心病机及传变规律，或采用截断扭转，先期治疗等思路，一般可按初期、进展期和恢复期三大阶段分期治疗，以卫、气、营、血传变为主线，结合病邪所在脏腑部位和虚实标本缓急的不同，确立不同阶段的证治方药。本病发病过程中，如以湿热、燥热、暑燥疫为主者，可参阅中篇第四章、第五章和第六章内容。此外，在寒疫、寒湿疫发病过程中，见有入里化热者，也可参照本章内容辨治。

第三章 寒 湿 疫

第一节 概　　述

　　寒湿疫，即寒湿类疫病，是由寒湿邪气裹挟戾气入侵机体所引起的一种急性外感病。寒湿疫邪由皮表、口鼻入侵机体，初起以寒湿束表、郁肺、碍脾为主要证候特征，临床可见发热、恶寒、乏力、周身酸痛、咳嗽、咯痰、恶心呕吐、腹泻或大便黏腻不爽，苔白厚腻或腐腻，脉濡或滑等症。寒湿疫，一年四季皆可发生，冬春寒冷潮湿季节发病率较高。

　　中医古籍当中没有直接提出寒湿疫的病名，但关于寒湿疫的理法方药则散见于历代典籍当中。《黄帝内经》中就有关于寒湿致病的论述，文中描述多冠以"民病"，但"民病"当中即蕴含着流行性疾病的内涵，尤其当"民病"广泛流行或传染时，即为疫病，如《素问·气交变大论》中言："岁土太过，雨湿流行，肾水受邪。民病腹痛，清厥意不乐，体重烦冤。"《素问·六元正纪大论》中言："凡此太阳司天之政……寒政大举……寒湿之气，持于气交。民病寒湿，发肌肉萎，足痿不收，濡泻血溢。"

　　至唐代，《备急千金要方》《千金翼方》《外台秘要》等典籍中载有大量针对疫病（天行、时疫等）的处方，大部分由辛温解表、散寒除湿、温阳化湿类药物组成，如黑散、丹参膏、五苓散、水解散、水道散、度瘴散等，这从侧面反映出了寒湿疫在当时的盛行。

　　宋金元时期，《伤寒总病论》载有抗疫名方——圣散子方，其药物组成多为辛温、苦温之品，以散寒化湿为主要功效，可见该方专为寒湿疫而设。《太平惠民和剂局方》《杨氏家藏方》《圣济总录》《是斋百一选方》《三因极一病证方论》等典籍中所载的仙术汤、正气散、铁刷汤、沉香降气汤、祛寒汤、五积散、香苏散、神术散、葱白散、十神汤等处方，皆为经典的寒湿疫相关处方。

　　明清时期，《医学六要》中指出"天久淫雨，湿令流行，民多寒疫"，此处之寒疫实为寒湿疫。《重订通俗伤寒论·伤寒兼证》中言道："寒疫多发于四、五、六、七四个月。若天时晴少雨多，湿令大行，每多伤寒兼湿之证。用藿香正气汤加葱豉紫金片，汗利兼行，避秽解毒。"此处"伤寒兼湿"亦为寒湿疫。《证治准绳·伤寒》中论述了寒湿类疫病的症状变化及方药加减，言道："若初作头疼、憎寒、拘急，或呕逆恶心、中脘痞闷，或饮食停滞不化、或腹中作痛未发热者，宜藿香正气散增损一二味主之。若已发热者，宜用十味芎苏散汗之。若身痛骨节疼而发热者，宜人参羌活散加葱白、葛根、生姜以汗之，或神术汤亦可。若有自汗不宜再汗之，宜九味羌活汤主之。"清代《伤寒大白》中指出湿疫要辨寒湿、湿热，可谓相对明确地提出了寒湿疫。仝小林院士在武汉新冠疫情期间，提出了从寒湿疫辨治新冠感染的中医诊疗策略，并结合古籍和新冠感染的临床实践，构建了寒湿疫辨治体系。

　　现代医学的传染病中具有寒湿疫发病特征的病种，如流行性感冒、急性病毒性肝炎、流行性出血热、手足口病、霍乱、钩端螺旋体病等，可参考本章辨证论治。

第二节　辨 识 要 点

一、病　　因

　　戾气是疫病发生的必要因素，其不同于六淫邪气，如戾气致病具有传染性、流行性等特征。戾气又常兼夹六淫邪气共同致病，故疫病又常具有六淫致病的特征。另外，患者的体质状态、伏邪种类等内在因素亦影响着疫病的证候特征。因此，寒湿疫的病因主要从外因和内因两个方面进行分析。

1. 外因：寒湿疫毒　外感寒湿疫毒是导致寒湿疫的根本原因，其可从皮毛、口鼻等途径而入侵机体，其中戾气（疫毒）是导致寒湿疫的必要性致病因素，寒湿邪气是寒湿疫的特征性致病因素。从现代病原微生物的角度看，喜嗜寒湿（相对低温和高湿）的病原微生物（戾气）更加容易协同寒湿邪气而侵袭机体。例如，喜嗜低温的汉坦病毒和新冠病毒，在低温环境中更加容易侵袭机体，进而发为流行性出血热和新冠感染。气候反常、自然灾害、五运六气失和等因素均可滋生疫戾之气。寒湿疫毒为阴邪，感邪之后，或有发热，或无发热，以伤阳为主线，具有束表、郁肺、碍脾的致病特征。另外，寒湿疫邪亦可发生化热、化燥、伤阴、致瘀、闭脱等变证。

2. 内因：体质不一，寒热异途　素体阳气虚弱者，两寒相得，更容易感受寒湿戾气而发为寒湿疫。机体感受寒湿疫邪后的证候特征，除与戾气毒性强弱、感邪多寡等外界因素有关外，还与患者的体质有关。若素体阴寒偏盛，外入之寒湿疫邪与机体素有之寒湿相合，两寒相得，从寒而传，表现为典型的寒湿疫征象。若素体阳热偏盛，外入之寒湿疫邪与机体素有之湿热、瘀热、痰热、郁热等热邪相合，寒湿加于阳热，寒热错杂，或寒重于热，或热重于寒，表现为不典型的寒湿疫征象。对此，需结合病因，仔细甄别。

二、病　　机

寒湿疫邪为阴邪，或从腠理而袭，或由口鼻而入，甚或直中于里。正邪相搏，以伤阳为病机主线，具有起病急、变化多、缠绵难愈等特点。

寒湿疫邪侵袭机体，或裹束肌表，或从口鼻而入侵袭肺脾二脏，久而波及心、肝、肾，导致多脏腑同病。寒湿疫传变复杂，证候纷繁。早期，寒湿初犯机体，束表、郁肺、碍脾，病机以"郁"为主，病位多在肺、脾、肌表。中期寒湿深入，或伤损阳气，或继发痰瘀、瘀热、湿热、痰热等致病因素，病位多在肺与大肠，病机以"闭"为主。究其闭肺之原因，一者，寒湿、痰瘀凝结上焦，闭阻肺气；二者，寒湿化热、化燥、致瘀，继发之燥热、湿热、痰热、瘀热等蕴结上焦，亦可闭阻肺气。后期病机以"脱"为主，寒湿伤阳，阳气虚乏，宗气大亏，甚至形成阳脱之候，病位多在心肾；寒湿化热，热伤阴血，甚至形成阴竭之候，病位多在肝肾。恢复期病机以"虚"为主，寒湿损肺碍脾、伤乏阳气，继发之热耗气伤阴，继发之痰瘀阻滞络脉，故此期证候以肺脾气虚、气阴两伤、痰瘀阻络为主要表现，部分患者尚可见余邪留滞。

三、病　　症

寒湿皆为阴邪，易伤阳气，故寒湿疫邪以伤阳为主线。因个人体质不同，而致疾病的发生、传变及转归亦不同，若其人卫气不足，则寒湿易困于肌表，而以发热恶寒、头身痛起病；肺气不足，则寒湿易困于肺，而以咳嗽、气喘起病；脾气不足，则寒湿易困于脾，而以乏力、纳差、腹泻起病。

寒湿困阻肌表，卫阳郁遏，肺气不得宣发，卫表郁闭，可见恶寒发热、头痛身痛等表寒证候。寒湿疫邪从口鼻而入，侵袭肺脏，噬肺毒肺，肺体渐损，以致宣肃失常，呼吸失司，可见气短、胸闷、喘憋等症。若救治不及时，或失治误治，使邪气深入，肺损加重，而成宗气欲脱之候。

脾为中土，灌溉四旁，为运化之户枢，升降之机括。脾有喜燥恶湿之性，与肺、肾、三焦、膀胱等脏腑配合，共同维持着人体水液代谢之平衡。若脾气虚弱，不能运化水湿，可见大便溏泄、身重肤肿等症。寒湿裹挟戾气侵袭人体，首先犯肺，次传脾胃。一者寒湿之邪可直中于里，阻滞中焦气机，以致脾失运化，阳伤失煦，水湿更重；二者子盗母气，肺金有邪，脾土受累，况肺通调水道失职，亦可加重脾湿。故寒湿疫患者屡见纳差、脘痞、呕恶、腹泻等脾胃症状。

寒湿侵袭肌表,卫阳郁遏,失于温煦,故见恶寒。寒性收引,闭塞腠理,故无汗。正邪交争,搏于肌表,故见发热。肌表闭郁,气血津液运行不畅,不通则痛,故见头痛或周身疼痛。湿性重浊、黏滞,故其有身热不扬、头身困重、酸痛等症状。寒湿困阻肺脾,脾土为肺金之母,脾为生气之源,肺为主气之枢,脾为生痰之源,肺为贮痰之器,两者相互影响,互为因果。寒湿阻肺困脾,肺气失于宣肃,不能正常调节呼吸和水液运行,可见咳嗽、喘憋、胸闷、气短;脾为生化之源,运化不及、升降失调,可见乏力、恶心、呕吐、纳差等症;肺与大肠相表里,脾胃与大肠同主水谷的消化吸收与受纳传导,肺脾不调,大肠传导失司,故可出现便秘、泄泻等症状。

寒湿困阻,气机郁滞,易郁而化热,可见口干、便秘、舌苔薄黄等症,但寒湿所郁之热非实热,若以苦寒药清之,热象难退,反易加重他证。湿阻气机,戾伏三焦,气机不畅,肺失宣降,水道不调,津液不散,加之阳伤失煦,蒸腾无力,津不上承,旱涝不均,致使一身之中,既有湿阻之象,亦存燥化之征,故虽感寒湿戾气,其反干咳少痰。寒湿虽化燥热,但其燥热无源,故初起阴亏不显,仅见津伤之象,至其阳伤已深,阳损及阴,始见阴液耗竭。

寒凝血脉,湿阻经络,加之气机不畅,气为血之帅,气滞则血瘀。病久正气虚极或邪气太盛,瘀甚化热而入营,传于心包或损及心肾之阴阳,又有动风劫营、损阳伤阴之弊,可见神昏、气促、脱汗、肢厥等脱证。

总之,寒湿疫病,以寒湿戾毒为主要病因,以寒湿郁肺、束表、碍脾为病机特征,以肌表、肺、脾的寒湿征象为主要证候表现。中后期病邪深入,可有化热、化燥、致瘀、闭脱等变证,病位以肺为主,波及心、肝、肾。临床表现因患者体质之差异、戾气毒力之盛衰,以及药物干预等多种因素的影响而纷繁复杂。

四、传 变 规 律

寒湿疫之发作,外有寒湿邪气裹挟戾气侵袭,内有阳虚、寒湿、湿热、燥热、湿瘀、瘀热等不同状态,内外相感,合而为病。初期病位主要在肌表、肺、脾胃,证候演变规律以寒湿伤阳为主线,兼有化热、化燥、伤阴、致瘀、闭脱等变证。肺为华盖,位置最高,开窍于鼻,门户在喉,其合皮毛,与外界直接相通,故最易受环境影响。肺为清虚之脏,不耐外邪,寒湿挟戾气侵袭,无论是困于肌表,抑或从口鼻而入,均会影响其宣发肃降功能,肺失宣降,主气、主治节、通调水道等功能受损而变生他证;脾主肌肉,喜燥恶湿,湿困肌表,进而伤脾,而寒邪过盛或其人本虚,亦会直中于里,寒湿困阻,抑伤脾阳,阻遏脾胃气机,致中焦运化无力,内不能运化水谷而成湿,外则复感非时之湿而为患,内外交困,清阳不升,浊阴不降而致病。

(一)寒湿伤阳为演变主线

六淫之寒湿,常由风所挟而伤人,先袭其表,由表及里。若寒湿邪气裹挟戾气,则不循常道,或侵袭肌表,或由口鼻而入,甚或直中于里,侵袭肺脾,波及他脏。一者寒湿侵袭体表,表气郁闭,则见发热、恶寒、头痛、身痛等表证;二者戾气从口鼻而入,侵袭肺脏,肺之宣发肃降受扰,则见咳嗽、气喘、胸闷等呼吸道症状,肺主表,两者相互影响,肺卫郁闭更甚;三者寒湿直中脾胃而运化失司,则见呕恶、纳差、腹泻等胃肠道症状。

《素问·阴阳应象大论》曰:"善诊者,察色按脉,先别阴阳。"寒湿疫由感受寒湿戾气而起病,初起呈现寒湿束表、郁肺、碍脾的证候特征。寒湿者,为嗜寒湿类戾气提供了适宜的生存环境;戾气者,疫病之始作俑者。寒湿得戾气之助,难缠难愈;戾气得寒湿之携,病益深重。《素问·阴阳应象大论》言:"阴胜则阳病,阳胜则阴病。"寒湿皆为阴邪,易伤阳气。寒湿之邪既可侵袭肌表,郁遏卫阳,呈现表寒之证;亦可直中于里,伤及脾肾,以致阳气失于温煦,内生寒湿,呈现里寒之证。故寒湿疫,性属阴病,以伤阳为主线。

寒湿疫虽以伤阳为主线，但临床患者却不乏舌红苔黄脉数者。这是因为戾气之毒力有强弱，患者之禀赋有厚薄、体质有寒热、年龄有老少。故疾有浅深，虽感同一戾气，传变转归必有不同，此正是寒湿疫辨识的紧要之处。更何况同一季节，多种外感疾病混杂，鱼目混珠，寒温殊途，尤需拨开迷雾，去伪存真。寒邪可从热化，如《素问·热论》中言："今夫热病者，皆伤寒之类也……人之伤于寒也，则为病热。"说明病热系寒邪致病的表现之一。寒客于表，与卫气相搏，则恶寒、发热同时并见；寒客少阳，邪犯半表半里，正邪相争，始从热化，可见往来寒热；寒邪入里，也可内传阳明，寒从热化，成为里实热证，则按热证论治。

（二）五类兼证，从化传变

寒湿疫之所发，虽由寒湿，然戾气伤人，传变最速，除寒湿伤阳主线外，还有五类主要变证：一曰化热、二曰变燥、三曰伤阴、四曰致瘀、五曰闭脱。

1. 化热　化热之源，一者肺卫郁闭，秽浊内伏，湿阻气机，郁而化热。两者体质有别，地域有异，或遇阳热体质者，或遇伏热之人，或染疫之人抵达燥热之地，亦可化热、化燥、耗伤阴津。

2. 变燥　变燥者，言化燥之急。湿与燥反，如何化燥？盖湿阻气机，疫伏三焦，气机不畅，肺失宣降，水道不通，津液不散，加之阳伤失煦，蒸腾无力，津不上承，布散不均，致使一身之中，既有湿阻之象，亦存燥化之征，旱涝并见，故虽感寒湿戾气，其反干咳少痰。然所化之燥，与固有燥邪不同，乃寒湿阻滞，津液不布，失润似燥之假象，湿寒顿去，津液得复，则燥亦无存。

3. 伤阴　化热一途，热盛津伤；变燥一途，津液凝滞，化为痰湿；两者皆可伤阴，故病及中后，多有阴伤。重症者气阴亏耗，故见舌暗红而少苔、剥苔之症。病将愈者，多有肺脾气虚，亦合伤阴之理。

4. 致瘀　疫毒闭肺，寒凝血脉，湿阻经络，气机不畅，推动无力，瘀血遂生。一者，脉络瘀阻，邪气交裹，难以根除；二者，气血失畅，脏腑失养，正气难复。故活血、化瘀、通络是寒湿疫治疗过程中不能忽略的治法。

5. 闭脱　病之深重，则见闭脱。闭者邪热壅遏于内，炼液成痰，痰热瘀血闭阻心包络，则见神昏、烦躁不安。脱者阴阳离绝，气脱则失神而蹉卧，正气欲脱，阴液失于固摄，则见气促而汗多，阴液亏虚太甚，致使阳气暴脱，则见四肢厥冷，呼吸浅促，冷汗淋漓，脉细微欲绝。病至于此，死生过半。

上述变证，非为序贯，可合而并见，亦可分而四起，随人之体质及气候环境之殊，各有所异。若其人正气不足而未经救治，亦或失治误治，终致变证蜂起，难免灾殃。若其人正气存内，或治之得宜，则寒湿戾气自除，或气损而正虚，或气完复而痊愈。另外，上述变证既可循序渐进，交替为患，亦可跨越传变，诸证错杂，变生他证。故寒湿戾气伤人，起病即见化热、变燥者，不在少数。寒湿疫邪伤人，变证多端，然伤阳为主线。寒湿皆为阴邪，寒湿困阻，最伤阳气，故老者得之易亡，少者得之易愈。寒湿疫证机虽繁，论其核心病机，寒湿疫毒闭肺困脾。因此，寒湿之治，总以散寒除湿、辟秽化浊、解毒通络为治则，兼顾变证，三因制宜，随证治之。

五、寒湿疫与湿热疫的鉴别

湿热疫，又名湿瘟、湿热瘟疫等，因感受湿热疫毒而为病。湿为阴邪，热为阳邪，但整体以伤阴为主线。湿邪黏滞，阻滞气机，郁（湿郁、气郁）热内生。内生之郁热与外来之邪热相合为患，再加黏腻之湿浊，使得热势缠绵、如油入面。热邪致病，浅则伤津耗气，深则伤伐营血，甚则内闭包络、生风动血。最终，湿邪阻闭，热邪伤阴，导致阴亏阳闭或阴竭阳脱。湿瘟之治，多遵三焦辨证，《温疫论》《湿热论》《温病条辨》《温热经纬》等皆为指导其辨治的经典著作。

寒湿疫者，因感受寒湿疫毒而为病。寒湿均为阴邪，整体以伤阳为主线。寒湿者，伤伐阳气；

寒性凝滞，湿性黏滞，故两者亦易阻滞气机。若病家素体阳虚，再逢寒湿为患，则阳气更虚、血运不利，阳虚甚者，阳竭而亡；阳气尚可者，则瘀热内生。若病家素为阳热之质，逢寒湿为患，则寒湿伐阳不为主要矛盾，阻滞之性更为突出。寒湿阻滞阳气，则郁热内生；寒湿凝滞血脉，则瘀热内生。完全化热者，则与湿瘟无异；不全化热者，则内生之郁热、瘀热亦会波及营血，进而损伤血脉、脏腑（心、肝、肾等），甚者亦会阴亏阳闭或阴竭阳脱。治疗时，对于阳虚寒化者，可参《伤寒论》之太阴病、少阴病辨治体系，温阳化湿、扶阳固脱；对于完全化热者，可参湿瘟之辨治体系；对于伤阳与化热并举者，以寒湿致瘀、瘀热内生、瘀热入营为证候特征，需慎思审辨，此为寒湿疫辨治过程之特色所在。

六、辨 病 依 据

（1）寒湿疫常起病隐匿，多有潜伏期，传染性和致病力强。初期以寒湿束表、郁肺、碍脾为主要证候特征，可见恶寒发热、体痛头痛、咳嗽气喘、纳差腹泻等体表、呼吸道、消化道症状，舌淡胖，苔白厚腻或淡黄厚腻，脉浮濡或滑。

（2）寒湿疫以伤阳为主线，但亦常见化热、化燥、伤阴、致瘀、闭脱等变证，需结合发病时的外环境气候特征、戾嗜、患者内环境状态、临床表现等要素综合鉴别。

（3）多有与相关疫病患者接触史。

（4）寒湿疫涉及多种现代医学的传染病，结合现代西医流行病学诊断方法，可早期作出西医传染病诊断，并应迅速上报疫情，采取相应的预防、隔离控制等措施。

（5）本病发病过程中，如以湿热、燥热、暑燥为主者，可参阅本篇其他章节内容辨治。

第三节　分期-分证辨治

一、治 则 治 法

寒湿疫之治，以扶正祛邪为总治则。重视病证结合、分期-分证论治。疾病早期，紧扣寒湿束表、郁肺、碍脾的核心病机，制订通治方案，群防群治。中后期变证纷繁，当紧扣证候表现，一人一方，辨证施治。

结合古籍文献与中医药抗击新冠疫情的临床实践，可从分期的角度将寒湿疫分为"郁、闭、脱、虚"四期。郁阶段以寒湿束表、郁肺、碍脾为核心病机，以散寒化湿、辟秽化浊、解毒通络为核心治法。闭阶段，以启肺开闭为治则，根据证候特征，治以宣肺通腑、宣肺化湿、化湿败毒等法。脱阶段，以扶危固脱为治则，治以开闭固脱、扶阳益阴。虚阶段，以补虚排毒为治则，治以益气养阴、清解余毒。另外，在辨治寒湿疫的过程中，时时不忘固护阳气。

二、通 治 方

寒湿疫早期，以寒湿束表、郁肺、碍脾为核心病机。对于早期寒湿疫，散寒化湿、辟秽化浊、解毒通络为主要治法。依此可制订通治方案，进行群防群治。若寒重于湿，推荐使用圣散子方；若湿重于寒，推荐使用清肺排毒汤、寒湿疫方。

1. 圣散子方　处方组成：高良姜、白术、芍药、藁本、茯苓、柴胡、麻黄、防风、泽泻、猪苓、草豆蔻、藿香、细辛、吴茱萸、独活、苍术、麸炒枳壳、姜厚朴、姜半夏、制附子、石菖蒲、炙甘草。

2. 清肺排毒汤 处方组成：麻黄、炙甘草、杏仁、生石膏、桂枝、泽泻、猪苓、白术、茯苓、柴胡、黄芩、姜半夏、生姜、紫菀、款冬花、射干、细辛、山药、枳实、陈皮、藿香。

3. 寒湿疫方 处方组成：生麻黄、生石膏、苦杏仁、羌活、葶苈子、贯众、地龙、徐长卿、藿香、佩兰、苍术、茯苓、白术、焦三仙、厚朴、焦槟榔、煨草果、生姜。

以上三方，均为每日1剂，水煎温服，早晚各一次。每次服完药可加服大米汤半碗，舌干津液亏虚者可多服至一碗。不发热者，生石膏宜少用；发热或壮热，生石膏宜多用。若患者有特殊情况或有其他基础疾病，可根据实际情况修改处方，症状消失则停药。

组方思路：用麻黄、生姜、桂枝、防风、细辛、杏仁等药宣肺散寒，用白术、苍术、茯苓、猪苓、泽泻、藿香、佩兰、羌活、独活、藁本等药健脾祛湿、芳香化湿、祛风胜湿、利水渗湿，用藿香、佩兰、厚朴、苍术、石菖蒲、槟榔、草果等药辟秽化浊，用生石膏、徐长卿、贯众、紫菀、射干、地龙等药清热、解毒、通络。总之，寒湿疫早期之通治方以散寒化湿、辟秽化浊为主要治法，兼以清热、解毒、通络等。

三、分 期 治 疗

（一）郁阶段

此期邪在肌表或初入肺中，以有表证为辨识要点，以寒湿束表、郁肺、碍脾为主要证候特征，或兼有寒湿郁热之征象。此时病位较浅，病势尚轻，为散邪之佳机。因此，用宣肺运脾、解表化湿、清解郁热之法，及时祛邪外出，阻断病邪深入，是防控寒湿疫之关键，如圣散子方、清肺排毒汤、寒湿疫方等针对寒湿疫的通治方即为此意。

1. 寒湿束表

【临床表现】恶寒发热，或不发热，无汗，周身酸痛，头身困重，倦怠乏力，舌质淡或淡红，苔薄白，脉浮紧或濡。

【病机分析】寒湿疫邪外束肌表，卫阳被遏，故见恶寒、发热、无汗；寒湿裹束，清阳不展，经脉失和，故见周身酸痛、头身困重、乏力。

【治法】散寒祛湿。

【代表方】神术散（《太平惠民和剂局方》）。

【常用药】麻黄、苍术、荆芥、防风、藁本、葛根、羌活、藿香、生姜、葱白等。

【加减】恶寒重，可加桂枝温经散寒；发热重，可加生石膏解肌清热；周身酸楚疼痛明显者，可加生薏米、防己祛湿通络；乏力明显者，可加人参、大枣补中益气；咳嗽者，可加枳壳、桔梗、炒杏仁宣肃肺气；恶心呕吐者，可加紫苏叶、清半夏、陈皮降逆止呕；纳呆者，可加炒麦芽、焦神曲、陈皮和中化食。

2. 寒湿阻肺

【临床表现】发热，咳嗽或干咳，咯痰或少痰，咽干，倦怠乏力，胸闷气短，舌质淡或淡红，苔白腻，脉濡滑。

【病机分析】寒湿疫邪郁阻，肺气不得宣通，故见发热、咳嗽、咯痰、胸闷、气短；清阳郁遏不升，可见倦怠乏力；寒湿郁阻肺气，津液不布，可见咽干、干咳、少痰。

【治法】散寒祛湿，宣肺止咳。

【代表方】神术散（《太平惠民和剂局方》）、小青龙汤（《伤寒论》）。

【常用药】麻黄、桂枝、荆芥、防风、羌活、干姜、白芍、细辛、杏仁、半夏、苍术、厚朴等。

【加减】发热重者，可加生石膏宣肺清热；痰多咳嗽者，可加炒白芥子、炒苏子、前胡化痰止咳；干咳少痰者，可加浙贝母、蜜紫菀、炙百部润肺止咳；乏力明显者，可加人参、北沙参补益肺气；若热为寒湿所遏，咳嗽喑哑，气急似喘，痰黏稠者，可加生石膏、桑白皮、黄芩解表清里。

3. 寒湿碍脾

【临床表现】发热，纳呆，脘痞，恶心，呕吐，食欲不振，大便黏腻不爽，苔白厚腐腻或白腻，脉濡或滑。

【病机分析】寒湿疫邪入侵脾胃，中焦气机受阻，湿浊停滞，故见纳呆、脘痞、恶心、呕吐、食欲不振、大便黏腻不爽；湿浊壅滞，郁热内生，可见发热。

【治法】散寒祛湿，理气和中。

【代表方】藿香正气散（《太平惠民和剂局方》）。

【常用药】藿香、羌活、白芷、紫苏叶、桔梗、大腹皮、茯苓、半夏曲、白术、陈皮、厚朴、苍术等。

【加减】发热者，可加连翘、黄连、焦栀子清热化湿；纳差明显者，可加炒麦芽、砂仁和中醒脾；大便黏腻不爽者，可加炒枳实、焦槟榔、木香、胡黄连化湿导滞；脘痞者，可加清半夏、生姜、黄芩、黄连泻心开痞。

4. 寒湿郁热

【临床表现】低热，身热不扬，口渴不喜饮或喜热饮，痰少质稠色黄或白，神疲乏力，大便黏滞，排便不畅，舌质不红，舌苔白上罩黄，苔质不燥，脉可见弦、濡、迟、缓等，或滑数但按之稍显无力。

【病机分析】寒湿疫邪侵袭素体阳热偏盛之人，素有之湿热、郁热、瘀热等热邪为寒湿所郁，故见低热、身热不扬；热盛伤津，可见口渴；湿邪内蕴，故渴而不欲饮或喜热饮；湿热蕴肺，热灼肺津，湿阻肺气，故见痰少质黏；湿热阻滞胃肠，可见大便黏腻不爽；热邪耗伤气津、湿邪阻滞气机，可见神疲乏力。

【治法】和解少阳，清利湿热。

【代表方】甘露消毒丹（《医效秘传》）、小柴胡汤（《伤寒论》）。

【常用药】茵陈、黄芩、柴胡、薄荷、半夏、连翘、川贝母、藿香、白蔻仁、石菖蒲、滑石、木通等。

【加减】瘀热甚者，可加生地、赤芍、丹皮、丹参活血清热；发热明显者，可加生石膏、寒水石清热泻火；咽痛者，可加射干、马勃、桔梗、锦灯笼清热利咽；乏力甚者，可加人参、甘草、大枣补中益气；痰黏稠者，可加瓜蒌皮、浙贝母、桑叶润燥化痰；大便黏腻者，可加胡黄连、枳实、生大黄、焦槟榔清热化湿导滞；纳差者，可加砂仁、佩兰芳香醒脾。

（二）闭阶段

此期病邪入里，盘踞肺脏，波及心、肝、肾等，以"喘憋"为辨识要点。病邪入里，随体质而从化传变，变证纷繁，诸邪胶着，闭阻肺络。究其要者，有寒化、热化两端。寒化者，以"寒湿伤阳"为核心病机，以"喘憋、畏寒神疲"为辨识要点；热化者以"疫毒闭肺"为核心病机，以"喘憋、腑气不通（便秘）"为辨识要点。寒湿邪气与寒湿体质相合，寒湿闭肺、困脾，治宜宣肺运脾、化湿解毒，如宣肺败毒汤等。寒湿邪气与湿热、燥热、郁热体质相合，或热搏气分，化燥伤阴，甚者气营两燔，治宜清热解毒、凉营润燥，如清瘟败毒饮等；或热蕴阳明，肺壅腑实，治宜宣肺通腑、清热解毒，如宣白承气汤等；或湿热弥漫，蕴阻中上二焦，治宜开达膜原、清热化湿，如三消饮等。此外，新冠戾气，易入血分致瘀，故不管是寒化还是热化，皆易内生瘀热，瘀热亦可入营、入血。

1. 寒化

（1）阳虚寒凝

【临床表现】不发热或低热，畏寒，咳嗽胸闷，憋气喘息，嗜睡困倦，纳呆心悸，腹泻呕恶。

舌质淡白胖大，苔白厚腻或水滑，脉濡而细微。

【病机分析】寒湿疫邪侵袭素体阳虚者，两寒相得，故畏寒；寒湿郁肺，肺气不宣，故咳嗽胸闷、喘息憋气；寒湿伤阳，阳气更损，故嗜睡困倦；心阳不足，故心悸；脾阳不足，故纳呆、腹泻、呕恶；寒湿久聚，郁热内生，故或有低热。

【治法】温化寒湿，宣肺平喘。

【代表方】麻黄附子细辛汤（《伤寒论》）、理中汤（《伤寒论》）、三拗汤（《太平惠民和剂局方》）、平胃散（《简要济众方》）。

【常用药】麻黄、附子、细辛、杏仁、生姜、白术、人参、陈皮、厚朴等。

【加减】发热者，可加生石膏、连翘、黄芩清解郁热；咳喘者，可加桔梗、枳壳、前胡、炒苏子宣肃肺气；心悸者，可加五味子、煅龙骨、煅牡蛎收敛心气；呕吐者，可加紫苏叶、枇杷叶降逆止呕；纳差者，可加砂仁、陈皮、炒麦芽和中醒脾。

（2）寒湿瘀阻

【临床表现】呼吸困难，剧烈咳嗽，胸闷气短，或有发热。舌质暗红，舌苔白厚，面色紫暗，脉数而涩。

【病机分析】寒湿疫邪侵袭素体阳弱者，可凝滞气血之运行。寒湿瘀邪停滞上焦，阻碍肺气宣肃，故见呼吸困难、剧烈咳嗽、胸闷气短；寒湿瘀邪，停滞日久，瘀热内生，故或有发热之症。

【治法】温肺化湿，祛痰逐瘀。

【代表方】麻杏甘石汤（《伤寒论》）、麻杏苡甘汤（《金匮要略》）、血府逐瘀汤（《医林改错》）。

【常用药】麻黄、生石膏、杏仁、薏苡仁、桃仁、红花、当归、赤芍、生地、牛膝、川芎、桔梗、枳壳、柴胡、炙甘草等。

【加减】瘀热内生者，可加麦冬、玉竹、丹皮、丹参、青蒿、连翘凉营透热；血络瘀阻者，可加地龙、土鳖虫、水蛭搜剔血络；咳喘甚者，可加炒苏子、炒白芥子、前胡、炙款冬花宣肃肺气、止咳平喘；胸闷者，可加薤白、化橘红、全瓜蒌开胸理气。

2. 热化

（1）湿热蕴肺

【临床表现】低热或不发热，微恶寒，乏力，头身困重，干咳少痰，咽痛，口干不欲多饮，或伴有胸闷脘痞，无汗或汗出不畅，或见呕恶纳呆，便溏或大便黏滞不爽。舌淡红，苔白厚腻或薄黄，脉滑数或濡。

【病机分析】寒湿疫邪侵袭素体阳热偏盛者，可快速化热而形成湿热。湿热郁闭肌表，可见低热、微恶寒、乏力、头身困重、肌肉酸痛等表证；湿热郁阻肺气，可见咳嗽、胸闷等呼吸道症状；湿热阻滞胃肠，可见脘痞、呕恶、纳呆、便溏、大便黏腻不爽等消化道症状。

【治法】清热化湿，和解少阳。

【代表方】达原饮（《温疫论》）、蒿芩清胆汤（《通俗伤寒论》）、小柴胡汤（《伤寒论》）。

【常用药】柴胡、青蒿、知母、白芍、黄芩、枳壳、竹茹、陈皮、半夏、槟榔、厚朴、草果、茯苓、滑石、甘草等。

【加减】周身酸痛者，可加防己、丝瓜络、生薏米、大豆黄卷、通草等化湿通络；咳嗽者，可加炒杏仁、桔梗、枇杷叶宣肃肺气；大便黏腻不爽者，可加胡黄连、生大黄、枳实清热导滞；纳呆者，可加白豆蔻、砂仁、藿香化湿醒脾。

（2）疫毒闭肺

【临床表现】身热不退或往来寒热，咳嗽痰少，或有黄痰，腹胀便秘，胸闷气促，咳嗽喘憋，动则气喘。舌质红，苔黄腻或黄燥，脉滑数。

【病机分析】寒湿疫邪入侵，疫毒壅盛，闭阻肺气，肺之宣发肃降功能严重受阻。肺气闭则表气亦闭，可见身热不退或寒热往来；素有之痰湿因肺气之闭而蕴阻化热，故可见咳嗽少痰或有黄痰，甚至胸闷气促、咳嗽喘憋、动则气喘等；肺与大肠相表里，肺气闭则大肠腑气亦闭，可见腹胀、便秘等。

【治法】清热宣肺，通腑化浊。

【代表方】麻杏甘石汤（《伤寒论》）、宣白承气汤（《温病条辨》）、达原饮（《温疫论》）、葶苈大枣泻肺汤（《金匮要略》）。

【常用药】麻黄、杏仁、生石膏、厚朴、苍术、槟榔、草果、半夏、生大黄、全瓜蒌、葶苈子等。

【加减】寒热往来者，可加柴胡、黄芩、青蒿清解少阳；咳痰者，可加浙贝母、竹沥清热化痰；腹胀便秘者，可加芒硝、枳实、大腹皮通腹排便；气虚乏力者，可加人参、当归益气养血；瘀热内生者，可加生地、赤芍、玄参清热凉血。

（3）肺壅腑实

【临床表现】发热，咳嗽，喘憋，胸闷，呼吸不畅，大便秘结，舌质红，舌苔黄厚腻，脉弦滑。

【病机分析】寒湿疫邪入侵肺系，疫毒内结，故见发热；肺气闭阻，故见咳嗽，喘憋，胸闷，呼吸不畅；肺与大肠相表里，肺气闭则大肠腑气亦闭，故见大便秘结。

【治法】宣肺平喘，通腑泻浊。

【代表方】麻杏甘石汤（《伤寒论》）、大承气汤（《伤寒论》）、苇茎汤（《备急千金要方》）。

【常用药】麻黄、杏仁、生石膏、大黄、枳实、厚朴、芒硝、芦根、冬瓜子、薏苡仁、桃仁等。

【加减】咽痛者，可加射干、马勃、板蓝根清热利咽；肠燥津亏者，可加生地、麦冬、玄参、火麻仁润肠通便、增液行舟；水热互结者，可加葶苈子、椒目泻肺平喘。

（三）脱阶段

此期病邪深入，邪盛正衰，病势危重，以"喘脱"为辨识要点。寒化者，宗气大伤，阳气衰竭，心肺气脱，治宜扶阳固脱，可用参附汤、生脉饮、来复汤、破格救心汤等；热化者，或内闭外脱，或阴竭阳脱，治宜内解热毒、开窍通闭、益气固脱，可用参附汤、生脉饮、安宫牛黄丸等。

1. 瘀热入营

【临床表现】不发热，或低热，胸闷气短，神昏谵语，大便干结，小便量少，舌暗红或深红，质嫩。

【病机分析】寒湿疫邪搏结气分，闭阻营血，久而瘀热内生，故可见不发热或低热；瘀热盘踞营血，闭阻心包，可见神昏谵语；瘀热内耗阴血、津液，可见小便量少；寒湿及瘀热闭阻上焦心肺气机，可见胸闷气短；肺与大肠相表里，肺气闭则大肠腑气亦闭，故可见大便干结。

【治法】宣肺化湿，凉营化瘀。

【代表方】犀角地黄汤（《外台秘要》）、生脉饮（《医学启源》）、复脉汤（《医门补要》）。

【常用药】水牛角、生地、赤芍、阿胶、丹皮、西洋参、北沙参、麦冬、五味子等。

【加减】瘀热甚者，可加鳖甲、龟甲、地龙凉血活血；胸闷气短者，可加浙贝母、全瓜蒌、炒杏仁、桔梗宣肺化痰；神昏谵语者，可加牛黄、莲子心、竹叶清心开窍；大便干结者，可加生大黄、芒硝、枳实、厚朴泻下通腑。

2. 气营两燔

【证候表现】大热烦渴，喘憋气促，谵语神昏，烦躁，视物错瞀，或发斑疹，或吐血、衄血，或四肢抽搐。舌绛少苔或无苔，脉沉细数，或浮大而数。

【病机分析】寒湿疫邪与正气剧烈交争，继发之火热弥漫气营，故可见大热烦渴；热邪炼液成痰，痰热闭阻心包，可见神昏、烦躁；热毒波及营血、闭阻肺气，可见喘憋气促、谵语神昏、视物错瞀、吐血衄血等症。

【治法】气营两清。

【代表方】清瘟败毒饮（《疫疹一得》）。

【常用药】生石膏、知母、黄芩、黄连、连翘、栀子、竹叶、桔梗、水牛角、生地、赤芍、丹皮、玄参等。

【加减】痰瘀闭阻心包者，可加牛黄、麝香、莲子心清心开窍；热盛动风者，可加羚羊角、钩藤、桑叶、菊花凉血息风；大便闭结者，可加生大黄、芒硝泻下通腑；吐血、衄血者，可加白茅根、茜草凉血止血。

3. 内闭外脱

【临床表现】呼吸困难、动辄气喘或需要辅助通气，伴神昏，烦躁，汗出肢冷，舌质紫暗，苔厚腻或燥，脉浮大无根。

【病机分析】寒湿疫毒深入，机体正气亏虚、抗邪无力。疫毒盘踞上焦，耗伤宗气，闭阻心肺气机，故可见呼吸困难、动辄气喘等呼吸障碍类症状。心肺气机闭阻，寒湿内侵，机体之阳气愈发虚弱，甚至发为阳脱之证，故可见神昏、烦躁、汗出肢冷、脉浮大无根等症状或体征。

【治法】回阳救逆开窍。

【代表方】参附汤（《圣济总录》）、来复汤（《医学衷中参西录》）、苏合香丸（《太平惠民和剂局方》）、安宫牛黄丸（《温病条辨》）。

【常用药】红参、附子、生龙骨、生牡蛎、山萸肉、牛黄、麝香、苏合香等。

【加减】阳气欲脱者，可加野山参益气固脱；肺气闭阻者，可加桔梗、杏仁、前胡等宣肃肺气；心肺气弱者，可加冬虫夏草、灵芝益心脾之气；大便不通者，可加生大黄、芒硝泻下通腑；水饮上泛者，可加炒葶苈子、茯苓等泻水平喘。

（四）虚阶段

此期病邪已退，正气渐复，然尚有未清之余毒、所伤之气阴、残余之痰瘀，整体宜平和用药，形神同调，以冀彻底康复，可用柴胡桂枝汤、芪麦肺络平、沙参麦冬汤等。

1. 正虚邪恋（余毒未清）

【证候表现】低热，轻微咳嗽，胸闷或胸紧，口苦，纳差。舌红，苔腻或黄腻，脉濡数。

【病机分析】寒湿疫邪逐渐消退，但尚有余邪残留体内。残余邪气郁阻三焦气机，可见低热；郁阻肺气，可见轻微咳嗽、胸闷、胸紧等肺系症状；郁阻少阳经气，可见口苦、纳差等症。

【治法】和解少阳，调和营卫。

【代表方】柴胡桂枝汤（《伤寒论》）。

【常用药】柴胡、黄芩、桂枝、白芍、半夏、生姜、人参、大枣、炙甘草等。

【加减】低热者，可加竹叶、滑石轻清湿热；胸闷咳嗽者，可加炒杏仁、桔梗、前胡宣肃肺气；纳差者，可加炒麦芽、陈皮、砂仁和中醒脾；排便不畅者，可加厚朴、大黄、枳实消积导滞。

2. 肺脾气虚

【证候表现】气短，倦怠乏力，纳差呕恶，痞满，大便无力，便溏不爽。舌淡胖，苔白腻。

【病机分析】寒湿疫邪逐渐消退，但经过前期剧烈的正邪交争，患者诸脏之气皆有不同程度的耗损，尤其是肺脾二脏。肺气虚则见气短、倦怠乏力等症；脾气虚则见纳差、呕恶、痞满、大便无力、便溏不爽等症。

【治法】益气健脾化痰。

【代表方】六君子汤（《医学正传》）。

【常用药】白术、人参、茯苓、炙甘草、半夏、陈皮等。

【加减】纳差者，可加砂仁、生姜、焦三仙和中醒脾；恶心呕吐者，可加紫苏叶、竹茹降逆止呕；大便无力者，可加炒枳实、厚朴通降腑气；排便不爽者，可加枳实、黄连、生大黄消积导滞；

咳嗽者，可加炒杏仁、前胡、白前、炙百部肃肺止咳。

3. 气阴两虚

【证候表现】乏力，气短，口干，口渴，心悸，汗多，纳差，低热或不热，干咳少痰。舌干少津，脉细或虚无力。

【病机分析】寒湿疫毒化热、化燥，可耗伤气阴；加之剧烈的正邪交争，亦可严重耗伤机体气阴。气阴耗伤，可见乏力、气短、口干、口渴、心悸、汗多、纳差等症；余热未尽，则见低热、干咳少痰等症。

【治法】益气养阴。

【代表方】沙参麦冬汤（《温病条辨》）、生脉饮（《医学启源》）、竹叶石膏汤（《伤寒论》）。

【常用药】南北沙参、麦冬、玉竹、西洋参、桑叶、竹叶、天花粉、生石膏、白扁豆、五味子、半夏等。

【加减】心悸者，可加生龙骨、生牡蛎镇心宁神；汗多者，可加浮小麦、煅龙骨、煅牡蛎收敛止汗；干咳者，可加浙贝母、瓜蒌皮、炒杏仁润肺止咳；低热者，可加蝉蜕、薄荷清透余热。

4. 痰瘀阻络

【证候表现】咳嗽，气短，胸闷胸痛，痰黏滞难咯出，或痰中带血丝。舌紫暗或有斑点，苔腻，脉弦涩。

【病机分析】寒湿疫邪阻滞气机，久而痰浊、瘀血继发，甚则阻滞络脉。寒湿疫邪渐次消退，但络中痰瘀仍在为患。痰瘀阻滞心肺络脉，可见咳嗽、气短、胸闷、胸痛、黏痰；络脉损伤，血溢脉外，可见痰中带血。

【治法】健脾益气，活血通络。

【代表方】补中益气汤（《脾胃论》）、大黄䗪虫丸（《金匮要略》）。

【常用药】黄芪、人参、白术、陈皮、当归、柴胡、升麻、大黄、桃仁、杏仁、黄芩、生地、白芍、土鳖虫、水蛭、甘草等。

【加减】肺阴虚者，可加南北沙参、麦冬养阴润肺；痰多者，可加半夏、浙贝母、瓜蒌皮散结化痰；咳嗽者，可加前胡、桔梗宣肃肺气；低热者，可加防风、白薇、生石膏清解余热；纳差者，可加炒三仙、砂仁和中醒脾。

第四节　经典案例

医案

元丰三年二月（1080 年），苏轼被贬黄州（今湖北省黄冈市）。苏轼友人巢谷，字元修，四川眉山人，藏有秘方圣散子。巢谷不远千里，赶去黄州探望老友。忧国忧民、喜好医道的苏轼借机向巢谷求取秘方，苏东坡费尽艰辛，不惜指江水发誓，方从巢谷手中得授圣散子方。时逢黄州及邻近州郡连年瘟疫流行，死人无数，苏东坡运用圣散子方治好了众多处于生死边缘的病患。其后，以免秘方埋没，亦为救治更多的病患，苏东坡不惜违反对巢谷许下的重誓，将方传于鄂东四大名医之一的庞安时，并为此方作序。庞安时，字安常，蕲水（今湖北浠水）人，宋代名医，宋元符三年（1100年）在其撰《伤寒总病论》时，将《圣散子方》附刻。并有《圣散子方》一卷流传，后被收入《苏沈良方》。

【案例分析】《圣散子方》现有宋代刻本及旧山楼赵氏的抄本，在《伤寒总病论》《苏沈良方》《三因极一病证方论》等书中也有记载，但各书所载的圣散子方在药味多少、药物炮制、服药方法上略有差别。如以药味数量而言，宋刻本《圣散子方》《伤寒总病论》《三因极一病证方论》所载均为22味，而《苏沈良方》所载药物为 20 味，少了吴茱萸和苍术。虽然各书记载稍有差异，但其基本药物组成及主要方义并没有根本性的改变。以宋刻本为例，方药组成如下：高良姜（麻油拌炒）、白术（去芦）、芍药（去皮）、藁本（去皮）、茯苓（去皮）、柴胡（去芦）、麻黄（去根节）、防风（去芦）、泽泻（去皮须）、猪苓（去皮）、藿香（去枝土）、细辛（去苗）、吴茱萸（汤洗七次）、独活（去芦）、苍术（去黑皮，米泔水浸）、枳壳（去皮，麸炒）、厚朴（去粗皮，姜汁制，炙）、半夏（汤洗七次，姜汁制）、附子（炒制，去皮脐尖）、石菖蒲（忌犯铁器）各半两，甘草（炙，一两）、草豆蔻（十个，去皮）等22味。

　　圣散子方中的药物多为辛温发散、利湿化浊之品，主要功效为散寒化湿、辟秽化浊。以其中方药反推证型，该方显然为寒湿类病证而设，所治疫病也应该是寒湿疫，如张凤逵在《增订叶评伤暑全书》中明确地指出圣散子方为寒疫挟湿之方。圣散子方有力抵抗了暴发于北宋末年的黄州时疫和苏杭时疫，如《苏轼文集》所载："圣散子主疾，功效非一。去年春，杭之民病，得此药全活者不可胜数。所用皆中下品药，略计每千钱即得千服，所济已及千人，由此积之，其利甚薄。"暴发疫情的黄州（湖北省黄冈市）、苏州、杭州皆处于长江中下游地区，为多水多湿之地；《圣散子·叙》《圣散子方·后序》等文献资料中记载黄州时疫和苏杭时疫皆暴发于冬春之交。因此，从黄州时疫和苏杭时疫暴发的季节和地域环境来看，圣散子方亦为寒湿疫而设。此外，后世医家由于不辨寒温，滥用圣散子方于温热类疫病，对民众造成了巨大伤害，如俞弁在《续医说》中言道："弘治癸丑年，吴中疫疠大作。吴邑令孙磐，令医人修合圣散子，遍施街衢，并以其方刊行。病者服之，十无一生，率皆狂躁昏瞀而卒。"俞弁分析认为："昔坡翁谪居黄州，时其地濒江多卑湿，而黄之居人所感者，或因中湿而病，或因雨水浸淫而得，所以服此药而多效。是以通行于世……殊不知圣散子方中，有附子、良姜、吴茱萸、豆蔻、麻黄、藿香等剂，皆性燥热，反助火邪，不死何待？若不辨阴阳二证，一概施治，杀人利于刀剑。"这些误治的教训也反证圣散子方所治疫病为寒湿疫。

第五节　小　结

　　寒湿疫之为病，寒湿邪气裹挟戾气侵袭人体，首犯太阴，可有症状，可无症状。或有发热，或无发热，或低热缠绵，或渐进高热。症状轻者，病在黏膜之表，或太阳寒湿（皮肤黏膜），或寒湿郁肺（呼吸道黏膜），或寒湿伤胃（消化道黏膜）。或发于单表，或两表合病，或三表合病，然皆可以宣肺运脾、解表化湿之法促其向愈。轻症不愈，病邪入里，喘咳憋闷渐作，病位在肺，可波及他脏。入里之后，随体质差异而从化传变，或寒湿闭肺困脾，或化热而流连于气分，致燥伤阴，甚者波及营分；或化热于阳明，肺肠同病；或邪入膜原，湿浊盘踞上中二焦。此时，则需随证施治，或宣肺化湿，或清瘟败毒，或宣白承气，或达原三消，总以逐邪外出为主要目的。若祛邪不利，诸邪（戾毒、痰饮、瘀血等）胶着，肺络（气络、血络、水络）闭阻，可使喘憋加重，心肺大伤，导致喘脱，而见内闭外脱、阴竭阳脱之危重症。

第四章 湿热疫

第一节 概　述

湿热疫是由湿热疫邪所引起的急性外感热病。其特点为初起常以湿遏膜原为主要证候，轻者出现湿郁卫气证。临床可见寒热并见或寒热往来，舌苔白厚腻，重则见积粉苔等表现。湿热疫一年四季皆可见，以长夏炎热多雨的时节为最。

对于湿热疫的认识，可以追溯到《黄帝内经》时期，虽无明确记载，但已有初始萌芽。《素问遗篇·刺法论》言："五疫之至，皆相染易，无问大小，病状相似。"又《素问·本病论》言："久而伏郁，即黄埃化疫也，民病夭亡，脸肢府黄疸满闭，湿令弗布，雨化乃微……甲己失守，后三年化成土疫。"可见"土疫"为"五疫"之一，与湿热相关。东汉时期张仲景《伤寒论》为治疫之书，其序言"余宗族素多，向余二百，建安纪年以来，犹未十稔，其死亡者，三分有二，伤寒十居其七"。仲景家族 200 多人，不到 10 年时间，有近一半的人死于伤寒。这里的伤寒当是广义的伤寒，为一切外感疾病，包括疫病。据《难经·五十八难》所言"伤寒有五：有中风，有伤寒，有湿温，有热病，有温病"，可知《伤寒论》之伤寒，当涉及湿热性质之疫病。

率先系统性论述湿热疫病的医家，首推明末吴又可。据《明史》及《温疫论》记载，崇祯辛巳年间（1641 年）出现疫病流行，吴又可总结对该疫病的诊治经验，"静心穷理，格其所感之气，所入之门，所受之处，及其传变之体，平日所用历验方法"，于 1642 年著成我国第一部论述温疫的专著《温疫论》。《温疫论》主要阐述杂气所致疫病的发生发展及防治规律，从临床表现上看，属于湿热性质的疫病。治疗上，吴又可倡导"客邪贵乎早逐"的以祛邪为第一要义的思想，并创立以达原饮为代表的疏利透达治法来祛除疫邪。吴又可之后的医家，对湿热疫的理论不断扩充和完善。清代医家戴天章的《广瘟疫论》是在《温疫论》的基础上进一步发挥，特别在辨气、辨色、辨舌、辨脉、辨神、辨温病兼夹证等方面尤有心得，并立汗、下、清、和、补五法施治。秦之桢将湿疫分为寒湿疫和湿热疫，并结合经方，提出了具体的治疗方法，如《伤寒大白·疫病》言："湿疫，即时行伤湿病也。湿邪之症，当分寒湿热湿……发热多汗，口渴消水，脉洪而数，此阳明湿热之症，宜辛凉解肌，升麻干葛汤合神术汤。若兼有太阳表症，合羌活冲和汤；少阳见症，合小柴胡汤。"刘松峰《松峰说疫》沿袭吴又可温疫学说，新组"除湿达原饮"，明确疫的湿热性质。王孟英在《温热经纬》中将甘露消毒丹作为湿温时疫的主方。此外，陆九芝、何廉臣等对吴又可的学说亦有所发挥，进一步丰富了本病辨证论治的内容。

现代医学的传染病中，严重急性呼吸综合征、甲型 H1N1 流感、登革热、流行性出血热、手足口病、霍乱、急性病毒性肝炎、钩端螺旋体病等，凡临床上具有湿热疫特征的，可参考本病辨证论治。

第二节　辨识要点

一、病　因

1. 外因　湿热疫的病因是外感湿热疫邪。湿热疫邪具有湿热性质，但不同于外感六淫，正如《温疫论·自叙》所言："夫温疫之为病，非风、非寒、非暑、非湿，乃天地间别有一种异气所感"，又《温疫论·杂气论》言："杂气为病最多，然举世皆误认为六气。"吴又可所说的杂气已经超越了六淫的范畴，与时气、伏气等诸学说也不尽相同。湿热疫邪的产生与气候条件、地理环境、卫生条件等诸多自然和社会因素有关，也和人体的体质状态等因素相关。《温疫论·杂气论》曰："疫气者亦杂气中之一，但有甚于他气，故为病颇重，因名之疠气。"《温疫论·原病》云："此气之来，无论老少强弱，触之者即病。"

2. 内因 湿热疫邪致病能力强，但发病与否与正气强弱、感邪轻重密切相关。如果正气相对不虚，感邪较轻，则不发病或病情轻浅、病程短；如果正气不足，又感邪较重，则病情较重且发展变化迅速，容易出现危重证候。如《医学原理·瘟疫门》言："瘟疫之病，乃天地不时之疫气……若体气壮盛之人感之浅者，轻而易疗，若元气虚败，感之深者，重而难愈。"因此，正气不足是湿热疫发病的主要内在因素。另外，对于素体脾胃湿热者，亦易同类相召、内外相引，感受湿热疫邪。

二、病 机

湿热疫邪多从口鼻而入，侵袭机体，初起病位在膜原，如吴又可言"邪自口鼻而入，则其所客，内不在脏腑，外不在经络，舍于伏脊之内，去表不远，附近于胃，乃表里之分界，是为半表半里，即《针经》所谓横连膜原是也"（《温疫论·原病》）。疫邪溃离膜原，必行传变。吴又可提出九传之说"夫疫之传有九，然亦不出乎表里之间而已矣。所谓九传者，病患各得其一，非谓一病而有九传也……邪气一离膜原，察其传变，众人不同者，以其表里各异耳。有但表而不里者，有但里而不表者，有表而再表者，有里而再里者，有表里分传者，有表里分传而再分传者，有表胜于里者，有里胜于表者，有先表而后里者，有先里而后表者，凡此九传，其去病一也"（《温疫论·统论疫有九传治法》）。虽为九传，实为出表入里两端。相对膜原浅者，则为出表，指邪热浮于太阳经、阳明经、少阳经，病情轻浅，稍加治疗病邪即可外出，疾病向愈。相对膜原深者，则为入里，指邪热内传，犯及肺、脾胃、大小肠、心包等脏腑，病情深重，变化多端。

湿热疫病总体病程演变可分为四个阶段：初起阶段、流连气分阶段、湿热变证阶段、后期阶段。初起阶段：可见湿郁卫气，湿重热轻，卫气同病；或湿热疫疠秽浊遏阻膜原，半表半里气机失畅。流连气分阶段：可见湿热阻肺，肺失宣降；或湿热疫邪困阻中焦，清浊相干，脾胃受损，升降失序；或疫困脾胃，使其失于运化，气机升降功能失常，又有湿重热轻、湿热并重、热重湿轻等湿热比重的不同变化；或湿热疫邪郁蒸气分，与肠中积滞相互胶结，导致肠道传导失司；或湿热酿蒸痰浊，蒙蔽心包。湿热变证阶段：可见湿热疫毒交蒸，充斥气分；或湿热疫邪化燥，深入营血，动血伤阴；或湿邪久羁寒化，脾阳受损。后期阶段：多见余湿未净，胃气不舒，脾气未醒；或湿从寒化，寒湿重伤脾肾阳气；或湿热痰瘀互结，阻滞络脉，导致气血呆滞，灵机不运。

总之，湿热疫起病急、病情重、变化多，以上病机演变仅是常见之列举，并不能概括实际的所有证候，临证当具体辨析。

三、病 症

湿热疫初起的临床表现多为发热恶寒并见或寒热往来，伴有头身困重疼痛、乏力、脘痞纳差、舌苔白腻等。若发热不甚，舌质红，苔薄白而腻，脉不数者，为病较轻，多为邪郁卫气。若身热持续，舌质红或绛、苔白厚腻如积粉，脉不浮不沉而数，则为病重，多为邪在膜原。

本病病程中易见邪入肺、脾胃、大小肠、心包等脏腑病位。如出现发热、胸闷、脘胀，咳嗽痰多色黄，甚则喘促，为湿热阻肺；出现脘腹胀满、恶心欲呕，甚则吐泻交作，为邪在脾胃，阻滞气机或清浊相干；出现身热稽留，胸腹灼热，大便溏垢如败酱，为邪与积滞搏结于肠腑；出现身热不退，朝轻暮重，神志昏蒙，时清时昧，或似清似昧，为湿热酿痰，蒙蔽心包等。

湿热疫病可伤阴，亦可伤阳。如出现口干渴饮、小便短赤，多为湿热化燥损伤津液，甚者可深入营血、耗血动血；如出现脘腹冷痛、四末不温，则多为湿热寒化，损伤阳气，甚者出现湿胜阳微。

四、传 变 规 律

湿热疫病的传变与疫邪的轻重，体质的寒热，正气的强弱，以及用药的差异密切相关。湿热疫病四个阶段的传变过程中，整体上呈现出三焦传变、湿热消长、虚实寒热转化的规律。

1. 三焦传变 湿热疫初起，往往出现上焦肺的病变，可波及中焦脾胃，以湿郁卫气和湿遏膜原为常见证候。湿郁卫气者，表里皆有湿，以肺卫和脾胃功能失常为主；湿遏膜原者，病位在半表半里之膜原，又介于肺与脾胃之间。上焦还可见湿热阻肺证和湿热酿痰蒙蔽心包证。湿热阻肺证往往由湿郁卫气传变而来，在表之湿解除而在里之湿未尽，则邪从肺之卫分，深入至肺之气分。湿热酿痰蒙蔽心包证，往往是湿热流连气分日久，导致湿热酿生痰浊，阻闭心神所致。

湿热疫邪离开卫表或膜原，向内传变，则进入中焦，导致脾胃、胆、大肠的功能失调。湿热疫邪扰乱脾胃升降之气机，则见清浊相干证；疫邪困阻脾胃，导致运化功能失常，可见疫困脾胃证；湿热疫邪郁蒸气分，与大肠中积滞相互胶结，可见湿热积滞搏结肠腑证；湿热疫毒交蒸，上壅咽喉、横逆肝胆，可见湿热蕴毒证。湿热疫邪困阻中焦日久，因人体寒热体质的差异，以及温燥化湿药和寒凉清热药运用的情况不同，可出现燥化或寒化，而见湿热化燥证或湿从寒化证。湿热疫后期，因余湿困扰中焦，致使胃气不舒，脾气未醒，可出现余湿未净证。

下焦病证多见于本病后期，以肝肾受损为主要表现。湿从燥化，热伤真阴者，与温热疫、暑燥疫等热性疫病后期肝肾精血亏耗的证候相似。湿从寒化，脾阳受损，日久而伤及肾阳者，可见湿胜阳微证。另外，湿热痰瘀互结，阻滞络脉，导致气血呆滞，灵机不运，出现痰瘀滞络证等后遗症表现，可伴有肝肾受损，亦属于下焦证候的范畴。

2. 湿热消长 湿热疫邪流连气分，困阻脾胃时，往往因中气的强弱，出现湿热比例的变化，正如《湿热病篇》云："中气实则病在阳明，中气虚则病在太阴。"如果素体脾阳不虚，即为中气实，或过用温燥药化湿，则湿热容易往热的方向转化；如果素体脾阳不足，或过用寒凉药清热，导致脾阳受损，则为中气虚，湿热容易往湿的方向转化。因此，疫困脾胃证有湿重于热、湿热并重、热重于湿三种病理类型。判断湿热的比例，还应结合病程阶段，湿热疫病初起多表现为湿重于热，随着病情的发展，湿渐化热，可转变为湿热并重或热重于湿。

3. 虚实寒热转化 湿热疫病多以实证为主，早期病在卫气，或邪阻膜原，以实证为主，热象不明显或逐渐显现。中期湿热疫邪困阻脾胃、大肠、胆或心包，亦可见湿热化燥深入营血者，均以实证为主，并呈现出不同程度的热象。后期则邪少虚多，多表现为脾胃虚弱、余湿未净，或肝肾受损、痰瘀滞络，一般无热象。邪从寒化者，多因湿热留恋日久，损伤阳气，或素体脾阳不足，或过用寒凉所致。如果阳气损伤严重，累及肾阳者，则可出现湿胜阳微证。

五、辨 病 依 据

（1）有与本病患者接触史，四季皆可出现，多发于长夏季节。

（2）起病急，病情重，病初多见湿遏膜原证候，轻者可见湿郁卫气证，临床常见发热恶寒并见或寒热往来，伴有头身困重疼痛、乏力、脘腹纳差，舌质红或绛，苔白腻等。

（3）病程中易见脾胃、大肠的证候，或流连三焦气分，亦可出现湿热蕴毒、燥化、寒化等变证。

（4）湿热疫涉及多种现代医学的急性传染病，结合现代西医流行病学诊断方法，可早期做出西医传染病诊断，并应迅速上报疫情，采取相应的预防、隔离控制等措施。

六、鉴 别 诊 断

湿热疫当与湿温病相鉴别。湿温病与湿热疫均具有湿热的性质，由感受湿热邪气引起，病多发于长夏季节。但湿温病多由外感湿邪和内生湿邪同类相召而生，病变以脾胃为中心，少具传染性。而湿热疫邪从口鼻而入，首先多侵犯膜原，离开膜原后即有出表和入里的不同，具有强烈的传染性。

第三节　分期-分证辨治

一、治 则 治 法

湿热疫的治疗，原则上以逐邪为主，兼顾气阴。《温疫论·注意逐邪勿拘结粪》言："大凡客邪贵乎早治，乘人气血未乱，肌肉未消，津液未耗，病患不至危殆，投剂不至掣肘，愈后亦易平复。"强调祛邪的重要性。本病初起疫邪郁遏卫气，或遏伏膜原，治宜芳香宣畅、疏利透达。疫邪入里，易流连气分，当据其病位不同而运用相应的治法：湿热阻肺者，当轻宣肺气，化痰利窍；清浊相干者，当芳香化浊，分利逐邪；湿热疫邪困阻脾胃者当分解湿热，又应据湿热比重不同而确定化湿与清热治法的比例；湿热积滞，搏结肠腑者，当轻法频下；湿热酿痰，蒙蔽心包者，当清热化湿，豁痰开窍。湿热疫病程中出现的变证，根据其性质的不同，制订相应的治法：湿热蕴毒者，当清热解毒，化湿透邪；湿热化燥而动血者，当清热泻火解毒，凉血止血；湿从寒化损伤脾阳者，当温运脾阳，燥湿理气。湿热疫后期，当根据余邪未净和正气不足等不同病机确立治法：余湿未净者，应轻宣芳化，淡渗余湿；湿胜阳微者，应温肾健脾，扶阳逐湿；痰瘀滞络者，应破滞通瘀，搜络祛邪。

二、通 治 方

湿热疫初起，以湿热疫邪困阻膜原为常见证候。因此，对于湿热疫早期，可以使用疏利透达之法，制订通治方案，进行群体治疗。推荐使用《温疫论》的达原饮。

药物组成：槟榔、厚朴、草果仁、知母、芍药、黄芩、甘草。

组方思路：方中槟榔、厚朴、草果仁为君药，三味力专直达病所，疏其郁滞，促使疫毒溃败，速离膜原，吴又可言"槟榔能消能磨，除伏邪，为疏利之药，又除岭南瘴气；浓朴破戾气所结；草果辛烈气雄，除伏邪盘踞，三味协力，直达其巢穴，使邪气溃败，速离膜原，是以为达原也"（《温疫论·温疫初起》）；知母、芍药和营护阴，黄芩泄蕴热，甘草和中，共奏疏利透达之功效，吴又可言"以后四味不过调和之剂，如渴与饮，非拔病之药也"（《温疫论·温疫初起》）。

三、分 期 治 疗

（一）初起证候

1. 湿郁卫气

【临床表现】恶寒少汗，头痛，身重疼痛，不渴，面色淡黄，胸闷不饥，午后身热，舌苔白，脉濡缓。

【病机分析】本证为湿热疫初起之轻证，湿重热轻、卫气同病之候。肺主气属卫，在体合皮毛，邪袭卫表，腠理郁阻不畅，卫阳被遏，故见恶寒少汗；湿热疫邪郁遏卫表，清阳被困，故头痛；湿性重着，困阻肌腠则身重疼痛；湿困于脾，脾机不运，故胸闷不饥。湿为阴邪，午后阳气盛，邪正相争则发热，故午后身热。湿遏气机，故面色淡黄，舌苔白，脉濡缓，均为湿重热轻之象。

【治法】宣畅气机，祛湿清热。

【代表方】三仁汤（《温病条辨》）。

【常用药】杏仁、白蔻仁、生薏苡仁、飞滑石、白通草、竹叶、厚朴、半夏。

【加减】头身困重明显、舌苔白厚，湿困肌表较重者，去滑石，加藿香、佩兰、石菖蒲等芳香化湿透表之品；舌尖红、苔稍黄，热象初显者，加连翘、黄芩等清热之品；食少、纳差，胃之受纳功能受损明显者，加神曲、谷芽、麦芽等醒胃消食之品。

2. 湿遏膜原

【临床表现】初始憎寒发热，后但热不寒，昼夜发热，日晡益甚，头疼身痛，脉不浮不沉而数，舌苔白厚腻如积粉，舌质红。

【病机分析】本证为湿热疫初起之常见证。虽症见寒热、头身疼痛，然其脉不浮不沉，说明邪不在表，又未深入，而是疫邪郁遏膜原；加之舌质红，舌苔浊腻白厚如积粉，脉数，与伤寒初起明显不同，乃湿热秽浊之邪遏阻膜原之象。

【治法】疏利化浊，透达膜原。

【代表方】雷氏宣透膜原法（《时病论》）。

【常用药】槟榔、厚朴、草果仁、黄芩、甘草、半夏、藿香、生姜。

【加减】头身疼痛较重者，加白芷、羌活等化湿通窍止痛之品；舌红起赤，里热较重者，加知母、生地、赤芍等清热凉血之品；阳虚体寒者，加蔻仁、干姜等破阴化湿之品。

（二）流连气分

1. 湿热阻肺

【临床表现】发热，胸闷，脘胀，咳嗽痰多色黄，甚则喘促，舌苔腻，或白或黄，脉滑数。

【病机分析】湿热疫邪伤肺，酿湿生痰，阻滞肺气。湿热伤肺，邪正相争，故发热；湿热酿痰，阻滞于肺，肺气不得宣降，故可见胸闷、脘胀、咳嗽痰多，甚则喘促；舌苔腻、脉滑数为湿热之象；舌苔或白或黄与热之轻重相关，苔白者热轻，苔黄者热重。

【治法】轻宣肺气，化痰利窍。

【代表方】千金苇茎汤加滑石杏仁汤（《温病条辨》）。

【常用药】苇茎、薏苡仁、桃仁、冬瓜仁、滑石、杏仁。

【加减】胸闷明显，气机不通者，加苏梗、厚朴等宽胸行气之品；痰多而咳声重浊，兼痰湿困脾者，加陈皮、半夏、茯苓等健脾化痰之品；痰黄、咽痛，热象较重者，加黄芩、牛蒡子、鱼腥草等清热之品。

2. 清浊相干

【临床表现】发热较重，暴吐暴泻，甚则呕吐如喷，吐出酸腐物，夹有食物残渣，泻下物热臭，呈黄水样，并带有黏液和泡沫，头身疼痛，心烦口渴，脘痞，腹中绞痛阵作，小便黄赤灼热，舌苔黄腻，脉濡数；甚或转筋，肢冷腹痛，目陷，脉伏。

【病机分析】湿热疫邪困阻中焦，脾胃受伤，升降失常，即作暴吐暴泻；腐熟运化失司，则吐出物夹有食物残渣；湿热下迫大肠，则泻下物呈黄水样并带有黏液和泡沫；发热为疫毒所致，头身疼痛乃湿热郁滞；疫邪壅滞胃肠，气机郁阻而脘痞，腹中绞痛时作；心烦口渴、小便黄赤灼热、舌苔黄腻、脉濡数，为热盛津伤之象。若津伤严重则会出现转筋，阴损及阳则肢冷腹痛、目陷脉伏等，均为正气严重耗伤之象。

【治法】芳香化浊，分利逐邪。

【代表方】燃照汤（《随息居重订霍乱论》）。

【常用药】飞滑石、香豉、焦栀、黄芩、省头草、制厚朴、制半夏、白蔻仁。

【加减】舌苔腻而厚浊者，去白蔻仁，加草果仁芳香辟秽化湿；身热较重者，配合白虎汤、竹叶石膏汤、甘露消毒丹等清热化湿之品；脘痞，干呕较甚者，加竹茹，重用厚朴、白蔻仁；夹食滞者，加神曲、山楂等消食导滞之品。

3. 疫困脾胃

（1）湿重热轻

【临床表现】胁肋胀痛，脘痞腹胀，纳谷不馨，口不渴，身重乏力，便溏，或有发热，头痛，恶心呕吐，舌苔白腻。

【病机分析】湿热秽浊之邪从口鼻而入，与素蕴脾湿相结，内外相引，困遏脾土，脾病及胃，水谷运化失司，气机升降失常，故脘痞腹胀，纳谷不馨，口不渴，身重乏力，便溏，或恶心呕吐；脾湿过盛，木不疏土，经气遏抑不利，故胁肋胀痛；发热乃疫毒所致，头痛系浊邪上扰清窍；苔白腻乃尚未化热之象。

【治法】健脾化湿，行气辟秽。

【代表方】胃苓汤（《世医得效方》）。

【常用药】茯苓、白术、泽泻、猪苓、桂枝、厚朴、陈皮、苍术、甘草、生姜、大枣。

【加减】头身困重明显，卫分之湿未解者，加藿香、石菖蒲等芳香化湿透表之品；热象显露者，去桂枝，加黄柏、茵陈、赤芍等以清热为主兼有化湿功效之品；舌苔白腻而润滑，脉沉弱，属脾阳亏虚者，加干姜、制附子等温阳之品。

（2）湿热并重

【临床表现】发热，汗出热不解，口渴不欲多饮，脘痞呕恶，心中烦闷，便溏色黄，小便短赤，舌苔黄腻，脉滑或濡数。

【病机分析】湿热并重，郁阻中焦。里热较盛，热蒸湿动，则发热汗出，因湿性黏滞，不易速祛，故发热不为汗解；热盛伤津则口渴，湿邪内留，则不欲多饮。湿热阻滞中焦，脾胃气机升降失常，则脘痞呕恶；湿热下注，小肠泌别失司，则便溏色黄，小便短赤；湿热扰心则烦，郁阻气机而闷；舌苔黄腻、脉濡数，为湿热俱盛之征象。

【治法】辛开苦降，燥湿清热。

【代表方】王氏连朴饮（《霍乱论》）。

【常用药】制厚朴、川连、石菖蒲、制半夏、香豉、焦栀子、芦根。

【加减】湿热较重者，加黄芩、滑石、通草、猪苓等增强清热利湿之力；呕吐明显者，加竹茹、生姜汁等降逆止呕之品；脘痞腹胀较甚者，加莱菔子、砂仁、枳实、陈皮等行气消胀之品。

（3）热重湿轻

【临床表现】壮热面赤，口渴汗多，烦躁气粗，脘痞身重，舌苔黄微腻，脉滑数。

【病机分析】本证为邪热炽盛于阳明，兼有湿困太阴之证，其性质属热重于湿，多见于湿热疫邪流连气分过程中，因患者本身胃火旺盛或治疗上用药过于温燥，导致胃热增多而湿邪渐少。阳明胃热亢盛，故见壮热面赤、口渴汗多、烦躁气粗；太阴脾湿困阻，故见脘痞身重。舌苔黄微腻、脉滑数，为热重于湿的征象。

【治法】清泄阳明胃热，兼化太阴脾湿。

【代表方】白虎加苍术汤（《类证活人书》）。

【常用药】石膏、知母、炙甘草、粳米、苍术。

【加减】阳明热势较重者，加竹叶、金银花等清热透邪之品；热盛化火者，加黄芩、黄连、栀子等清热泻火解毒之品；中焦湿邪较著者，加藿香、佩兰、通草等芳香渗利之品；肢体酸重者，加桑枝、防己等化湿通络之品。

4. 湿热积滞，搏结肠腑

【临床表现】身热稽留，胸腹灼热，呕恶，脘痞腹胀，便溏不爽，色黄如酱，舌苔黄垢腻，脉滑数。

【病机分析】本证为湿热疫邪郁蒸气分，与肠中积滞相互胶结所致。湿热郁蒸，故身热稽留；湿热积滞胶结于肠腑，传导失司，故大便溏而不爽，色黄如酱；湿热积滞蕴结于里，则胸腹灼热；湿热阻遏气机，胃失和降，浊气上逆，则恶心呕吐、脘痞腹胀；舌苔黄垢腻、脉滑数，为湿热积滞阻遏之象。

【治法】导滞通下，清热化湿。

【代表方】枳实导滞汤（《通俗伤寒论》）。

【常用药】枳实、生大黄、六曲、连翘、紫草、木通、山楂、生甘草、槟榔、川朴、川连。

【加减】持续发热不退者，可加青蒿、柴胡、黄芩等清热之品；恶心呕吐明显者，加生姜、半夏等降逆止呕之品；腹胀较重者，加莱菔子、枳实、陈皮、木香等行气消胀之品。

5. 湿热酿痰，蒙蔽心包

【临床表现】身热不退，朝轻暮重，神志昏蒙，时清时昧，或似清似昧，舌苔黄腻，脉濡滑而数。

【病机分析】本证为气分湿热酿蒸痰浊，蒙蔽心包之候。气分湿热郁而不解，心包为湿热痰浊所蒙，心神受其干扰，故见神志昏蒙，似清似昧或时清时昧等症状。气分湿热蕴蒸，故身热不退，朝轻暮重。舌苔黄腻、脉濡滑而数，均为湿热蕴蒸的征象。

【治法】清热化湿，豁痰开窍。

【代表方】菖蒲郁金汤（《温病全书》）合苏合香丸（《苏沈良方》引《广济方》）或至宝丹（《苏沈良方》引《灵苑方》）。

【常用药】石菖蒲、广郁金、炒山栀、青连翘、细木通、鲜竹叶、粉丹皮、淡竹沥、灯心草、紫金片。

【加减】本证所选之菖蒲郁金汤，根据湿浊与痰热的轻重不同，配合其他芳香开窍之品：湿浊较重，热象不显者，可配合苏合香丸芳香化湿、辟秽开窍；痰热较重者，可配合至宝丹清心化痰开窍。

（三）湿热变证

1. 湿热蕴毒

【临床表现】发热倦怠，胸闷腹胀，肢酸，咽肿，颐肿，斑疹身黄，口渴，尿赤便闭，淋浊疮疡，舌质红苔黄腻，脉滑数。

【病机分析】本证为湿热疫毒交蒸，充斥气分之候。湿热疫毒蕴蒸，则发热；湿热疫毒阻滞气机，则胸闷腹胀，肢酸倦怠；湿热疫毒上壅，则咽喉肿痛或颐肿；疫毒深入营血，则斑疹；湿热疫毒交蒸，肝胆疏泄失常，胆汁外溢，则身目发黄；疫毒伤津，则口渴；湿热疫毒下蕴，则淋浊疮疡或尿赤便闭。舌苔黄腻、脉滑数，均为湿热蕴阻的征象。

【治法】清热解毒，化湿透邪。

【代表方】甘露消毒丹（《温热经纬》）。

【常用药】飞滑石、绵茵陈、淡黄芩、石菖蒲、川贝母、木通、藿香、射干、连翘、薄荷、白豆蔻。

【加减】头身重痛者，加薏苡仁、秦艽等疏透经络之湿；咽喉肿痛明显者，加玄参、板蓝根、桔梗等清热利咽消肿之品；咳嗽、胸闷者，加瓜蒌皮、枳壳、桔梗等宣肺止咳之品；脘痞、恶心、呕吐较甚者，加郁金、旋覆花等化湿降逆止呕之品；黄疸明显者，减贝母、薄荷，加大黄，加强清热排毒退黄之功。

2. 湿热化燥

【临床表现】灼热烦躁，便下鲜血，或吐血、咯血、衄血、发斑，舌质红绛而干，脉细数。

【病机分析】湿热疫邪化燥，深入营血，动血伤阴。湿热化燥化火，深入血分，络伤动血，伤及肠络则见便下鲜血，伤及胃络可吐血下血并见，伤及肺络可见咯血或衄血，伤及肌肤血络可致发斑；舌质红绛而干，脉细数为湿热化燥入血、耗血动血的标志。

【治法】清热泻火解毒，凉血止血。

【代表方】犀角地黄汤（《备急千金要方》）合黄连解毒汤（《外台秘要》）加味。

【常用药】犀角、生地、芍药、丹皮、黄连、黄芩、黄柏、栀子。

【加减】出血部位多且量较大者，加紫珠草、茜草根、三七等增强止血之功；以便血为主者，加地榆炭、侧柏炭；以咯血为主者，合清络饮（荷叶、金银花、西瓜翠衣、扁豆花、丝瓜皮、竹叶心）。

3. 湿从寒化

【临床表现】脘腹胀满，大便不爽或溏泄，食少无味，舌苔白腻或白腻而滑，脉缓。

【病机分析】湿热疫病患者，因素体脾阳不足或病中过用寒凉药损伤中气，导致湿邪久羁从寒而化所致。寒湿困阻脾胃，气机不畅，升降失司，故见脘腹胀满；脾阳不升，湿浊下流则大便不爽或溏泄；脾失健运，胃失和降则食少无味；舌苔白腻或白腻而滑，脉缓均为寒湿困脾之征象。

【治法】温运脾阳，燥湿理气。

【代表方】四加减正气散或五加减正气散（《温病条辨》）。

【常用药】藿香梗、厚朴、茯苓、广皮、草果仁、山楂肉、神曲、大腹皮、谷芽、苍术。

【加减】四加减正气散（藿香梗、厚朴、茯苓、广皮、草果仁、山楂肉、神曲）可温阳健脾化湿，适用于舌苔白腻或白滑，脉缓明显等属寒湿中阻者；五加减正气散（藿香梗、厚朴、茯苓、广皮、大腹皮、谷芽、苍术）可健脾化湿行气，适用于脘闷、便溏、腹胀较甚者。胃脘胀痛者，加木香、苏梗等行气止痛之品；纳食明显减少者，加鸡内金、麦芽等消食健胃之品。

（四）后期证治

1. 余湿未净

【临床表现】身热已退，或有低热，脘中微闷，知饥不食，舌苔薄腻，脉濡弱或缓。

【病机分析】本证见于湿热疫后期，因湿热已退，故一般不发热。惟余湿未净，胃气不舒，脾气未醒，故觉脘中微闷，知饥不食；或有低热，舌苔薄腻，脉濡弱或缓为余邪未净的征象。

【治法】轻宣芳化，淡渗余湿。

【代表方】薛氏五叶芦根汤（《湿热病篇》）。

【常用药】藿香叶、鲜荷叶、枇杷叶、佩兰叶、薄荷叶、芦尖、冬瓜仁。

【加减】若困倦乏力，属脾虚湿重者，加苍术、茯苓等健脾化湿之品；呕恶者，加豆蔻壳、苏梗等行气降逆；便溏，食欲不振者，加白扁豆、薏苡仁、大豆黄卷、炒麦芽等醒胃化湿之品。

2. 湿胜阳微

【临床表现】身冷汗泄，胸痞，口渴但不欲饮，或渴喜热饮，舌苔白腻，脉细缓；或形寒神疲，心悸头晕，面浮肢肿，小便短少，舌质淡苔白，脉沉细。

【病机分析】本证为湿热疫病后期，湿从寒化，寒湿重伤脾肾阳气所致。多因素体中阳不足，湿从寒化，日久伤阳，由脾及肾；也可因治疗中过用寒凉之药，重伤脾肾阳气而引起。阳气虚衰，寒从中生，故身冷、舌质淡、脉细而缓，甚或形寒神疲；卫外不固，则汗泄；蒸化无力，津不上承，则口渴但不欲饮，或渴喜热饮；水湿外溢肌腠，则面浮肢肿；膀胱气化不利，则小便短少；寒湿内阻则见心悸、胸痞、舌苔白腻等。

【治法】温肾健脾，扶阳逐湿。

【代表方】薛氏扶阳逐湿汤（《湿热病篇》）或真武汤（《伤寒论》）。

【常用药】人参、附子、白术、益智仁、茯苓、白芍、生姜。

【加减】湿较重者，加半夏、厚朴、白蔻仁、薏苡仁等化湿之品；阳虚水泛者，加车前子、冬瓜皮等利水消肿之品；阳虚外脱者，加参附龙牡汤回阳固脱。

3. 痰瘀滞络

【临床表现】神情呆钝，默默不语，甚则痴呆、失语、失明、耳聋，或见手足拘挛、肢体强直、瘫痪等。

【病机分析】湿热疫后期湿热痰瘀互结，阻滞络脉，导致气血呆滞，灵机不运。络脉凝瘀，心受阻遏，灵气不通，而见神情呆钝，默默不语，甚者痴呆、失语、失明、耳聋。痰瘀留滞经络，筋脉失利，则见手足拘挛、肢体强直、瘫痪。如痰瘀留滞日久不去，气血日耗，以上诸症可能难以恢复，从而留下后遗症。

【治法】破滞通瘀，搜络祛邪。

【代表方】薛氏仿三甲散（《湿热病篇》）。

【常用药】地鳖虫、醋炒鳖甲、土炒穿山甲、生僵蚕、柴胡、桃仁。

【加减】低热不退者，加青蒿、地骨皮等清透余邪；意识不清、神呆、失语等，属痰浊蒙闭清窍者，加苏合香丸豁痰开窍；肢体拘急、强直或手足震颤者，加止痉散（全蝎、蜈蚣、地龙、僵蚕）。

第四节 经典案例

医案 1

温疫发热一二日，舌上白苔如积粉，早服达原饮一剂，午前舌变黄色，随现胸膈满痛，大渴烦躁，此伏邪即溃，邪毒传胃也。前加大黄下之，烦渴少减，热去六七，午后复加烦躁发热，通舌变黑生刺，鼻如烟煤，此邪毒最重，复瘀到胃，急投大承气汤。傍晚大下，至夜半热退，次早鼻黑苔刺如失。此一日之间，而有三变，数日之法，一日行之。因其毒甚，传变亦速，用药不得不紧。设此证不服药，或投缓剂，羁迟二三日，必死。设不死，服药亦无及矣。尝见温疫二三日即毙者，乃其类也。

（《温疫论·急证急攻》）

【案例分析】湿热疫初起，邪伏膜原，现积粉苔，可用达原饮。服药后，病轻者邪解而愈，但邪毒重者则不能外解，反而热势加重，苔转黄色，并出现胸膈满痛、大渴烦躁等症状，可用达原饮加大黄。药后证稍缓，但因胃之热积已盛，腑实已成，午后证候再次加重，出现烦躁、发热、舌苔焦黑起刺，鼻孔内发黑等症状，则用大承气汤以攻逐胃腑邪毒。药后傍晚大下，至夜半热退而病愈。此案为典型的湿热疫治疗，先投辛燥以化其湿，湿去后转清热或通腑。但临证当斟酌用之，对于湿热性质温病之初起多用芳香化湿之法，较为稳妥。

医案 2

壮热神糊，陡然而发，脉数大而混糊无序，舌垢腻而层迭厚布，矢气频转，小溲自遗，脘腹痞硬，气粗痰鸣。既非寻常六气所感，亦非真中、类中之证。观其溅溅自汗，汗热而不黏指，转侧自如，四体无强直之态，舌能伸缩，断非中风。设使外感，何至一发便剧，而安能自汗。倘守伤寒先表后里，下不嫌迟之例，是坐待其毙矣。亦曾读吴又可先里后表，急下存阴之论否？盖是证也。一见兰斑，则胃已烂，而包络已陷，迅速异常。盍早议下，尚可侥幸，诸同学以为然否？

厚朴（一钱）大黄（八钱）黄芩（一钱）枳实（一钱）槟榔（一钱）草果（四分）知母（一钱

五分）陈皮（一钱）

诒按：论证明确，方亦老当，绝无帮贴肤腠之弊。

再诊：神志得清，表热自汗，腹犹拒按，矢气尚频，便下黏腻极秽者未畅，小水点滴如油，脉数略有次序，舌苔层布垢浊。胃中秽浊蒸蕴之势，尚形燔灼。必须再下，俟里滞渐楚，然后退就于表。吴又可治疫之论，阐发前人所未备，甚至有三四下，而后退走表分者。若作寻常发热论治，岂不谬乎！

大黄（五钱）枳实（一钱五分）银花（二钱）知母（一钱五分）细川连（五分）丹皮（一钱五分）滑石（三钱）玄明粉（一钱五分）厚朴（一钱）

诒按：此等症，有下至三四次而后清者，必须有胆有识，方能奏功。后二方亦层次井井。的是老手。

三诊：大腑畅通，悉是如酱如饴极秽之物。腹已软而神已爽，表热壮而汗反艰。舌苔半化，脉数较缓，渴喜热饮，小水稍多。此际腑中之蒸变乍乎，病已退出表分，当从表分疏通。先里后表之论，信不诬也。

柴胡（五分）枳实（一钱）通草（一钱）紫厚朴（七分）法半夏（一钱五分）连翘（一钱五分）橘皮（一钱）赤苓（三钱）大腹皮（一钱五分）藿香（一钱）

四诊：表热随汗就和，舌苔又化一层，脉转细矣，神亦倦矣。病去正虚之际，当主以和养中气，佐轻泄以涤余热，守糜粥以俟胃醒，慎勿以虚而早投补剂，补之则反复立至也。

桑叶（一钱五分）石斛（三钱）扁豆（三钱）神曲（一钱五分）丹皮（一钱五分）豆卷（三钱）甘草（三分）橘白（一钱）薏仁（三钱）半夏曲（一钱五分）

（《柳选四家医案·评选爱庐医案·疫邪门》）

【案例分析】 本案湿热疫病较重，初起即见湿热秽浊郁闭膜原兼湿热困阻胃肠之重症，膜原与阳明同病，所以出现高热神昏，脉数大而不齐，舌苔垢腻，脘腹痞硬，矢气频频。医家通过自汗、转侧自如、无四肢强直、舌能伸缩等症状，与中风相鉴别。本案虽为表里同病之证，但病情危急，已有邪陷心包之危象，故当急救其里。吴又可在《温疫论·注意逐邪勿拘结粪》中指出"勿拘于下不厌迟之说……承气本为逐邪而设，非专为结粪而设也"，说明下法的作用是祛除疫邪而不是消除燥屎。本案初诊即予达原饮合枳实导滞汤加减，疏利透达、导滞攻下、清热化湿，以期迅速祛除盘踞膜原和胃肠的湿热秽浊之邪。

二诊时，患者神志转清，脉律稍齐，说明邪已离开膜原。但仍有发热汗出、腹痛拒按、矢气频、大便黏腻而不畅，小便难出，舌苔垢浊，脉数，说明湿热与肠道糟粕结滞较重。因此继续予枳实导滞汤化裁，攻逐肠道之邪。

三诊时，患者腑气已通，腹软而神清，表明肠道之邪已除。但仍有发热，汗出不畅，舌苔仅化一半，说明里实已除，但在表之湿热犹在，表气不通，故予宣表行气、清热化湿、芳香透散之品。

四诊时，诸证已除，仅余神倦，舌苔稍腻，脉细，表明邪去而正虚，予健运脾胃为主，培固正气，同时注意湿热之邪黏腻而容易复发的特性，稍微配合清热化湿之品以防病情反复。

本案之湿热疫，初起即现凶险之象，治疗稍有偏差，就有可能发展为危重之证而危及患者生命。全案的诊疗过程，井然有序、层次分明，既展示了医家对湿热疫的发生发展规律了然于掌、成竹在胸，又充分体现了医家临床用药的严谨规整、灵活变通。

第五节 小 结

湿热疫是由湿热疫邪所引起的急性外感热病，四季可见，以长夏为多。湿热疫邪多从口鼻而入侵袭机体，初起常见湿遏膜原，轻者湿郁卫气，临床表现多为发热恶寒并见或寒热往来，伴有头身困重疼痛、乏力、脘痞纳差，舌质红或绛，苔白腻等。治疗上，总以逐邪为主，兼顾气阴为原则，通治方为达原饮。在不同病程阶段，因邪困部位、湿热比例及虚实寒热差异，当分期-分证论治。初起阶段，湿郁卫气者，用三仁汤，宣畅气机、祛湿清热；湿遏膜原者，用雷氏宣透膜原法，疏利化浊、透达膜原。疫邪流连气分，出现湿热阻肺者，用千金苇茎汤加滑石、杏仁方，轻宣肺气、化痰利窍；清浊相干者，用燃照汤，芳香化浊、分利逐邪；疫困脾胃者，根据湿热比重的不同，选用胃苓汤、王氏连朴饮或白虎加苍术汤来分解湿热；湿热积滞搏结肠腑者，用枳实导滞汤，导滞通下、清热化湿；湿热酿痰蒙蔽心包者，用菖蒲郁金汤合苏合香丸或至宝丹，清热化湿、豁痰开窍。变证阶段，湿热蕴毒者，用甘露消毒丹，清热解毒、化湿透邪；湿热化燥者，用犀角地黄汤合黄连解毒汤加味，清热泻火解毒、凉血止血；湿从寒化者，用四加减正气散或五加减正气散，温运脾阳、燥湿理气。湿热疫后期，余湿未净者，用薛氏五叶芦根汤，轻宣芳化、淡渗余湿；湿胜阳微者，用薛氏扶阳逐湿汤或真武汤，温肾健脾、扶阳逐湿；痰瘀滞络者，用薛氏仿三甲散，破滞通瘀、搜络祛邪。

总体来说，湿热疫的治疗全程要兼顾湿与热的比例；初起当以迅速祛除湿热疫邪为主；后期注意化燥伤阴、化寒伤阳的不同，而有清热养阴与温阳化湿之别，还有湿热痰瘀互结，阻滞络脉而产生的后遗症问题，注意运用虫类药入络搜邪，以期恢复。

第五章 暑 燥 疫

第一节 概 述

暑燥疫是由于感受暑邪燥热疠气引起的急性外感热病，其特点是初期见阳明热毒炽盛兼津液不足，甚至卫气营血几个阶段证候并见，临床常见高热、头痛、身痛、斑疹、出血甚至昏谵、痉厥等一派热毒极盛的表现。本病具有剧烈的传染性和流行性，夏秋季节多见。

本病多发于战乱饥馑，或久旱无雨，暑气亢盛之年。古人对疫病早有认识，早在《左传》《礼记》中就有"疫""疠"等疾病的记载。《黄帝内经》对疫病的发生、流行、预防等有较为系统的认识，如《素问遗篇·刺法论》说："五疫之至，皆相染易，无问大小，病状相似。"强调疫病发病具有传染性并能引起流行。汉代医学家张仲景在《伤寒论》中说："余宗族素多，向余二百，建安纪年以来，犹未十稔，其死亡者，三分有二，伤寒十居其七。"其言伤寒实则包括暑燥疫在内。金元明清是温疫防治逐步形成的一个关键时期，许多温病学家对疫病的病因病理和诊治规律有了更深入的认识。其中贡献和影响最大者，当属明代吴又可，其所著《温疫论》堪称我国第一部传染病学的专著，首先提出了"疠气"是温疫形成的首要病因，这极大地丰富了疫病的病因学说，在治疗上强调"祛邪为第一要义"，为后世医家防治温疫提供了思路。至清代，温疫名家辈出，如叶天士、吴鞠通、王孟英等，将温疫包括暑燥疫归入到温病的范畴，建立了卫气营血和三焦辨证理论体系，对温疫的中医辨治具有重要的指导意义。清代乾隆甲子五六月间，京都大暑，疫作，余师愚根据当时温疫特点采取相应治疗方法，取得成功，他在前人理论基础上，结合自己的实践经验，著成《疫疹一得》。其中疫疹之病，即指感受暑热特点的疠气所引起的以肌表发有斑疹为特点的温疫病。余氏认为温疫乃感四时不正之疠气为病，力主火毒致病说，在治疗上，强调清热解毒、凉血滋阴为主，拟清瘟败毒饮为主方，融清热、解毒、护阴于一法，为暑热疫的治疗开拓了新的思路，对此，王孟英誉之"独识淫热之疫，别开生面，洵补昔贤之未逮，堪为仲景之功臣"。王孟英、丁甘仁等亦有重要发挥，进一步完善了温疫学说。

暑燥疫涉及的范围较广，西医学中一些发生在夏季或夏秋季节的急性传染病，如流行性出血热、登革热与登革出血热、流行性脑脊髓膜炎、流行性乙脑、人高致病性禽流感、SARS 等具有暑燥疫特点者可参考本病辨治。

第二节 辨 识 要 点

一、病 因

本病的病因有外因和内因两个方面，外因是暑热疠气，疠气不同于一般外感六淫之邪，它是在气候反常或是出现自然灾害、战乱饥馑的情况下形成的，加上卫生不良、污秽不洁之物处理不善等，均有利于疠气形成并侵犯人体。不同的环境条件产生的疫疠病邪不同，由于暑热偏盛则性质偏燥热，在这种情况下形成的疫疠病邪为暑热疠气。内因主要是人体正气亏虚，《黄帝内经》云："正气存内，邪不可干，邪之所凑，其气必虚。"人体正气的虚实在发病上起重要作用，吴又可说："昔有三人，冒雾早行，空腹者死，饮酒者病，饱食者不病。"说明人体正气亏虚，不足以抵御病邪，则容易患温疫病，此为温疫致病的内因。

暑燥疠气主要具有几个方面的特点：①初起径犯阳明胃肠，以气分表现为主。暑热疠气多形成于夏暑时节，致病力强，故侵袭人体往往不在卫分停留，而直达气分，径犯阳明，初起即见壮热口渴、大汗出、舌苔黄燥、脉洪大而数等里热炽盛的表现。正如邵仙根所说："暑之伤人，不拘表里，不以渐次，不论脏腑。"②易伤心营，气营并见。暑燥疠气为阳热邪气，多形成于夏季酷暑时节，暑气通于心，故暑热疫致病多见暑入心营的表现，如灼热烦躁，夜寐不安，时有谵语，舌蹇肢厥，舌红绛，脉细数等。③易伤津耗气。暑燥疠气属于火热之气，容易灼伤津液。暑热疠气炽盛，逼迫津液外泄，又容易耗气，即所谓"壮火食气"。在疾病中容易见到发热、汗出、倦怠少气、口渴等症状，严重的可出现津气欲脱或阴竭气脱的危重证候。

二、病　　机

暑燥疠气多从口鼻而入，侵袭人体后，多迅速充斥表里内外，损及脏腑，气营血同病。由于暑燥疠气致病力强，故受到该邪气侵袭后，病势凶险，变化多端。初起即见里证，病位多以热毒充斥、阳明热盛、经腑并见为主，见壮热头痛，两目昏瞀，狂躁谵语，骨节烦疼，甚则痉厥、吐衄发斑，舌绛苔焦；进而深入营血，热毒深伏，可出现昏愦不语等。若邪来凶猛，病变迅速，则无明显阶段变化过程，而诸候并见，病甚危笃。

总之，本病发病急骤，传变迅速，虽有卫气营血阶段可分，但往往邪气迅速充斥上下内外，气血热毒炽盛明显。

三、病　　症

本病起病急，病变发展迅速，病情重，病症特点初期以暑燥疠气径犯阳明为主，重症期以气营两燔、阴竭阳脱为主，恢复期以肺胃阴伤、肝肾阴亏为主。

暑燥疫传变迅速，具有强烈的传染性和流行性，初起无论是否兼有表证，皆可见里热炽盛，邪毒迅速充斥表里上下，而见壮热，头痛如劈，或吐衄发斑，舌绛苔焦等气血两燔之证。

四、传 变 规 律

暑燥疫之发作，外有暑燥疫疠邪气，内有正气不足或素体阴虚阳旺，内外相合而发病。其病位主要在胃肠、肝肾、心包等，其证候演变规律以暑燥伤阴为主线。

1. 卫气营血传变　暑燥疫邪，致病力强，初期很少停留在卫分，往往可以径入阳明气分，病位多集中在胃肠。有些也可见到表里同病，临床可见到发热恶寒，无汗或少汗，头项强痛，肢体酸痛，腹胀便结，或见头目眩晕，耳鸣耳聋，斑疹，舌苔黄燥，脉弦滑数。径入阳明，进入胃肠，则表现为壮热口渴，大汗出，舌苔黄燥，脉洪大而数。或身热烦渴，午后热甚，鼻如烟煤，腹满硬痛，通舌变黑起刺；或者日晡潮热，或时有神昏谵语，大便秘结，或纯利恶臭稀水，肛门灼热，腹部胀满硬痛，苔老黄而燥，或起芒刺，甚则灰黑而燥裂，脉沉实有力。在此阶段，治疗得当则疾病可转好，若治疗不及时，则可深入到营血分，表现为灼热烦躁，夜寐不安，时有谵语，舌蹇肢厥，舌红绛，脉细数；或猝然昏倒，不知人事，身热肢厥，气粗如喘，牙关微紧，舌绛脉数。

2. 热、脱、虚三段传变　暑燥疠邪为阳热邪气，致病力强，伤人急速，早期可直入阳明胃肠，导致阳明经热证和腑实证。因此，最开始以热证为主，机体调动体内的正气与邪气抗争，出现一派热象，耗伤人体阴液，在这一阶段以清热生津、通腑泄热等为主要的治疗手段，泄热以存津。疾病逐步发展，邪气进一步深入营血分，灼伤营阴，耗伤血液，气血津液是构成人体的基本物质，由于暑燥疫邪气的深入，人体的有形物质进一步损伤，逐步发展可导致脱证，出现津气欲脱，乃至阴竭阳脱而出现危重证候，以益气敛津、扶正固脱为主治疗。在长时间患病后，如果疫疬邪气已除，但人体正气尚未恢复，后期多表现为虚证，或肺胃阴伤，或肝肾阴虚。故暑燥疫在传变上体现出热、脱、虚的特点，应时刻以此三段为治疗并截断病情的关键，采取相应的措施，防止病邪深入。

五、辨病依据

（1）起病急骤，传变迅速，致病力强，初起以热毒炽盛，充斥阳明为主，壮热口渴，大汗出，舌苔黄燥，脉洪大而数或日晡潮热，或时有神昏谵语，大便秘结，或纯利恶臭稀水，肛门灼热，腹部胀满硬痛，苔老黄而燥等，皆属热毒盛于里。

（2）传变迅速，病情凶险，可在短时间内出现厥脱、动风等危重证候。

（3）多有与暑燥疫患者接触史，好发于夏秋季节。

（4）暑燥疫涉及多种现代医学的急性传染病，结合现代西医流行病学诊断方法，可早期做出西医传染病诊断，并应迅速上报疫情，采取相应的预防、隔离控制等措施。

第三节 分期-分证辨治

暑燥疫初起病位在阳明经腑，表现以热毒炽盛、充斥阳明为主。本病起病急骤，传变迅速，可在短期内致人死亡。起病后发展变化十分复杂，病情可在瞬间突变。因此，正确推测病势的发展方向可以判断预后的好坏。一般可从热势，神志，斑疹的色泽、分布及脉象的有根无根进行判断。若热势由低转高，或突然降至正常以下，神志由烦躁转为昏谵，甚至厥脱、动风，肌肤斑疹色深稠密，甚至融合成片，根盘紧束，则病重，预后差。反之，若热势逐渐降低，神志无明显异常，虽外发斑疹，但色泽明润不深，分布稀疏，根盘松浮，则病轻，预后好。针对暑燥疫的特点，治疗上要迅速祛除邪气，扭转病情。针对暑热疬气所在卫气营血和脏腑部位的不同，确立不同的治法。阳明热盛，治宜辛寒清气；暑热疬气充斥表里，治宜清热解毒，凉血护阴；热盛迫血，治宜凉血化斑；恢复期，邪去正虚，治宜清解余邪。

（一）初期（热）

1. 暑热蕴胃

【临床表现】壮热口渴，大汗出，舌苔黄燥，脉洪大而数。或身热烦渴，午后热甚，鼻如烟煤，腹满硬痛，通舌变黑起刺。

【病机分析】暑热疫疬气燔炽于阳明气分，故见壮热口渴，苔黄诸症。疬气瘀结成实，腑气不通，致腹满硬痛；疬气未除则身热不退；鼻如烟煤，通舌变黑，提示病情严重，有消亡阴液之势。

【治法】清热生津或急下存阴。

【代表方】白虎汤（《温病条辨》）。

【常用药】石膏、知母、生甘草、白粳米、连翘、芦根、玄参、大黄等。

【加减】如兼肺热痰咳，加杏仁、瓜蒌皮、鱼腥草、金银花以清肺化痰；若火炽津伤者，可合冬地三黄汤清热泄火，甘苦化阴；若兼有暑伤津气者，可合王氏清暑益气汤清涤暑热，益气生津。

2. 热结肠腑

【临床表现】日晡潮热，或时有神昏谵语，大便秘结，或纯利恶臭稀水，肛门灼热，腹部胀满硬痛，按之痛甚，苔老黄而燥，或起芒刺，甚则灰黑而燥裂，脉沉实有力。

【病机分析】此为暑热疫邪传入胃肠，与肠中积滞糟粕相结肠腑。邪热内结肠腑，里热熏蒸，故日晡潮热；热结于内，里热熏蒸，腑热上扰神明，则时有神昏谵语；邪热与肠中糟粕相结，阻滞肠道，传导失职，故大便秘结不通；若是燥屎内阻，粪水从旁流下，则可表现为利下纯水，即是谓"热结旁流"，其所下之水必恶臭异常，且肛门有灼热感；燥屎内结，腑气壅滞不通，所以腹部胀满硬痛，按之痛甚；腑热内结，津液受损则苔老黄而燥，或起芒刺，甚则灰黑而燥裂；因有燥屎内结，邪热伏于里，故脉沉实有力。日晡潮热，腹部硬满胀痛，便秘，苔黄厚燥裂，脉沉实为本证辨证要点。

【治法】攻下软坚泄热。

【代表方】调胃承气汤（《伤寒论》）。

【常用药】大黄、芒硝、黄芩、大腹皮、瓜蒌仁、枳实、厚朴、生地、麦冬、莱菔子、炙甘草等。

【加减】若兼有小便黄赤者，可加竹叶、通草、生地、赤芍等清火泄腑；阴伤明显者，加沙参、麦冬；热毒亢盛，口舌生疮者，加金银花、大青叶、板蓝根、紫花地丁等；神昏谵语重者，合用安宫牛黄丸以开窍醒神。

（二）重症期（脱）

1. 暑入心营

【临床表现】灼热烦躁，夜寐不安，时有谵语，舌蹇肢厥，舌红绛，脉细数；或猝然昏倒，不省人事，身热肢厥，气粗如喘，牙关微紧，舌绛脉数。

【病机分析】本证为暑热疫邪内陷心营之证。暑为火热之邪，"暑气通于心"，其中人最速，极易内陷心营。因此，暑入心营，既可从气分证发展而来，亦可因侵犯心营而内闭心包所致，以发病即见昏厥为特征。暑热内盛则身体灼热；暑入心营，心神被扰，则烦躁不宁，夜寐不安，时有谵语；热陷心包，清窍堵闭，则神昏谵语或昏愦不语。舌绛，脉数为热扰心营，营阴被灼之征。若暑邪猝中心营而内闭心包，则表现为猝然昏倒，不省人事；并因暑热内迫，热深厥深而伴见身热肢厥，气粗如喘；牙关微紧为热盛而有动风之象。

【治法】清营泄热，清心开窍。

【代表方】清营汤送服安宫牛黄丸、紫雪丹或至宝丹（《温病条辨》）。

【常用药】水牛角、生地、玄参、竹叶心、麦冬、丹参、黄连、金银花、连翘、冰片、栀子、滑石、寒水石、沉香、琥珀等。

【加减】如痰热闭窍较甚，加胆南星、菖蒲、郁金、竹沥以豁痰开窍；若兼有瘀血阻络，加丹皮、赤芍、桃仁、灯心草等清心豁痰，通瘀开窍；若动风之象明显，加天麻、钩藤、地龙、白僵蚕等息风止痉。

2. 气营（血）两燔

【临床表现】壮热，头痛如劈，口渴饮冷，心烦，甚或谵语、神昏，或有斑疹隐隐，或发斑吐衄、尿血便血，舌绛，苔黄燥，脉弦数或洪大有力。

【病机分析】本证为气分邪热未解，营分邪热又盛的气营两燔之证。热炽气营，故名"两燔"。邪热毒邪入里，燔灼气分，则壮热，口渴饮冷或大渴引饮。火热炎上则头痛如劈。热灼营阴，扰乱心神，故心烦甚或谵语、神昏。如热伤血络，溢于肌肤，则可见斑疹隐隐。热盛动血，可致发斑吐衄或尿血、便血。舌绛是热在营分之征，苔黄燥，脉洪数为气分邪热亢盛之象。

【治法】气营（血）两清。

【代表方】玉女煎去牛膝、熟地加细生地、玄参方（《温病条辨》）、化斑汤（《温病条辨》）、清瘟败毒饮（《疫疹一得》）。

【常用药】石膏、知母、玄参、生地、麦冬、连翘、黄芩、黄连、栀子、水牛角、丹皮、赤芍等。

【加减】吐衄重者，加白茅根、小蓟；斑疹紫黑者，重用生地、赤芍，加紫草、丹参、红花、当归尾；腹胀满、大便秘结者，加大黄、芒硝、厚朴；若兼见神昏谵语，舌蹇肢厥，可加用安宫牛黄丸、紫雪丹、至宝丹；痉厥者，加僵蚕、蝉蜕、地龙、全蝎等以平息肝风。

3. 津气欲脱

【临床表现】身热骤退，汗出不止，喘喝欲脱，脉散大。

【病机分析】本证为津气耗伤过甚所致的津气欲脱之证。暑热疫邪去则身热骤退；正气耗散过甚，固摄无权，津不内守，故汗出不止；津气耗伤太过，肺之化源欲绝，则见喘喝欲脱；津气势欲外脱，则脉散大而无力。本证病势险笃，但与阳气外亡而汗出肢冷，面色苍白，脉微细欲绝者有所不同。若病情进一步发展，亦可出现阳气外亡之危候。

【治法】益气敛津，扶正固脱。

【代表方】生脉散（《温病条辨》）。

【常用药】人参、党参、西洋参、黄芪、生地、玄参、麦冬、五味子等。

【加减】若汗出淋漓不止者，加龙骨、牡蛎止汗固脱；若气促痰鸣抽搐，可加胆南星、雄精、羚羊角等开窍息风；伴有气脱亡阳征兆，加附子、干姜等回阳救逆。

4. 阴竭气脱

【临床表现】身体灼热，神志昏愦，或兼有倦卧，气短，汗多，脉散大或细数无力；或兼有发热骤退，面色苍白，四肢厥冷，冷汗淋漓，舌淡，脉微细欲绝。

【病机分析】本证为邪热内闭心包，气阴或阳气外脱之证。多因邪盛正虚，或失误治，如汗下太过等导致气阴骤损。热邪内陷于里则身体灼热；热邪内闭心包，机窍阻闭，心神失常则神志昏愦；气虚力不能支则倦卧；气阴外脱则气短，汗多，脉散大或细数无力；阳气暴脱则发热骤退，面色苍白，四肢厥冷，冷汗淋漓，舌淡、脉微细欲绝。

【治法】清心开窍，固脱救逆。

【代表方】安宫牛黄丸或紫雪丹或局方至宝丹合生脉散（《温病条辨》）、参附汤（《重订严氏济生方》）。

【常用药】人参、党参、西洋参、麦冬、生地、五味子、附子、干姜、生姜、金银花、连翘、冰片、栀子、滑石、寒水石、沉香、琥珀等。

【加减】气短汗多者，加龙骨、牡蛎、防风、黄芪益气止汗固脱；伴有惊厥抽搐，加地龙、僵蚕、钩藤、蝉蜕、白芍；昏迷加菖蒲、郁金。

（三）恢复期（虚）

1. 肺胃阴伤

【临床表现】身热不甚或无热，干咳不已，口舌干燥而渴，舌红少苔，脉细数。

【病机分析】本证为暑燥疫后期，暑热已退，肺胃阴伤之证。外感暑热疫邪渐尽，故身热不甚或无热；肺阴伤，肺气失于宣肃，故干咳不已；胃阴伤则口舌干燥而渴。舌红少苔，脉细数为肺胃阴液未复之征。

【治法】甘凉滋润，清养肺胃。

【代表方】沙参麦冬汤，津伤甚者合五汁饮（《温病条辨》）。

【常用药】沙参、玉竹、生甘草、冬桑叶、麦冬、生扁豆、花粉、梨汁、荸荠汁、鲜苇根汁、麦冬汁、藕汁、蔗汁等。

【加减】肺经邪热较甚伴咳嗽，加黄芩、栀子、桔梗、桑白皮、浙贝母、知母清肺止咳；胃阴损伤明显伴食欲不振，加生地、玉竹、陈皮、焦三仙健运脾胃；咽痛、咽痒，加薄荷、牛蒡子、蝉蜕、僵蚕清热解毒利咽，祛风止痒。

2. 肝肾阴亏

【临床表现】低热不解，口干口渴，干咳，或不咳，甚则痉厥，舌质干绛，脉虚。

【病机分析】本证为暑热疫邪深入下焦，耗伤真阴的邪少虚多之证。燥伤真阴，虚热不尽，故低热不解；真阴耗伤，津不上承，故口干口渴；肾水耗竭，肺阴不足，故干咳；水不涵木，虚风内动，故可见痉厥。舌质干绛，脉虚皆为肝肾阴亏之征。

【治法】滋补肝肾，潜镇息风。

【代表方】三甲复脉汤（《温病条辨》）。

【常用药】生地、白芍、麦冬、阿胶、麻仁、生牡蛎、生鳖甲、生龟板、鸡子黄、炙甘草等。

【加减】兼心火炽盛，身热心烦不得卧，加黄连、栀子清泄心火，或合黄连阿胶汤；汗出心悸，加生龙骨、人参以镇摄潜阳，益气固脱；如果误治导致阴竭至极而出现时时欲脱，纯虚无邪者，用大定风珠以敛阴留阳，以防虚脱。

第四节 经典案例

 医案

暑燥疫案（登革热）：黄某，女，43 岁，教师。1990 年 10 月 13 日因发热恶寒，头痛，全身骨节酸痛 4 天收入院。患者 4 天前无明显诱因而出现发热恶寒，伴头痛，全身骨节酸痛，以腰痛为甚，发热以下午或夜间为甚（体温 38~39℃）。肌肤出疹，色红，无咳嗽，胃纳差，口干，时有腹痛，便溏，3~4 次/日，舌边尖红、苔微黄干，脉弦细数。体检：体温 38℃，神清，四肢及胸腹部皮肤可见散在红色出血点，眼睑结膜充血（++），双肺未闻及干湿啰音，心（-），毛细血管脆性试验阳性。血分析：白细胞 $3.0×10^9$/L，红细胞 $3.76×10^{12}$/L，血红蛋白 10^9g/L，血小板 $84×10^9$/L。

西医诊断：登革热。

中医诊断：暑热疫。辨证：卫营同病。

治以清暑解毒，凉营透疹。处方：水牛角（先煎）、石膏（先煎）各 30g，生地、野菊花各 20g，金银花、黄芩各 15g，赤芍、丹皮、知母各 12g，黄连、甘草各 6g。日 2 剂，水煎服，上、下午各进 1 剂。

二诊：10 月 15 日，仍有发热（体温 38℃），腰痛乏力，皮疹，尿黄，大便干，舌红、苔黄，脉弦数。治以清热祛湿，凉血透疹。处方：薏苡仁 30g，红条紫草、滑石、黄芩各 15g，丹皮、法半夏、赤芍各 12g，青蒿（后下）10g，甘草、陈皮各 3g。水煎服，日 2 剂。

三诊：10 月 19 日，发热已退，神疲乏力，口干口苦，时有胸闷，皮疹消退，舌淡红、苔白稍腻，脉弦细数。此为登革热后期，余邪未清，治宜清涤余邪，养阴生津。处方：生薏苡仁 20g，沙参、麦冬、连翘、菊花、茯苓、板蓝根、天花粉各 12g，甘草 3g。日 1 剂，再服 4 天而病痊愈。（《中国百年百名临床家刘仕昌》）

【案例分析】本案依据病史、症状及体征确诊为登革热，中医辨证属于暑热疫卫营同病，治疗以清解疠气为主，佐以凉营透疹祛湿。初起选用水牛角、石膏等清暑热，丹皮、赤芍等凉营透疹，菊花、金银花等疏散透表，共奏清暑解毒、凉营透疹之功，服用后，仍有发热，腰痛乏力，皮疹等症，验之舌脉，加薏苡仁等增强清热祛湿功效，三诊时发热已退，皮疹消退，仍有乏力，口干口苦，舌淡红，苔白，脉弦细数，为疾病后期，暑热疫疠邪气大多已去，余邪未清，故以清涤余邪、养阴生津为主，再服 4 天疾病告愈。

第五节　小　　结

　　暑热疫是由暑热疠气所引起的急性外感热病，初起即见阳明里热炽盛的特点，继而气营两燔，恢复期以肺胃津伤和肝肾阴亏为主。本病具有强烈的传染性和流行性，多发生在炎热的夏季或夏秋之交，病情重，病变发展迅速，诊断本病须有与本病患者的接触史。西医学中的流行性出血热、登革热、流行性乙脑等发生在夏季或夏秋之交的传染病，若有暑燥疫特点的可参考本病进行辨证论治。暑燥疫在发病过程中，还体现出同时犯及多个部位、多个层次，表现出卫气营血分证交叠出现，有时候难以截然划分病变阶段，临床诊治时应当细加辨识，治疗上应以不失时机，积极抗邪为要务。

第六章 杂 疫

第一节 概 述

　　杂疫不同于寒疫、温疫、寒湿疫、湿热疫、暑热疫，其症状纷繁复杂，病证有寒有热，包括大头瘟、烂喉痧、霍乱、疟疾、诸瘟、诸翻、诸挣、诸痧瘴等。

　　大头瘟是感受风热时毒引起的以头面部焮赤肿痛为特征的急性外感热病，多发生于冬春季节。汉唐以前的文献中并无本病病名的记载，至隋代巢元方《诸病源候论》及唐代孙思邈《千金翼方》中有类似本病的论述。到了金元时期，刘河间《素问病机气宜保命集》称本病为"大头病"。俞震《古今医案按》中有泰和二年流行"大头伤寒"，李东垣制普济消毒饮，广施其方而全活甚众的记载。明代陶华《伤寒全生集》指出本病的病因是"一曰时毒，一曰疫毒，盖天行疫毒之气，人感之而为大头伤风也"，治宜"退热消毒"。张景岳《景岳全书》把本病划归为温疫范畴，始提出病名"大头瘟"。俞根初《通俗伤寒论》称本病为"大头风"。西医学中的流行性腮腺炎与本病有相似之处，可参照本病辨证施治。

　　烂喉痧是感受温热时毒，以咽喉红肿疼痛甚或糜烂，肌肤丹痧密布为特征，多发于冬春两季的急性外感热病。由于本病具有上述特点，前代医家从不同角度出发，而命以不同名称，以致本病有多种病名，如"丹痧""疫喉痧""疫痧""疫毒痧"等。在清代以前，未见烂喉痧病名的记载，但有与本病临床特征相似的记载，如东汉张仲景《金匮要略》所称"阳毒"，具有面赤斑斑如锦纹、咽喉疼痛、咳唾脓血等表现，与本病类似。隋朝巢元方《诸病源候论》所载之"阳毒"，亦与本病相似。唐代孙思邈《千金翼方》所载之"丹疹"亦似本病。清代温病学家叶天士所著《临证指南医案》，记录了治疗以咽痛、丹疹为主症的病案，其表现酷似本病。清代还出现了有关本病专著，如陈耕道的《疫痧草》、金保三的《烂喉丹痧辑要》、夏春农的《疫喉浅论》等，对烂喉痧的发生、病机、证治及预防做了系统的论述。根据烂喉痧发病的季节特点和临床表现，西医学中发生于冬春季节的猩红热可参照本病辨证施治。

　　霍乱是感受时行秽浊疫疠之邪所引起的一种急性疫病。以卒然发作，上吐下泻，发热，腹痛不甚为临床特征。发病急骤，病情严重，病变常在顷刻之间挥霍缭乱，故名霍乱。民间亦有称其为"绞肠痧"、"瘪螺痧"或"吊脚痧"等。本病四季均可发生，但多发于夏秋季节。霍乱的记载首见于《灵枢·经脉》之"足太阴……厥气上逆则霍乱"，《灵枢·五乱》之"清气在阴，浊气在阳，营气顺脉，卫气逆行。清浊相干……乱于脾胃，则为霍乱"，指出脾胃运化功能失常，升降失司，清浊相干，乱于肠胃可致霍乱。《伤寒论·辨霍乱病脉证并治》对霍乱做了专篇论述，根据霍乱病的特征，将霍乱分为热多、寒多、亡阴、亡阳等不同类型，并分别提出了治法用药，为后世对霍乱病的认识发展奠定了基础。隋唐《诸病源候论·霍乱病诸候》详细论述了霍乱的病因和症状，并首先提出了"干霍乱"之名及其病因和证候特点。清代王孟英著有《霍乱论》专著，指出："凡霍乱盛行，多在夏热亢旱酷暑之年，则其证必剧。自夏末秋初而起，直至立秋后始息。"着重论述了霍乱的好发季节、传染特点，指出了霍乱可分为寒霍乱、热霍乱，并提出了相应的证治方法。根据霍乱发病季节和临床表现，西医学中的霍乱、副霍乱等真霍乱，以及急性胃肠炎、食物中毒等类霍乱，可参考本病辨证论治。

　　杂疫亦因感受戾气而得，但病情传变快，证候复杂，对按常规治疗不应的疫病，常须从杂疫的角度进行诊治，仔细辨证，方可奏效。

第二节　辨 识 要 点

　　杂疫的病因是四时不正之时毒戾气，其发生与体质因素、气候条件、卫生条件有关。时毒戾气侵犯人体亦多从口鼻而入，但因人体正气强弱不同，先天禀赋有别，脏腑气血失调有异，其发病复杂多变，表现的症状和体征也多种多样。毒邪循经上攻头面，则为大头瘟；毒邪壅滞咽喉，逼及营血，窜扰血络，则为烂喉痧；毒邪侵犯人体，蕴于中焦，损伤脾胃，气机升降失常，清浊相干，乱于肠胃则成上吐下泻之霍乱；毒邪盘踞膜原，则为疟疾。

一、大 头 瘟

　　1. 病因　风热时毒是大头瘟的致病因素，其既有风热病邪致病特性，又有温热疫毒的致病特征。其致病时既发展迅速，又易致局部肿毒。每当冬春之季，气候过暖之时，适逢人体正气不足，即易感邪而发病。

　　2. 病机　风热时毒循三阳经上攻头面，碍气灼营，邪气与气血壅结不散，成为大头肿毒的基本病机。如《诸病源候论·诸肿候》所言："肿之生也，皆由风邪、寒热、毒瓦斯客于经络，使血涩不通，壅结皆成肿也。"气血为邪毒所壅遏，津血不畅，必形成气滞、血瘀、痰滞，又反作用于病变处，使壅结益盛而红赤肿大。邪气与气血壅结之处，即是病变之所在，病变部位以头面三阳经所布之处为主，与肺、胃、心、肝均有联系。

　　3. 症状　风热时毒自口鼻而入，邪毒内袭，致卫气同病。卫受邪郁，故先有短暂的憎寒发热，进而热毒蒸迫肺胃，出现壮热烦躁、口渴引饮、咽喉肿痛等气分里热炽盛的表现。同时邪毒攻窜头面，搏结脉络，而致头面红肿疼痛，甚则溃烂。

　　4. 传变规律　风热时毒与气血壅结不散，病理性质属热属实，具有瘟疫按卫气营血、上中下三焦传变的发病规律。病变初起，病情较轻，仅犯皮毛，以肺卫为病。随着病变的进程，邪聚不散，壅结不解，热毒化火，充斥表里，发生传变，则病势由轻渐重，由经及腑，入气及营，而见毒盛肺胃、热结胃肠、内陷心营等证，随着热毒耗气伤阴日甚，后期则见气阴耗伤证。

　　5. 辨病依据

　　（1）多发生于冬春两季，气候过暖之时。

　　（2）起病急骤，初起憎寒发热，伴有头面燃赤肿痛。病程中肿毒特征突出。咽喉疼痛，但不破溃糜烂；头面红肿热痛，皮肤发硬，表面光滑，界限清楚。多从鼻旁、面颊肿起，向眼、耳、面部蔓延，甚至波及头皮，或出现水疮。

二、烂 喉 痧

　　1. 病因　温热时毒是烂喉痧的致病病因。此邪多形成于冬春季节，既有风热病邪的特点，又具有温热疫毒的属性。在冬春季节，若人体正气亏虚，卫外功能下降，不能抗邪，或起居不慎，寒温失调，腠理疏松，则外界的温热时毒极易侵入人体而引起发病。

　　2. 病机　风热时毒自口鼻而入，初起邪毒内袭，卫气同病。因卫受邪郁，故先有短暂的憎寒发热，气分热毒蒸迫肺胃，故相继出现壮热烦躁、口渴引饮、咽喉疼痛等里热炽盛的临床症状。风邪上行，故邪毒攻窜头面，搏结脉络，导致头面红肿疼痛，甚则发生溃烂。本病以邪在肺胃气分为主，邪毒内陷，亦可深入营血，或犯手足厥阴经，出现动血耗血、神昏惊厥等表现，但目前临床上甚少见到。所以本病预后较好，很少引起死亡。

3. 症状 肺主气而合皮毛，邪毒犯肺，肺气不宣，卫受邪郁，则见憎寒发热之表证。邪毒迅速传里，热毒充斥肺胃，上攻咽喉，正气奋起抗争，可见壮热，咽喉红肿疼痛，甚则血败肉腐发为糜烂。肺胃热毒窜扰血络，则肌肤丹痧密布。若正盛邪衰，机体驱邪外出，则在肺胃之邪热可迅速外解而得愈；若热毒较重，正不敌邪，热毒不仅可内陷营血，出现气营（血）两燔的重证，而且可迅速内陷心包，堵塞机窍，逼乱神明，症见高热、神昏、肢厥、舌绛、丹痧紫黑等。本病后期，毒去阴伤。如余毒未尽则见低热、咽痛；肺胃阴伤，形体失于濡养，则见身体消瘦，颈、胸、四肢等部位肌肤甲错，皮肤有片状脱皮，口干，舌红等。但有部分患者因遗毒未尽而留于关节、心、肾等处，发生关节肿痛、心悸、水肿等证，则成内伤疾病。

4. 传变规律 温热时毒多由口鼻而入，口鼻通于肺胃，故肺胃首先受病。邪毒迅速传里，热毒充斥肺胃，上攻咽喉，正气奋起抗争，肺胃热毒亦可窜扰血络。若正盛邪衰，机体驱邪外出，则在肺胃之邪热可迅速外解而得愈；若热毒较重，正不敌邪，热毒不仅可内陷营血，出现气营（血）两燔的重证，而且可迅速内陷心包，堵塞机窍，逼乱神明，证情甚为凶险。更甚者可因热邪内闭，阴津耗竭，阴阳不能相互维系，致阳气外脱而死亡。本病后期，毒去阴伤，如余毒未尽、肺胃阴伤等。但有部分患者因遗毒未尽而留于关节、心、肾等处成内伤疾病。

5. 辨病依据

（1）发生于冬春两季，有与烂喉痧患者接触史。

（2）有急性发热，咽喉肿痛糜烂，有白膜，擦之即去，肌肤发出丹痧，呈猩红色，舌红绛起刺状若杨梅等典型临床症状。

三、霍 乱

1. 病因 霍乱的病因为外受时行秽浊疫疠之邪，并与饮食不慎关系密切，好发于夏秋之际。因夏秋暑湿之气较盛，暑湿蒸腾，充斥上下，如饮食不洁，误进腐馊变质之物，或贪凉饮冷，恣食生冷瓜果，或饮食不节，暴饮暴食等，易造成脾胃损伤，运化失调，以致暑湿秽浊疫疠之邪入侵脾胃，发为本病。《类证治裁·霍乱》言："霍乱多发于夏秋之交……饮食生冷失节，清浊相干，水谷不化。"

2. 病机 疫疠秽浊之邪侵犯人体，蕴于中焦，损伤脾胃，气机升降失常，清浊相干，乱于肠胃而成上吐下泻之霍乱。《时疫论》说："霍乱之证，在夏秋为多，得之于风、寒、暑、热、饮食生冷之邪，杂糅交病于中，正不能堪，一任邪之挥霍缭乱，故三焦混淆，清浊相干，乱于肠胃也。"

3. 症状及传变规律 由于疫疠秽浊之邪的性质不同、素体阴阳盛衰有异，则病变有寒热之别。若为湿热秽浊壅滞中焦，或阳盛之体，邪从热化，则成湿热霍乱；若感受寒湿疫疠之邪，或素体阳虚，邪从寒化，则成寒湿霍乱。剧烈吐泻，津液大量亡失，阴津耗竭，则有亡阴之弊，临床可出现目眶下陷，皮肤松皱，甚至指螺干瘪等一系列阴津耗竭现象，即所谓"瘪螺痧"，进而阴损及阳，阴阳俱脱，可危及生命。大量津液丢失，筋脉失于濡养而拘急，可以引起腹部及小腿肌肉痉挛而疼痛，即民间所谓的"绞肠痧"或"吊脚痧"。亦有疫疠秽浊之气过重，邪滞中焦，气机升降窒塞，上下不通，出现欲吐泻不得，发为"干霍乱"者，病情尤为深重。霍乱的发生比较急骤，来势凶猛，津液暴泻，极易损伤阴津和阳气。因此发病初起阶段以邪实为主，到中后期阶段常常呈现出邪气未去而津液亡失、阳气虚脱等虚实夹杂的病理特点。

4. 辨病依据

（1）一年四季均可发生，但夏秋季节尤易发病，每多发生于有暴饮暴食及不洁食物史者。

（2）起病急骤，猝然发作，来势凶猛，一病即见暴吐下利，腹泻每日4次以上，多则达数十次。有发热不甚、腹痛或不痛等表现。

第三节　分证辨治

一、大头瘟

大头瘟一般采取内治外治相结合的方法，内以辛凉发散、宣气解毒、散结消肿为治疗通则，方药随证变通，颇为灵活。外治则有外敷、放血、探吐等方法。正如《景岳全书·瘟疫》所云："内火未盛者，先当解散……若时气盛行，宜清火解毒……时毒内外俱实，当双解表里。"此外，根据病情还可配合通腑、凉膈、清心、凉血、养阴等治法。同时要配合清热解毒、化瘀消肿止痛之方药外敷，以内外合治。

通治方：普济消毒饮（黄芩、黄连、人参、橘红、玄参、生甘草、连翘、牛蒡子、板蓝根、马勃、炒白僵蚕、升麻、柴胡、桔梗、陈皮、薄荷）。

1. 邪犯肺卫

【临床表现】恶寒发热，热势不甚，无汗或少汗，头痛，头面轻度红肿，全身酸楚，目赤，咽痛，口渴，苔薄黄，脉浮数。

【病机分析】本证为大头瘟初起，风热时毒侵犯肺卫之证。毒犯肺卫，卫气郁阻，故恶寒发热，全身酸楚，无汗或少汗；热毒郁肺，肺热炎上则咽痛、目赤；风热上扰经气不利，则头痛；热毒伤津则口渴；热毒上攻则头面轻度红肿；脉浮数为毒侵肺卫之征，苔薄黄为邪毒化热入里之象。

【治法】疏风清热，宣肺利咽。

【代表方】内服葱豉桔梗汤（《重订通俗伤寒论》），外敷如意金黄散（《外科正宗》）。

【常用药】内服：鲜葱白、淡豆豉、苦桔梗、苏薄荷、焦山栀、青连翘、甘草、鲜淡竹叶。外用：黄柏、大黄、姜黄、白芷、天花粉、苍术、天南星。

【加减】口渴明显者，可加生地、玄参，以清热生津利咽；无汗者可加荆芥，以增疏风透邪之效。

2. 毒盛肺胃

【临床表现】壮热口渴，烦躁不安，头面焮肿痛，咽喉疼痛加剧，舌红苔黄，脉数实。

【病机分析】本证为气分热毒，充斥肺胃，上攻头面所致。病至气分，热毒炽盛，充斥肺胃则壮热口渴，烦躁不安，咽喉疼痛加剧；头为诸阳之会，风热时毒上窜，壅结头面脉络，则头面焮赤肿痛；舌红苔黄，脉数实皆为里热炽盛之征象。

【治法】清热解毒，疏风消肿。

【代表方】内服普济消毒饮（《东垣试效方》），外敷三黄二香散（《温病条辨》）。

【常用药】内服：黄芩、黄连、人参、橘红、玄参、生甘草、连翘、牛蒡子、板蓝根、马勃、炒白僵蚕、升麻、柴胡、桔梗。外用：黄连、黄柏、生大黄、乳香、没药。

【加减】头面红肿热痛，热毒极重者，去升麻、柴胡为宜，防其升散之弊；头面红肿明显者，可加夏枯草、菊花等清上犯之热毒；局部肿胀紫赤者，可加牡丹皮、桃仁、红花以凉血活血消肿。

3. 毒壅肺胃，热结肠腑

【临床表现】身热如焚，气粗而促，烦躁口渴，咽痛，目赤，头面及两耳上下前后焮赤肿痛，大便秘结，小便热赤短少，舌赤苔黄，脉数。

【病机分析】本证为热毒炽盛，壅滞于肺胃肠腑之候。肺热壅盛则身热气粗而促；胃热津伤则烦热口渴，小便热赤短少；毒壅肠腑则大便秘结；热毒上攻头面则头面焮赤肿痛，咽痛，目赤；舌赤苔黄、脉数为热毒之象。

【治法】清透热毒，通腑泄热。

【代表方】通圣消毒散（《通俗伤寒论》）。

【常用药】防风、川芎、白芷、金银花、连翘、牛蒡子、焦山栀、滑石、芒硝、酒大黄、苦桔梗、生甘草、水牛角、大青叶、薄荷、鲜葱白、淡香豉、活水芦苇、鲜紫背浮萍。

【加减】口渴甚者，可加花粉、麦冬生津止渴；咽喉疼痛较重者，可加玄参、马勃、僵蚕清热利咽；头面红肿明显者可加夏枯草、菊花清上犯之热。

4. 胃阴耗伤

【临床表现】身热已退，头面焮肿消失，口渴欲饮，不欲饮食，咽干，目干涩，唇干红，舌红少津，无苔或少苔，脉细数。

【病机分析】本证为肺胃热毒已解，胃阴耗伤之候。肺胃热毒已解，则身热已退，面赤红肿消失。但胃津已伤，故口渴欲饮；胃阴不足，则不欲饮食；胃阴耗伤，阴津不能上荣，则咽干，目干涩，唇干红等；舌红少津、无苔或少苔，脉细数为胃阴耗损之征。

【治法】滋养胃阴。

【代表方】七鲜育阴汤（《重订通俗伤寒论》）。

【常用药】鲜生地、鲜石斛、鲜茅根、鲜稻穗、鲜梨汁、鲜蔗汁、鲜枇杷叶。

【加减】余热未净者，可加玉竹、桑叶以清泄邪热；胃阴耗伤严重者，可加北沙参、麦冬以滋养胃阴，并可加少量砂仁以振奋胃气，取阳生阴长之意。

二、烂 喉 痧

烂喉痧的治疗原则为清泄热毒。正如夏春农《疫喉浅论》所云："疫喉痧治法全重乎清也，而始终法程不离乎清透、清化、清凉攻下、清热育阴之旨也。"

通治方：清咽栀豉汤[山栀、香豆豉、金银花、苏薄荷、牛蒡子、粉甘草、蝉衣、白僵蚕、犀角（水牛角代）、连翘、苦桔梗、马勃、芦根、灯心草、竹叶]。

夏春农提出"首当辛凉透表，继用苦寒泄热，终宜甘寒救液"。提出了烂喉痧初、中、末期的不同治法，即初期邪偏卫表，治以辛凉透邪，兼清气营；中期注重泄火解毒，气营（血）两清，若见毒陷心包或内闭外脱者，当急予清心开窍或开闭固脱之法；末期治宜清泄余毒，滋阴生津。针对咽喉红肿糜烂，还要配合清热消肿或祛腐生新之方药外敷，内外合治，以求速效。

（一）初期

毒侵肺卫

【临床表现】初起憎寒发热，继则壮热烦渴，咽喉红肿疼痛，甚则糜烂，肌肤丹痧隐约可见，舌红或有珠状突起，苔白，脉浮数。

【病机分析】本证为热毒外袭肌表，内侵肺胃所致。卫受邪郁，邪正相争则见憎寒发热。苔白为邪在卫表之征。毒侵肺胃，上攻咽喉，则咽喉红肿疼痛，甚则糜烂。热毒偏盛，迫及营分，走窜血络，外发肌肤，则丹痧隐约可见。壮热烦渴，舌红，脉浮数均为气分热毒偏盛的征象。

【治法】透表泄热，清咽解毒。

【代表方】内服清咽栀豉汤（《疫喉浅论》），外用玉钥匙吹喉。

【常用药】山栀、香豆豉、金银花、苏薄荷、牛蒡子、粉甘草、蝉衣、白僵蚕、水牛角、连翘、苦桔梗、马勃、芦根、灯心草、竹叶。

【加减】若表郁较重者，可酌加荆芥、防风等以辛散表邪；若痰多呕吐者，去甘草加橘红、郁金；若咽喉肿痛明显者，可加入橄榄、土牛膝根等清热利咽之品。

（二）中期

1. 毒壅气分

【临床表现】壮热烦渴，烦躁，咽喉红肿糜烂，肌肤丹痧显露，舌红赤有珠，苔黄燥，脉洪数。

【病机分析】本证系表邪已解，热毒壅结气分，外窜血络所致。气分热盛，故见壮热烦渴；热毒壅结，膜败肉腐，则见咽喉红肿糜烂；热毒内窜血络，则肌肤丹痧显露；舌红赤有珠，苔黄燥，脉洪数为气分热毒炽盛的征象。

【治法】清气解毒，利咽退痧。

【代表方】内服余氏清心凉膈散（《温热经纬》），外用锡类散（方出《金匮翼》，名见《温热经纬》）。

【常用药】内服：连翘、黄芩（酒炒）、山栀、薄荷、石膏、桔梗、甘草、竹叶。外用：珍珠、青黛、冰片、象牙屑、西牛黄。

【加减】若兼大便秘结者，可加大黄、芒硝，以通腑泄热；若气分热毒炽盛者，可加金银花、连翘、大青叶等以增清热解毒之功。

2. 毒燔气营（血）

【临床表现】咽喉红肿糜烂，甚则阻塞气道，声哑气急，丹痧密布，红晕如斑，赤紫成片，壮热，汗多，口渴，烦躁，舌绛干燥，遍起芒刺，状如杨梅，脉细数。

【病机分析】本证系邪毒进一步化火，燔灼气营（血）之重证。气分热盛，则见壮热，汗多，口渴，烦躁等；血热炽盛，则见丹痧密布，红晕如斑；热灼营阴，则舌绛干燥，遍起芒刺，状如杨梅，脉细数；热毒化火，上攻咽喉，则咽喉红肿糜烂，甚则阻塞气道。

【治法】气营（血）两清，解毒救阴。

【代表方】内服凉营清气汤（《丁甘仁医案·喉痧证治概要》），外用珠黄散（《全国中成药处方集》天津方）吹喉。

【常用药】内服：水牛角、鲜石斛、黑山栀、丹皮、鲜生地、薄荷叶、川雅连、京赤芍、京玄参、生石膏、生甘草、连翘壳、鲜竹叶、茅芦根、金汁。外用：珍珠、牛黄。

【加减】如兼热毒内陷心包，症见灼热昏谵，遍身紫赤，肢凉，脉沉等，可加服安宫牛黄丸、紫雪丹以清心开窍。

（三）末期

余毒未尽，肺胃阴伤

【临床表现】咽喉腐烂渐减，但仍疼痛，壮热已除，惟午后仍低热，口干唇燥，皮肤干燥、脱屑，舌红而干，脉细数。

【病机分析】本证见于烂喉痧之恢复期。邪毒已减，故壮热已除；余毒未净，肺胃阴液未复，故见午后低热持续，以及咽喉轻度糜烂等；口干唇燥，皮肤干燥、脱屑，为肺胃阴伤所致；脉细数，舌红而干等，均属阴津耗损征象。本证病机侧重于阴津亏损，阴液不复则余热不易消退，诸症亦难消除。

【治法】滋阴生津，兼清余热。

【代表方】清咽养营汤（《疫喉浅论》）。

【常用药】西洋参、生地、茯神、麦冬、白芍、花粉、天冬、玄参、知母、炙甘草。

【加减】若兼腰痛、尿血为阴伤动血者，可加女贞子、旱莲草、白茅根、小蓟、山栀仁等以滋阴凉血；若四肢酸痛，甚至关节难以屈伸者，可加丝瓜络、川牛膝、赤芍、桃仁等以化瘀通络。

三、霍　乱

霍乱为时行秽浊疫疠之气所致，为危急重证，病势凶险，故当急则治标，以辟秽解毒，清热化湿，宣畅气机，恢复胃肠升降功能为首要治则。湿热霍乱，治当清热化湿，芳香化浊；寒湿霍乱，治当芳香化湿，温中散寒；亡阴者治当急以救阴；亡阳者治当回阳固脱。对干霍乱等病情危重者，当采用综合疗法及时救治。

通治方：湿热霍乱予蚕矢汤（蚕矢、薏苡仁、大豆黄卷、木瓜、姜黄连、制半夏、酒炒黄芩、通草、焦山栀、吴茱萸），寒湿霍乱予藿香正气散（滑石、炒豆豉、焦山栀、酒炒黄芩、佩兰、制厚朴、制半夏、白蔻仁）。

1. 湿热霍乱

【临床表现】身热较重，暴吐暴泻，吐泻交作，甚则呕吐如喷，吐出物酸腐热臭，混有食物残渣或黏液，泻出物呈黄水样，甚则如米泔水样，热臭难闻，头身疼痛，心烦，口渴，腹中绞痛阵作，甚则转筋，小便黄赤灼热，舌苔黄腻，脉濡数。

【病机分析】暑湿秽浊从口鼻而入，直趋中道，损伤脾胃，逆乱气机，清浊相干，升降失司则暴吐暴泻；脾胃运化失司，食物不得消化则呕吐物混有食物残渣或黏液；暑湿下迫大肠，则泻出物呈黄水样，热臭难闻；暑湿秽浊邪气侵袭，卫表清阳被遏，故发热，头身疼痛；邪热内留，损伤津液，故见心烦口渴，小便黄赤灼热；邪壅肠胃，气机滞而不通，故腹中绞痛阵作；舌苔黄腻，脉濡数均为湿热之征。

【治法】清热化湿，芳香化浊。

【代表方】蚕矢汤或燃照汤（《随息居重订霍乱论》）。

【常用药】蚕矢、薏苡仁、大豆黄卷、木瓜、姜黄连、制半夏、酒炒黄芩、通草、焦山栀、吴茱萸、滑石、炒豆豉、焦山栀、佩兰、制厚朴、制半夏、白蔻仁。

【加减】若脘闷吐甚，汤药难进，可先服玉枢丹以辟秽止吐；若脘痞，干呕较甚，加竹茹，重用川朴、白豆蔻；若夹食滞者，加焦六曲、焦山楂以消食导滞；若小便短少者，加通草、车前草淡渗利尿。

2. 寒湿霍乱

【临床表现】恶寒发热，恶寒重发热轻，头身疼痛，突发吐泻交作，吐泻物如清水样，或如米泔水样，泻出淡黄色稀便，甚则如米泔水样，不甚秽臭，腹部冷痛，喜温喜按，口不渴或渴喜热饮，胸脘痞闷，四肢清冷，舌苔白而浊腻，脉濡弱。

【病机分析】寒湿秽浊之邪外袭，郁遏肌表卫阳，邪正相争故恶寒发热，恶寒重发热轻，头身疼痛；寒湿秽浊壅滞中焦，脾胃受损，运化失司，清浊不分，升降悖逆，故吐泻交作；寒气偏胜，故吐泻物如清水样，泻出淡黄色稀便而不甚秽臭；寒湿秽浊郁阻中焦，中阳被遏，气机不通，则胸脘痞闷，腹部冷痛，喜温喜按；寒湿凝滞中焦，故口不渴或渴喜热饮；寒湿内停，阻滞气机，阳气不达四末，故四肢清冷；舌苔白而浊腻，脉濡弱为寒湿偏胜，中阳被遏之征。

【治法】温中散寒，芳香化湿。

【代表方】藿香正气散或附子理中丸（《太平惠民和剂局方》）。

【常用药】人参（去芦）、干姜（炮）、炙甘草、白术、黑附子（炮，去皮脐）。

【加减】若阳气既虚而阴津亦不足者，则可用通脉四逆汤合猪胆汁汤，既通其阳，又顾其阴；如呕逆甚，脉沉伏者，为脾胃阳气大虚，阴寒上逆，加吴茱萸、肉桂、丁香以温中降逆。

3. 干霍乱

【临床表现】猝然腹中绞痛，痛甚如刀劈，欲吐不得吐，欲泻不得泻，身热，烦躁闷乱，甚则面色青惨，昏愦如迷，四肢逆冷，头汗出，舌淡苔白，脉沉伏。

【病机分析】本证由于秽浊疫疠之邪阻遏中焦，气机窒塞，升降格拒，上下不通，故卒发腹中绞痛，甚则如刀劈，欲吐不得吐，欲泻不得泻。邪犯肌体，邪正抗争，故身热。浊邪壅闭，格阳于上，则烦躁闷乱。秽浊毒邪阻遏中阳，阳气不能宣通，以荣于头面四末，故面色青惨，四肢逆冷，头汗出。毒邪内盛，阻遏阳气则舌淡苔白，脉沉伏。

【治法】辟秽解毒，利气宣滞。

【代表方】玉枢丹或行军散（《随息居重订霍乱论》）。

【常用药】西牛黄、麝香、珍珠、冰片、硼砂、雄黄、火硝、金箔。

【加减】若腹胀较重，欲便不能，可加乌药、沉香、厚朴以破气散滞；若小便不通，可加滑石以利尿通浊。

4. 亡阴证

【临床表现】吐泻并作不止，吐泻物如米泔水样，疲软无力，目眶凹陷，指纹皲瘪，声嘶，面色㿠白，心烦，口渴引饮，呼吸短促，尿少尿闭，舌质干红，脉细数。

【病机分析】本证为剧烈吐泻，阴津亡失太过而致。因感邪过重，直犯中道，清浊相干，升降失司故吐泻不止。剧烈吐泻，以致体内津液大量亡失，气阴两伤，神失所养故疲软无力。津气耗竭，亡阴脱液则目眶凹陷，指纹皲瘪。足少阴肾经上络咽喉，阴津耗竭，咽喉失养故声嘶。津液大量亡失，阳随阴脱则面色㿠白。吐泻太过，津液耗竭，失于滋润则心烦，口渴引饮。病重犯及肾阴，致肾不纳气，则呼吸短促。肾阴枯涸则尿少尿闭，舌质干红，脉细数。

【治法】益气养阴，救逆生津。

【代表方】生脉散（《医学启源》）或大定风珠（《温病条辨》）。

【常用药】人参、麦冬、五味子、白芍、地黄、麦冬、龟甲、牡蛎、鳖甲、阿胶等。

【加减】若神疲肢软明显，可加西洋参、白芍补益气阴；若声嘶，可加诃子固肾开音；若腹泻明显，可加五味子、乌梅涩肠止泻；若呕吐剧烈，加竹沥、竹茹、半夏和胃降逆。

5. 亡阳证

【临床表现】吐泻交作不止，四肢厥冷，汗出身凉，呼吸微弱，语声低怯，恶寒蜷卧，精神萎靡，舌质淡白，脉沉细，甚则微细欲绝。

【病机分析】本证为秽浊疫疠之邪阻于中焦，清浊相干，升降失司，吐泻过剧，阴液亡失，阳随阴脱之候。由于剧烈吐泻，阳气暴脱，阳衰不能温煦则见四肢厥冷，恶寒蜷卧。阴寒内盛，阳越于外，阴阳格拒故见汗出身凉。肾阳不足，摄纳无权，故呼吸微弱，语声低怯。正气亏损，神失所养则精神萎靡。舌质淡白，脉沉细，甚则微细欲绝是阳气亡失，阴阳分离之危候。

【治法】益气固脱，回阳救逆。

【代表方】通脉四逆汤（《伤寒论》）或参附汤。

【常用药】炙甘草、生附子、干姜、人参、炮附子等。

【加减】若呕吐剧烈，可加生姜散寒止呕；腹痛甚者，加白芍和阴缓急止痛；若大汗不止者，可加山茱萸、牡蛎敛汗固脱。若下利不止，四肢厥逆，脉微欲绝，病情严重，可重用干姜，加强其温阳通里之效。

第四节　经典案例

一、大 头 瘟

张某，男，56岁，1960年4月20日。发热两日，头面红肿，微有恶寒，继则寒罢而热增。今日开始头面红肿热痛加重，两目不能开张，咽喉红肿且痛，口渴心烦，大便2~3日未行，舌苔黄厚质红，两脉洪滑且数，按之有力。此风温时毒侵袭卫、气，内蕴滞热，势将成温毒大头瘟证。用疏风清热解毒方法，使热祛毒解，消其肿痛。

薄荷3g（后下），牛蒡子6g，苦桔梗8g，片姜黄6g，黄芩12g，酒黄连4.5g，生甘草6g，玄参10g，连翘10g，板蓝根10g，马勃3g，紫雪散3g（冲），两剂。

二诊：1960 年 4 月 23 日

服上药后，遍身小汗，恶寒已解，身热渐退，大便一次，头面红肿略消，两目已能张开，咽喉肿势稍减，仍时作痛，心烦但夜已成寐，两脉洪滑，数势已差，按之力弱。温热蕴毒渐解，气分之热未清，再以普济消毒饮法加减，忌食荤腥之物。

蝉衣 6g，赤芍 10g，牛蒡子 6g，紫草 6g，连翘 12g，金银花 15g，花粉 12g，蚤休 10g，鲜茅芦根各 30g，紫雪散 1.8g（分冲），两剂。

三诊：1960 年 4 月 26 日

温毒蕴热渐解，头面红肿已退，体温正常，夜寐已安，大便溏薄，每日一次，小溲赤少，脉弦滑而力差，舌苔根部略厚。温热蕴毒已解，胃肠余滞未清，再以清化湿热兼导积滞，饮食当慎。

僵蚕 8g，蝉衣 6g，片姜黄 6g，连翘 10g，蚤休 10g，水红花子 10g，焦三仙各 10g，瓜蒌仁 25g，玄明粉 1.5g（分冲），两剂。

前药又两剂之后，诸恙皆安，大便正常，舌苔已化为正常，慎饮食，忌荤腥一周而安。

（赵绍琴. 1982. 温病纵横·中篇. 北京：人民卫生出版社.）

【案例分析】大头瘟一证，多因风热时毒引起，治疗常以普济消毒饮为主方。赵氏对此案患者一、二诊均使用本方加减，并认为此方有升散之品，反易助邪热上升，对于病情不利，故赵氏使用本方往往去升麻、柴胡，临床可参考。三诊时舌苔根部略厚，采取清化湿热兼导积滞法，效果明显，体现了辨证施治思想。

二、烂喉痧气血两燔

杨左，风温疫疠之邪，引动肝胆之火，蕴袭肺胃两经，发为喉痧。痧布隐隐，身热，咽喉肿红焮痛，内关白腐，舌苔薄黄，脉郁滑而数。天气通于鼻，地气通于口，口鼻吸受天地不正之气，与肺胃蕴伏之热，熏蒸上中二焦。咽喉为肺胃之门户，肺胃有热，所以咽喉肿痛，而内关白腐也。邪势正在鸱张之际，虑其增剧。《经》云：风淫于内，治以辛凉。此其候也。

净蝉衣八分，苦桔梗一钱，金银花三钱，京赤芍二钱，荆芥穗八分，甜苦甘草（各）六分，连翘壳三钱，鲜竹叶三十张，淡豆豉三钱，轻马勃一钱，象贝母三钱，白茅根二扎，薄荷叶（后下）八分，黑山栀一钱五分，炙僵蚕三钱。

二诊：丹痧虽布，身灼热不退，咽喉肿痛白腐，脉洪数，舌绛。伏温化热，蕴蒸阳明，由气入营，消烁阴液，厥少之火，乘势上亢。证势沉重，急宜气血双清，而解疫毒。

犀角尖五分，甘中黄八分，象贝母三钱，鲜竹叶三十张，鲜生地四钱，苦桔梗一钱，连翘壳三钱，茅芦根（去心节）各一两，生石膏（打）四钱，轻马勃一钱，黑山栀一钱五分，鲜石斛三钱，粉丹皮一钱五分，陈金汁一两，枇杷叶露（冲）四两。

三诊：丹痧已回，身热不退，项颈漫肿疼痛，咽喉焮肿，内关白腐，舌薄黄，脉沉数。温邪伏热，羁留肺胃两经，血凝毒滞，肝胆火炽，一波未平，一波又起，殊属棘手。宜清肺胃之伏热，解疫疠之蕴毒。

薄荷叶（后下）八分，甘中黄八分，京赤芍二钱，鲜竹叶、竹茹各一钱五分，京玄参二钱，苦桔梗一钱，生蒲黄（包）三钱，黑山栀一钱五分，连翘壳三钱，炙僵蚕三钱，淡豆豉三钱，象贝母三钱，益母草三钱，活芦根（去节）一尺。

（沈仲理. 2000. 丁甘仁临证医集. 上海：上海中医药大学出版，290-291.）

【案例分析】本案初起，温热毒邪蕴袭肺胃两经，症见痧布隐隐，身热，咽喉肿红焮痛，内关白腐，舌苔薄黄，脉郁滑而数，治疗重在透表泄热。二诊邪毒化火，燔灼气血，而见丹痧虽布，身灼热不退，咽喉肿痛白腐，脉洪数，舌绛，急宜气血两清。三诊余毒未净，则又清解肺胃之余毒。是按烂喉痧初、中、末三期辨治的典型病例。

三、寒霍乱案

陈左，夏月阳外阴内，偏嗜生冷，腠理开发，外邪易袭。骤触疫疠不正之气，由口鼻而直入中道，以致寒暑湿滞，互阻中焦，清浊混淆，乱于肠胃，胃失降和，脾乏升运，而大吐大泻，挥霍缭乱。阴邪锢闭于内，中阳不伸，不能鼓击于脉道，故脉伏，不能通达于四肢，故肢冷。两足转筋，一因寒则收引，一因土虚木贼也。汗多烦躁，欲坐井中之状。口渴不欲饮，是阴盛于下，格阳于上，此阴躁也。形肉陡然削瘦，脾土大伤，谷气不入，生化欲绝。阴邪无退散之期，阳气有脱离之险。脉证合参，危在旦夕间矣。拟白通四逆加人尿猪胆汁意。急回欲散之阳，驱内盛之阴。背城借一，以冀获效。

生熟附子各三钱，淡干姜五钱，炙甘草一钱，姜半夏三钱，吴茱萸七分，川连三分，赤苓四钱，陈皮一钱，陈木瓜五钱，童便一杯冲服，猪胆汁三四滴冲服。

复诊：吐泻烦躁均减，脉伏肢冷依然，加炒潞党参四钱。

（武进县医学会.1988.丁甘仁医案.南京：江苏科学技术出版社，155-156.）

【案例分析】本证吐泻系偏嗜生冷，脾阳受损，寒湿秽浊之邪阻遏中焦，运化失司，清浊相干所致。由于大吐大泻，阳气有暴脱之险，故拟白通四逆加人尿猪胆汁意，急回欲散之阳，驱内盛之阴。方中重用附子、干姜以温阳散寒；吴茱萸、川连辛开苦降；稍佐猪胆汁加强苦辛相济之力，以图通脉救逆之效；姜半夏、赤苓、陈皮、木瓜和胃化湿和中。药证相宜，故服后吐泻烦躁均减。

第五节 小 结

杂疫不同于寒疫、温疫、寒湿疫、湿热疫、暑热疫，其症状纷繁复杂，病证有寒有热，包括大头瘟、烂喉痧、霍乱、疟疾、诸瘟、诸翻、诸挣、诸痧瘴等。

大头瘟是多发于冬春季节由风热时毒引起的以头面焮赤肿大为特征的急性外感热病。以邪在肺胃气分为主，治疗应当以疏风清热、散结消肿为原则。此外治疗应注意内治与外治相结合，可外敷泻火解毒、散瘀消肿的三黄二香散、如意金黄散、青黛散等。

烂喉痧多发于冬春季节因感受温热时毒而引起的以发热、咽喉肿痛糜烂、肌肤丹痧密布为特点的一种急性外感热病。其基本治疗原则为清泄热毒。初起邪在肺卫者以透达热毒为原则，但不可过用寒凉，以免有凉遏冰伏之弊。中期邪毒入里，壅结上焦气分者宜清气解毒。若热毒入营，气营（血）两燔，则当气营（血）两清、解毒救阴。邪毒内闭心包者，急予清心开窍。内闭外脱者，则应以开闭固脱为急务。病至后期，邪毒渐退而阴液已伤，可滋阴生津，兼清余热。

霍乱是因饮食不洁且感受秽浊之气导致以突然吐泻交作为主要特征的急性外感病。治疗上应辨其寒热属性，在芳香化浊、和中化湿的基础上，分别立清热化湿和温化寒湿法。在亡阴时应急以救阴；在亡阳时要回阳固脱。病情发展而出现亡阴或亡阳时，还应及时采取补益气阴或温补阳气以固脱之法。

下　篇

第一章 现代中医疫病概述

一、现代传染病的主要进展

新发传染病（emerging infectious disease）是指由新种或新型病原微生物引起的传染病，以及近年来导致地区性或国际性公共卫生问题的传染病。新发传染病包括两类：①新发生的传染病，是指由新种或新型病原微生物引发的传染病；②重新发生的传染病（re-emerging infectious disease，RID），是指已得到基本控制、已不构成公共卫生问题的经典传染病，但近年来又重新流行。

随着全球化进程的加速，国际交往日趋频繁，新发传染病时常发生，其流行具有以下特点：病原体种类繁杂，以病毒感染居多，且多为自然疫源性、虫媒性疾病和人兽共患传染病；疾病传播速度快，流行范围广；感染方式复杂多变、流行趋势预测难度大；对公共卫生安全危害大。《自然》此前公布的数据表明，新发传染病中，人畜共患病占 60.3%，其中野生动物占比为 71.8%。引发人类疾病的 SARS 病毒、埃博拉病毒等都来自野生动物。

诸多因素可能引发新发传染病，如病毒的基因变异、人类易感性改变、气候和天气异常、人口和贸易往来的变化、抗生素广泛使用和滥用、水坝和灌溉系统建设，以及公共卫生系统崩溃、生物恐怖事件（如 2001 年美国炭疽事件）、贫困和战争等。因此，新发传染病的早期诊断和治疗越来越受到重视。

随着诊断技术的提升，越来越多过去被忽略的感染性疾病将会被识别。从鉴定新发病原体的能力来看，从 SARS 病毒到这次武汉新冠病毒的发现和鉴定，全球科研人员在病原体发现能力方面均显著提升，这主要得益于病原体检测和鉴定技术的更新迭代。回顾 SARS 的发现过程，主要是基于传统的病毒培养技术、电子显微镜技术和免疫学技术的应用。这次武汉发现的新冠病毒则主要基于成熟的高通量测序技术和生物信息学技术的应用，在很短时间内获得结果并足以宣布一种新病毒的基因全序列，这对尽早发现病原体和采取有效的防控措施至关重要。疾病控制成功与否取决于能否在疾病第 1 轮传播刚开始就立即采取措施，这是一个非常重要的疾病控制黄金窗口。一旦出现 2 代病例，则疫情将呈指数级扩大。因此，诊断技术的提升将会使越来越多过去被忽略的感染性疾病在早期被识别。新技术应用的重大意义对于疾病防控而言，就是可以把握传染病防控的"黄金窗口期"。

每次疫情的不同，均显示了微生物界的多态性这一永恒的主题。从 SARS 到中东呼吸综合征（MERS），再到人感染 H7N9 禽流感，再到这次武汉新冠感染，RNA 病毒的进化传播规律已经一目了然，但目前现代医学仍缺乏特效的治疗方法，抗病毒药疗效并不确切，主要采用对症和支持治疗，包括维持水、电解质平衡，控制继发感染等。疫苗接种可能成为预防传染性疾病流行最有效的措施，但疫苗的研制工作不仅受技术条件限制，而且受药品开发商对疫苗商业价值评估的影响。除此之外，建立传染病防控体系和长效管理机制，对传染病疫情进行监测、控制传染源、切断传播途径、保护易感人群仍是防控的主要手段。

未来对我国传染病防控体系的需求是多元的、开放的、多变的，包括但不仅限于传染病防控、细菌真菌诊治、医院感染控制、细菌耐药抗菌药物的使用。在这种新形势下，要真正做好健康中国战略的保障，积极推进以感染科为主体，实施多学科协作，建立整合感染病、传染病、疾病控制、新诊断技术与药物研发的立体化"大感染学科"体系和研究平台，已成为当务之急。

二、中医药对现代传染病的防治特色

中医药有几千年的历史，在急性传染病如鼠疫、天花、霍乱、疟疾、麻疹、痢疾、猩红热及 SARS 等治疗中积累了丰富经验，经历了 300 多次大型疫病的流行，形成了《伤寒杂病论》《温病条辨》等经典中医典籍。整体观念、辨证论治、治未病等中医药独特的治疗方案，在调节免疫功能等方面有着中医药治疗瘟疫的重要优势。

中医药防治疫病的关键在于存正气、避毒气，也就是依据《黄帝内经》确立的"正气存内，邪不可干，避其毒气"的基本原则，运用调摄精神、增强机体免疫力、中药防治、针灸疗法、中医香疗等方法进行防治，起到扶正祛邪、调整阴阳、条畅气机、辟秽驱邪等积极作用。

2003 年的 SARS 疫情在全球暴发，发现病例达 8400 多例，病死率为 11%。据统计，中国境内确诊 5327 例，死亡 349 例，病死率为 7%，其中广东为 34%。广东省中医院作为收治 SARS 病例的定点医院之一，自 2013 年 1 月 7 日接诊第 1 例 SARS 患者开始，到同年 5 月底，共收治 SARS 患者 112 例。采用中西医结合的治疗方法，除 7 例合并有严重心脑等基础疾病的患者死亡外，其余 105 例均治愈出院。后续研究发现，中医药治疗 SARS 具有缩短平均发热时间、改善全身中毒症状、促进肺部炎症吸收、降低重症患者病死率、改善免疫功能、减少激素用量、减轻副作用等优点。

在新冠疫情早期，国家已确定了湖北中西医结合医院、武汉市中医院等定点医院，紧急调集中医医疗队支援武汉，筹建了江夏方舱医院，使中医尽早地参与到救治中，使患者得到了系统规范的中医药治疗。各地中医专家也根据新冠疫情的中医证候特点，设计了中药预防方案，加强了中医治疗的参与度。据统计，痊愈出院的患者中 90% 以上使用了中医药。全国各地区发布的新冠疫情中医药防治方案中，具有明确名称的中药方剂多达 40 种，中成药 32 种。中医学在新冠疫情治疗中，不仅针对病因病机采取祛邪的治疗方法，同时强调扶正预防。通过整体观念、辨证论治，引入"未病先防"和"已病防变"的观点，利用中药的性味偏性寒热温凉，改善人体出现的异常的寒热温凉等症状。

总之，中医药的运用在 2003 年"非典"疫情和 2020 年武汉抗疫的重症及危重症救治中减缓了患者病情，阻止了重症向危重症的转化，促使危重症转为普通症，提高了治愈率，降低了病死率，相对于其他各国的西医对症治疗发挥了独特优势。中医药在新冠疫情中的应用，进一步证实了中医药可在传染性疾病防治体系中发挥重要的作用，构建中医药全面参与的传染病防治体系，将进一步提高中医参与传染病，大大提高新发传染病防治的效率。

三、构建中西医融合的传染病防治体系

现代西医尤其是传染病学的快速发展，使得西医在病原体的快速筛查、疾病的确诊、治疗中脏器功能的支持及群体综合防控体系的建立等方面无疑具有明确的优势，而中医则能通过整体观念指导下的辨证论治，"扶正祛邪"，兼顾排毒和提高免疫力，显著降低患者病亡率，提升治愈率，且能促进患者康复，明显减少后遗症。现代传染病的防治应加强中西医融合，充分发挥各自的特色和优势，取长补短，构建一个中西医优势互补、中西医方法并用、防治结合、优势突出、具有中国特色的传染病防控体系，尤其要发挥好中医药四维定性、三因制宜、分类分期防控和治未病的独特优势。

1. 四维定性　疾病的发生是邪气和人体正气交互反应的结果，新发的传染病更是特定地理、气候环境下的"戾气"和易感人群体质状态相互反应的结果。因此，中医药防治传染病首先需结合戾嗜、气候环境特征、患者内环境状态和临床表现这四个维度，细致分析，判定其寒热燥湿的属性，从而为精准辨证和处方提供前提。其中：①"戾嗜"是病原微生物所；②特定气候环境下的"六气"

（风、寒、暑、湿、燥、火六种正常的气候变化现象）或"六淫"（风、寒、暑、湿、燥、火六种异常的气候变化现象）特征对疫病寒温属性的判断是一个辅助条件；③内环境即体质状态决定了疫病感染后的寒热从化方向；④临床表现则是诸因素综合展现的结果，是辨证论治的抓手。

通过四者合参，四维定性，才能对新发传染病的病因和病机进行准确和全面的把握。

2. 三因制宜　是中医药的独特诊疗优势之一。各种传染病往往发生于不同的季节（因时）、不同的地域（因地）和不同的易感人群（因人），显示出不同的症候群、不同的病机和不同的预后等临床特点，这就要求我们能根据这些不同特点，针对性地采取精准的防控策略和救治方法，而不是简单地"一刀切"。

如2013年在南方广东暴发的SARS以及2019年首先在武汉暴发的新冠疫情等在病毒嗜肺的共同特征上就各有其临床特点。而同为新冠感染，与2020年武汉患者的寒湿俱显相比，2021年吉林通化和长春的患者则为寒多湿少，2022年河南的奥密克戎患者则化热化燥较多、较快，胃肠道症状少。国家在把握传染病的共性特征的基础上，不断根据实时获得的季节、地域、体质等各方面的不同特征，持续优化、更新中医药防治方案，取得了良好的防治效果。

3. 分类分期防控　对于新发的传染病，应根据其不同的病情程度进行科学的分类和分期，如新冠感染在诊治方案中根据病情分为轻型、普通型、重型和危重型四种临床类型，又根据发病时期分为医学观察期、临床治疗期和恢复期三个时期。同时根据各种类型和各个时期的各自特点，充分发挥中医药整体观指导下的辨证论治优势，如在早期（医学观察期）和恢复期运用中药的通治方进行群防群治，"大锅煮药"（协定方大批量制备发药），可极大地节省人力物力，大幅降低患者的转重症率。中后期则可根据具体病情需要辨证论治，实施个体化精准施治，尤其是诊断危重症患者，应加强中西协作，发挥中医扶正以祛邪的优势，显著降低死亡率。

4. 治未病　是中医药独特的诊疗特色。在疫病的防治过程中，应充分运用中医未病先防、既病防变、瘥后防复的防治策略，始终立足于防治结合、防控与早期干预并举，通过对中医防治疫病的理论和实践经验的挖掘，传承利用中医药防治疫病方法，在早期重视"未病先防"，对易感人群、密切接触者及疑似患者，采取"预防协定方"的内服或外用等干预方法，及时有效地控制疫情的发展。

在确诊患者的治疗方案中，则重视疾病的自然传变规律，采取"虚则补其母，实则泻其子"的提前干预，避免病情的持续加重；对于疾病的恢复期，则充分发挥中医药"瘥后防复"的独特优势，一方面祛邪务尽，防止"复阳"的发生，另一方面则扶正以祛邪，持续修复受损的人体免疫力和气血的耗损，显著降低各种后遗症的发生。

第二章 新型冠状病毒感染

第一节 概 述

新型冠状病毒感染（corona virus disease 2019，COVID-19，以下简称新冠病毒感染），是因感染新型冠状病毒所致的一种急性传染病，以发热、咳嗽、咽痛等为主要临床表现，自疫情暴发以来，已给世界人民的生命健康带来巨大威胁，据世界卫生组织（WHO）统计数据，截至2023年1月9日，全球已向WHO报告了659 108 952例新冠病毒感染确诊病例，其中包括6 684 756例死亡。

新型冠状病毒（SARS-CoV-2，以下简称新冠病毒）属于β属冠状病毒，有包膜，颗粒呈圆形或椭圆形，直径60～140nm。病毒颗粒中包含4种结构蛋白：刺突蛋白（S蛋白）、包膜蛋白（E蛋白）、膜蛋白（M蛋白）、核壳蛋白（N蛋白）。N蛋白包裹着病毒RNA形成病毒颗粒的核心结构——核衣壳，核衣壳再由双层脂膜包裹，双层脂膜上镶嵌有新冠病毒的S、M、N蛋白。新冠病毒入侵人体呼吸道后，主要依靠其表面的S蛋白上的受体结合域（RBD）识别宿主细胞受体血管紧张素转化酶2（ACE2），并与之结合感染宿主细胞。新冠病毒在人群中流行和传播过程中基因频繁发生突变，当新冠病毒不同的亚型或子代分支同时感染人体时，还会发生重组，产生重组病毒株；某些突变或重组会影响病毒生物学特性，如S蛋白上特定的氨基酸突变后，导致新冠病毒与ACE2亲和力增强，在细胞内复制和传播力增强；S蛋白一些氨基酸突变也会增加对疫苗的免疫逃逸能力和降低不同亚分支变异株之间的交叉保护能力，导致突破感染和一定比例的再感染。截至2022年底，WHO提出的"关切的变异株"（variant of concern，VOC）有5个，分别为阿尔法（Alpha，B.1.1.7）、贝塔（Beta，B.1.351）、伽马（Gamma，P.1）、德尔塔（Delta，B.1.617.2）和奥密克戎（Omicron，B.1.1.529）。奥密克戎变异株2021年11月在人群中出现，相比Delta等其他VOC，其传播力和免疫逃逸能力显著增强，在2022年初迅速取代Delta变异株成为全球绝对优势流行株。国内外证据显示奥密克戎变异株肺部致病力明显减弱，临床表现已由肺炎为主衍变为以上呼吸道感染为主。新冠病毒对紫外线、有机溶剂（乙醚、75%乙醇、过氧乙酸和氯仿等）及含氯消毒剂敏感，75%乙醇及含氯消毒剂较常用于临床及实验室新冠病毒的灭活，但氯己定不能有效灭活病毒。

本病的传染源主要是新冠病毒感染者，在潜伏期即有传染性，发病后3天内传染性最强。经呼吸道飞沫和密切接触传播是该病毒的主要传播途径，此外，在相对封闭的环境中可经气溶胶传播，接触被病毒污染的物品后也可造成感染。全人群对新冠病毒普遍易感，感染后或接种新冠病毒疫苗后可获得一定的免疫力。老年人及伴有严重基础疾病患者感染后重症率、病死率高于一般人群，接种疫苗后可降低重症及死亡风险。

新冠病毒感染疫情暴发后，国家卫健委组织相关专家对医疗救治工作进行分析研判，根据具体情况反复修订诊疗方案。2020年1月16日，第一版《新型冠状病毒感染的肺炎诊疗方案（试行）》正式发布。2020年1月27日，国家卫健委、国家中医药管理局发布了《新型冠状病毒感染的肺炎诊疗方案（试行第四版）》，其中正式纳入了系统的中医方案。2022年12月26日，国家卫健委发布公告，将"新型冠状病毒肺炎"更名为"新型冠状病毒感染"，并自2023年1月8日起，解除对本病采取的《中华人民共和国传染病防治法》规定的甲类传染病预防、控制措施，实施"乙类乙管"。2023 年 1 月 7 日,《新型冠状病毒感染诊疗方案（试行第十版）》发布，新版方案结合奥密克戎变异毒株特点和感染者疾病特征，对疾病名称、诊断标准、临床分型、治疗方法等内容进行了修正。

第二节 临床诊断

一、临床表现

潜伏期多为 2~4 天。

主要表现为咽干、咽痛、咳嗽、发热等，发热多为中低热，部分病例亦可表现为高热，热程多不超过 3 天；部分患者可伴有肌肉酸痛、嗅觉味觉减退或丧失、鼻塞、流涕、腹泻、结膜炎等。少数患者病情继续发展，发热持续，并出现肺炎相关表现。重症患者多在发病 5~7 天后出现呼吸困难和（或）低氧血症。严重者可快速进展为急性呼吸窘迫综合征、脓毒症休克、难以纠正的代谢性酸中毒和出凝血功能障碍及多器官功能衰竭等。极少数患者还可有中枢神经系统受累等表现。

儿童感染后临床表现与成人相似，高热相对多见；部分病例症状可不典型，表现为呕吐、腹泻等消化道症状或仅表现为反应差、呼吸急促；少数患儿可出现声音嘶哑等急性喉炎或喉气管炎表现，或见喘息、肺部哮鸣音，但极少出现严重呼吸窘迫；少数患儿出现热性惊厥，极少数患儿可出现脑炎、脑膜炎、脑病甚至急性坏死性脑病、急性播散性脑脊髓炎、吉兰-巴雷综合征等危及生命的神经系统并发症；也可发生儿童多系统炎症综合征（MIS-C），主要表现为发热伴皮疹、非化脓性结膜炎、黏膜炎症、低血压或休克、凝血障碍、急性消化道症状及惊厥、脑水肿等脑病表现，一旦发生，病情可在短期内急剧恶化。

大多数患者预后良好，病情危重者多见于老年人、有慢性基础疾病者、晚期妊娠和围产期女性、肥胖人群等。

（一）临床分型

1. 轻型 以上呼吸道感染为主要表现，如咽干、咽痛、咳嗽、发热等。

2. 中型 持续高热>3 天或（和）咳嗽、气促等，但呼吸频率（RR）<30 次/分、静息状态下吸空气时指氧饱和度>93%。影像学可见特征性新冠病毒感染肺部表现。

3. 重型

（1）成人符合下列任何一条且不能以新冠病毒感染以外其他原因解释：①出现气促，RR≥30 次/分；②静息状态下，吸空气时指氧饱和度≤93%；③动脉血氧分压（PaO₂）/吸氧浓度（FiO₂）≤300mmHg（1mmHg=0.133kPa），高海拔（海拔超过 1000m）地区应根据以下公式对 PaO₂/FiO₂ 进行校正：PaO₂/FiO₂×[760/大气压（mmHg）]；④临床症状进行性加重，肺部影像学显示 24~48 小时内病灶明显进展>50%者。

（2）儿童符合下列任何一条且不能以新冠病毒感染以外其他原因解释：①持续高热超过 3 天；②出现气促（<2 月龄，RR≥60 次/分；2~12 月龄，RR≥50 次/分；1~5 岁，RR≥40 次/分；>5 岁，RR≥30 次/分），除外发热和哭闹的影响；③静息状态下，吸空气时指氧饱和度≤93%；④出现鼻翼煽动、三凹征、喘鸣或喘息；⑤出现意识障碍或惊厥；⑥拒食或喂养困难，有脱水征。

4. 危重型 符合以下情况之一者：①出现呼吸衰竭，且需要机械通气；②出现休克；③合并其他器官功能衰竭需 ICU 监护治疗。

内容拓展：

（1）重型/危重型高危人群：①大于 65 岁，尤其是未全程接种新冠病毒疫苗者；②有心脑血管疾病（含高血压）、慢性肺部疾病、糖尿病、慢性肝脏、肾脏疾病、肿瘤等基础疾病及维持性透析患者；③免疫功能缺陷者（如艾滋病患者、长期使用皮质类固醇或其他免疫抑制药物导致免疫功能减退状态者）；④肥胖（体重指数≥30kg/m²）；⑤晚期妊娠和围产期女性；⑥重度吸烟者。

（2）重型/危重型早期预警指标

1）成人有以下指标变化应警惕病情恶化：①低氧血症或呼吸窘迫进行性加重；②组织氧合指标（如指氧饱和度、氧合指数）恶化或乳酸进行性升高；③外周血淋巴细胞计数进行性降低或炎症因子如白细胞介素-6（IL-6）、C反应蛋白（CRP）、铁蛋白等进行性上升；④D-二聚体等凝血功能相关指标明显升高；⑤胸部影像学显示肺部病变明显进展。

2）儿童有以下指标变化应警惕病情恶化：①呼吸频率增快；②精神反应差、嗜睡、惊厥；③外周血淋巴细胞计数降低和（或）血小板减少；④低（高）血糖和（或）乳酸升高；⑤降钙素原（PCT）、CRP、铁蛋白等炎症因子明显升高；⑥谷草转氨酶（AST）、谷丙转氨酶（GPT）、肌酸激酶（CK）明显增高；⑦D-二聚体等凝血功能相关指标明显升高；⑧头颅影像学有脑水肿等改变，或胸部影像学显示肺部病变明显进展；⑨有基础疾病。

（二）实验室检查

1. 一般检查　发病早期外周血白细胞总数正常或减少，可见淋巴细胞计数减少，部分患者可出现肝酶、乳酸脱氢酶、肌酶、肌红蛋白、肌钙蛋白和铁蛋白增高。部分患者CRP和血沉升高，PCT正常。重型、危重型病例可见D-二聚体升高、外周血淋巴细胞进行性减少，炎症因子水平升高。

2. 病原学及血清学检查

（1）核酸检测：可采用核酸扩增检测方法检测呼吸道标本（鼻咽拭子、咽拭子、痰、气管抽取物）或其他标本中的新冠病毒核酸。荧光定量PCR是目前最常用的新冠病毒核酸检测方法。

（2）抗原检测：采用胶体金法和免疫荧光法检测呼吸道标本中的病毒抗原，检测速度快，其敏感性与感染者病毒载量呈正相关，病毒抗原检测阳性支持诊断，但阴性不能排除。

（3）病毒培养分离：从呼吸道标本、粪便标本等可分离、培养以获得新冠病毒。

（4）血清学检测：新冠病毒特异性IgM抗体、IgG抗体阳性，发病1周内阳性率均较低。恢复期IgG抗体水平为急性期4倍或以上升高有回顾性诊断意义。

（三）胸部影像学

合并肺炎者早期呈现多发小斑片影及间质改变，以肺外带明显，进而发展为双肺多发磨玻璃影、浸润影，严重者可出现肺实变，胸腔积液少见。

二、诊断与鉴别诊断

（一）诊断原则

根据流行病学史、临床表现、实验室检查等综合分析，作出诊断。新冠病毒核酸检测阳性为确诊的首要标准。

（二）诊断标准

（1）具有新冠病毒感染的相关临床表现。

（2）具有以下一种或以上病原学、血清学检查结果：①新冠病毒核酸检测阳性；②新冠病毒抗原检测阳性；③新冠病毒分离、培养阳性；④恢复期新冠病毒特异性IgG抗体水平为急性期4倍或以上升高。

（三）鉴别诊断

（1）新冠病毒感染需与其他病毒引起的上呼吸道感染相鉴别。

（2）新冠病毒感染主要与流感病毒、腺病毒、呼吸道合胞病毒等其他已知病毒性肺炎及肺炎支原体感染相鉴别。

（3）新冠病毒感染要与非感染性疾病，如血管炎、皮肌炎和机化性肺炎等相鉴别。

（4）儿童病例出现皮疹、黏膜损害时，需与川崎病相鉴别。

第三节　中医认识

新冠病毒感染是一种全新的传染病，人类对其研究仍处在探索阶段，中医学对该病的认识，也随着防治工作的深入开展而不断完善。综合其传播规律、证候表现、传变特点等，可从如下角度认识该病：首先，本病属于中医学"疫病"范畴，《素问遗篇·刺法论》载："五疫之至，皆相染易，无问大小，病状相似。"吴又可在《温疫论》中指出："疫者，感天地之疠气，在岁运有多寡，在方隅有厚薄，在四时有盛衰，此气之来，无论老少强弱，触之者即病，邪从口鼻而入。"这些描述均与新冠病毒感染的传播途径及发病特点十分相近。但需注意的是，新冠病毒感染是"疫"，但又区别于"时疫"。"时疫"的季节性很强，与"六淫"有密切关系，正如《时病论》所载："时病者，乃感四时六气为病之证也，非时疫之时也。"而新冠病毒感染却是一年四季皆在流行，并且"六淫"也不是新冠感染发生的必要条件。另外，《黄帝内经》所载之"肺痹疫"对本病论治亦有参考价值，"肺痹者，烦满喘而呕"，其病因为"各以其时，重感风寒湿之气也"，其病机为"淫气喘息，痹聚在肺"，相关论述为本病危重症的辨治提供了思路。

一、病　　因

1. 天行疫疠，非时之气　"戾气"由隋代巢元方提出，是对《黄帝内经》"六气""六淫"所不能囊括疾病之因认识的深化。《诸病源候论·温病令人不相染易候》中记载："此病皆因岁时不和，温凉失节，人感乖戾之气而生病。则病气转相染易，乃至灭门，延及外人。"吴又可《温疫论》则在研究瘟疫的实践中受"乖戾之气"启发，创建"戾气"学说，"夫温疫之为病，非风、非寒、非暑、非湿，乃天地间别有一种异气所感"。从本病发病特点来看，"天行疫疠"为其发生的主要病因。

2. 正气虚馁，易感外邪　"冬不藏精，气失其正，春时阳气外发，二气相搏"，乃发为疫病。由此可见，气候异常是导致疫疠流行的外在气候条件，而人体正气不足、五脏精神失守是疫疠发病的内在基础，加之食饮无节、起居无常、七情不遂、过于劳累等因素的累积，正气虚衰，若卒感贼风，则极易发病。

3. 素体脾虚，中焦失和　饮食为立身之本，现代社会，饮食不节几近常态，不规律、不适度、失其宜等都会不同程度地影响脾胃运化，为疾病发生埋下祸根，甚者导致五脏功能失衡。患者如若先天脾胃素虚、气机失和，或后天中焦受损、运化失司，则可致气血生化乏源，久之正气衰微，易感戾气而发病。

4. 湿伏于内，外湿引动　脾虚则湿盛，湿为阴邪，重浊黏滞，伏于体内，极难祛除，若遇外湿引动，两湿相合，则更易发为外感疾病；湿易化热，故湿盛之体罹患外感则进展更速、症状更重。本病于我国流行之初，正值寒冬，寒湿肆虐，寒湿裹挟戾气，成为疫病广泛流行的重要基础。

二、病　　机

1. 寒湿伤阳为病机主线　本病患者多由感受寒湿戾气起病，在疾病初期呈现寒湿郁肺、寒湿束表、寒湿碍脾的临床特点，症见恶寒发热、头身疼痛之表证者，乃表卫被寒湿侵袭所致；症见胸闷、气短、乏力、干咳者，乃肺气被寒湿所阻所致；症见脘痞、呕恶、纳差、便溏、大便黏腻不爽者，乃脾胃为寒湿所困所致；症见咽喉肿痛，似刀片刮割者，乃寒湿郁结咽喉，郁而化热所致。此外，本病患者多舌质淡胖、有齿痕，苔多白而厚腻，脉濡或滑，寒湿之象明显。寒湿之邪既可侵袭肌表，以致卫阳郁遏，不得宣泄，呈现出表寒之证；也可直中于里，伤及脾肾，以致阳气失于温煦，加剧寒湿内生，现里寒证。

2. 核心病位为肺、脾　寒湿裹挟戾气侵袭人体，或从腠理而袭，或由口鼻而入，甚或直中于里。首当其冲者，肺脾两脏。肺居胸中，上通喉咙，开窍于鼻，主一身之表。寒湿困阻肌表，卫阳郁遏，肺气不得宣发，表气郁闭，故见表寒之证，临床所见，发病初期，恶寒发热、头痛身痛者，比比皆是，此为肺卫受邪。脾为中土，灌溉四旁，运化之户枢，升降之机括。脾有喜燥恶湿之性，与肺、肾、三焦、膀胱等脏腑配合，维持着人体水液代谢之平衡，若脾气虚弱，不能运化水湿，则可发生大便溏泄，身重肤肿等症。

3. 病机演变　通常六淫之寒湿，由风所挟而伤人，先袭其表，由表及里。但若寒湿裹挟戾气，则不循常道，可直中于里，侵袭肺脾，波及他脏。病之所发，虽由寒湿，然疫病伤人，传变最速，变证有五，一曰化热、二曰变燥、三曰伤阴、四曰致瘀、五曰闭脱。上述诸证，既可循序渐进，交替为患，亦可出现暴疠，诸证错杂，变生他证。故虽为寒湿戾气伤人，起病即见化热、变燥者，不在少数，以致病之转归，寒热两分。寒化者，多见寒湿郁肺、寒湿阻肺、阳气虚衰之证；热化者，多见湿热蕴肺、湿毒郁肺，甚呈瘀热入营、气营两燔之证。

概括而言，新冠病毒感染属于中医学"疫病"范畴，其发病与以下因素有关：①天行疫疠，非时之气（关键致病因素）；②正气虚馁，易感外邪（人体正气因素）；③素体脾虚，中焦失和（饮食体质因素）；④寒湿伏于内，外湿引动（气候因素）。气候异常、戾气流行是导致本病的外在气候条件，而食饮无节、起居无常、七情不遂、过于劳累，进而耗伤五脏精气等是本病发生的内在因素。本病病位在肺、脾，可波及心、肝、肾，病机以寒湿伤阳为主线，兼有化热、变燥、伤阴、致瘀、闭脱等变证，寒湿疫毒闭肺困脾是病机演变的核心环节。

第四节　中医治疗

新冠病毒感染作为新发突发传染病，患病人群广，人群、季节、地理、气候相差甚远，造成中医认识和治疗呈现百家争鸣的现象。不同地区应当在参考国家诊疗方案的基础上，充分结合各地实际情况，特别是确诊患者的实际临床特征，四诊合参，根据舌脉症，归纳其核心病机，从而合理处方用药。普遍认为，新冠病毒感染属于中医学"疫病"范畴，病因为感受"疫戾"之气，中医治疗以扶正祛邪、调和脏腑、平衡阴阳为基本原则，可根据病情合理选择中药汤剂、中成药、针灸等治疗方法，涉及超《中国药典》剂量，应当在医师指导下使用。

一、辨病论治

辨病论治适用于本病轻型、中型、重型患者，在危重型患者救治中可结合实际情况合理使用，尤其适用于中医寒湿束表、肺气郁闭证者。

【治法】宣肺散寒，祛湿解表。

【代表方】清肺排毒汤。

【常用药】麻黄、炙甘草、杏仁、生石膏、桂枝、泽泻、猪苓、白术、茯苓、柴胡、黄芩、姜半夏、生姜、紫菀、款冬花、射干、细辛、山药、枳实、陈皮、藿香。

【加减】恶寒重、无汗、高热，重用生麻黄、生石膏；咽痛加桔梗、连翘、牛蒡子；干咳重加百部、蝉蜕、藏青果、紫苏子；咳血加仙鹤草、紫草、三七粉。

二、分型–分证论治

（一）轻型

1. 疫毒束表证

【证候】发热头痛，无汗，身体酸痛，咽痒咳嗽或咽干痛，痰黏少，鼻塞浊涕。舌红，苔薄白或薄黄，脉浮数。

【治法】疏风散寒，解表止咳。

【代表方】柴胡桂枝汤加减。

【常用药】桂枝、白芍、柴胡、黄芩、葛根、荆芥、薄荷、金银花、桔梗、枳壳、前胡、川芎、白芷、甘草。

【加减】高热口渴者，加生石膏、知母、芦根；头痛甚者，加大川芎、白芷用量，酌加羌活、藁本；体痛甚者，加苍术；咽痒咳嗽甚者，加牛蒡子、枇杷叶、紫苏子；痰多色白者，加陈皮、法半夏、白芥子；痰色黄者，加鱼腥草、浙贝母。

2. 寒湿郁肺证

【证候】发热，乏力，周身酸痛，咳嗽，咯痰，胸闷憋气，纳呆，恶心，呕吐，腹泻或大便黏腻不爽。舌质淡胖齿痕或淡红，苔白厚腻或腐腻，脉濡或滑。

【治法】宣肺透邪，散寒除湿。

【代表方】寒湿疫方。

【常用药】生麻黄、生石膏、杏仁、羌活、葶苈子、贯众、地龙、徐长卿、藿香、佩兰、苍术、云苓、生白术、焦三仙、厚朴、焦槟榔、煨草果、生姜。

【加减】恶寒重、无汗、高热者，重用生麻黄、生石膏，加芦根、知母；往来寒热者加柴胡、黄芩；乏力明显者加黄芪、人参；痰多色黄或咳痰不畅者，加瓜蒌仁、黄芩、鱼腥草、连翘、板蓝根；喘憋者加炙紫菀、炙款冬花、炙枇杷叶。

3. 湿热蕴肺证

【证候】低热或不发热，微恶寒，乏力，头身困重，肌肉酸痛，干咳痰少，咽痛，口干不欲多饮，或伴有胸闷脘痞，无汗或汗出不畅，或见呕恶纳呆，便溏或大便黏滞不爽。舌淡红，苔白厚腻或薄黄，脉滑数或濡。

【治法】开达膜原，清热化浊。

【代表方】达原饮加味。

【常用药】槟榔、草果、厚朴、知母、黄芩、柴胡、赤芍、连翘、青蒿、苍术、大青叶、生甘草。

【加减】痰多色黄或咳痰不畅，加瓜蒌仁、黄芩、鱼腥草、连翘、板蓝根；纳呆重，加莱菔子、陈皮；呕恶重，加半夏、黄连、紫苏叶、生姜；腹泻，加黄连、生姜、云苓；便秘，加枳实、生大黄。

（二）中型

1. 湿毒郁肺证

【证候】发热，咳嗽痰少，或有黄痰，憋闷气促，腹胀，便秘不畅。舌质暗红，舌体胖，苔黄腻或黄燥，脉滑数或弦滑。

【治法】化湿宣肺，清热解毒。

【代表方】宣肺败毒方。

【常用药】麻黄、炒苦杏仁、生石膏、薏苡仁、麸炒苍术、广藿香、青蒿、虎杖、马鞭草、芦根、葶苈子、化橘红、甘草。

【加减】恶寒发热甚者，加大麻黄、生石膏用量，酌加柴胡、青蒿、黄芩；大便干结不通、腹部胀满甚者，加厚朴、枳实、生大黄；痰多色黄或咳痰不畅，加竹茹、黄芩、鱼腥草。

2. 寒湿阻肺证

【证候】低热，身热不扬，或不发热，干咳，少痰，倦怠乏力，胸闷，脘痞，或呕恶，便溏。舌质淡或淡红，苔白或白腻，脉濡。

【治法】运脾化湿，散寒解表。

【代表方】平胃散加味。

【常用药】苍术、陈皮、厚朴、藿香、草果、生麻黄、羌活、生姜、槟榔。

【加减】往来寒热加柴胡、黄芩；身重如裹加大苍术用量，并加炒白术、羌活、白芷；痰多色白加干姜、茯苓、细辛、法半夏；喘憋甚加炙紫菀、炙款冬花、炙枇杷叶。

3. 疫毒夹燥证

【证候】恶寒，发热，肌肉酸痛，流涕，干咳，咽痛，咽痒，口干，咽干，便秘，舌淡、少津，苔薄白或干，脉浮紧。

【治法】宣肺润燥，清热解毒。

【代表方】宣肺润燥解毒方。

【常用药】麻黄、杏仁、柴胡、沙参、麦冬、玄参、白芷、羌活、升麻、桑叶、黄芩、桑白皮、生石膏。

【加减】恶寒发热甚者，加柴胡、葛根、青蒿、黄芩；口燥咽干甚者，加芦根、天花粉、知母；大便干结者，加生大黄、瓜蒌仁、枳实；舌红苔黄燥者，加莲子心、赤芍、生地。

（三）重型

1. 疫毒闭肺证

【证候】发热面红，咳嗽，痰黄黏少，或痰中带血，喘憋气促，疲乏倦怠，口干苦且黏腻，恶心不食，大便不畅，小便短赤。舌红，苔黄腻，脉滑数。

【治法】清热宣肺，通腑化浊。

【代表方】化湿败毒方。

【常用药】生麻黄、杏仁、生石膏、甘草、藿香、厚朴、苍术、草果、法半夏、茯苓、生大黄、生黄芪、葶苈子、赤芍。

【加减】大热、大渴、脉洪大者，加大生石膏用量，加知母；咳血加仙鹤草、紫草、三七粉；痰少难咯者，加玄参、麦冬、甘草、桔梗；舌绛红加生地、赤芍。

2. 气营两燔证

【证候】大热烦渴，喘憋气促，谵语神昏，视物错瞀，或发斑疹，或吐血、衄血，或四肢抽搐。舌绛少苔或无苔，脉沉细数，或浮大而数。

【治法】清热凉营，通络散瘀。

【代表方】清瘟败毒饮。

【常用药】生石膏、知母、生地、水牛角、赤芍、玄参、连翘、丹皮、黄连、竹叶、栀子、桔梗、黄芩、生甘草。

【加减】斑疹难消，加大青叶、升麻；大便不通，加生大黄、芒硝；大渴不已，加石膏、天花粉；胸膈满闷，加瓜蒌皮、枳壳。可酌情选用中药注射剂，如喜炎平注射液、血必净注射液、热毒宁注射液、痰热清注射液、醒脑静注射液。

3. 阳气虚衰，疫毒侵肺证

【证候】胸闷，气促，面色淡白，四肢不温，乏力，呕恶，纳差，大便溏薄。舌淡，苔少或白苔，脉沉细或弱。

【治法】益气温阳，清肺解毒。

【代表方】扶正解毒方。

【常用药】附片、干姜、炙甘草、金银花、皂角刺、五指毛桃（或黄芪）、藿香、陈皮。

【加减】汗出肢冷、大汗淋漓、脉微欲绝，加龙骨、牡蛎、山茱萸；大便不通，加生大黄、芒硝；乏力甚，动则大汗，加人参、黄芪。可酌情选用中药注射剂，如参附注射液、生脉注射液、参麦注射液等。

（四）危重型

内闭外脱证

【证候】身热，昏愦不语，呼吸困难、喘喝欲脱，烦躁，汗出肢冷，舌质紫暗，苔厚腻或燥，脉浮大无根。

【治法】开闭固脱，回阳救逆。

【代表方】人参附子汤合苏合香丸或安宫牛黄丸。

【常用药】人参、黑顺片、山茱萸。送服苏合香丸或安宫牛黄丸。

【加减】高热者，可使用安宫牛黄丸，每次 0.5 丸，每日 2～4 次；腹胀、便秘或大便不畅（胃肠功能障碍）者，可加大承气汤（生大黄、芒硝、厚朴、枳实）灌肠，或单用生大黄（饮片或粉）煎服或冲服，每日 2～4 次，以每日解 1～3 次软便为度；腹泻，甚至排水样便者，可加藿香正气胶囊（软胶囊、丸、水、口服液）；胸闷、气喘（呼吸窘迫）者，可加用瓜蒌薤白半夏汤合五苓散加味（全瓜蒌、薤白、法半夏、茯苓、猪苓、泽泻、桂枝、白术、葶苈子）煎服（浓煎为 200ml，分 3～4 次口服或鼻饲）；昏迷、昏睡等意识障碍者，可加用苏合香丸口服或溶水鼻饲，每次 1 丸，每日 1～2 次；疲倦、气短、乏力、自汗、纳差较重者，可加西洋参、生晒参或红参煎服（浓煎为 200ml，分 3～4 次口服或鼻饲）；面白、恶风、肢冷较重者，可加淡附片、干姜、红参煎服（浓煎为 200ml，分 3～4 次口服或鼻饲）；口唇干燥、舌干红无苔者，可加西洋参、麦冬、玄参煎服（浓煎为 200ml，分 3～4 次口服或鼻饲）；大汗淋漓、四肢冰冷（休克）者，可在内闭外脱证推荐处方基础上，加大黑附片用量至 30g 或以上（先煎 2 小时以上），加用干姜、红参、黄芪煎服（浓煎为 200ml，分 3～4 次口服或鼻饲）；颜面、四肢浮肿（心功能不全）者，可在内闭外脱证推荐处方基础上，加五苓散加味（茯苓、猪苓、泽泻、桂枝、白术、大腹皮、青皮、葶苈子）煎服（浓煎为 200ml，分 3～4 次口服或鼻饲）。可酌情选用中药注射剂，如参附注射液、生脉注射液、参麦注射液等。

（五）恢复期

1. 肺脾气虚证

【证候】气短，倦怠乏力，纳差呕恶，痞满，大便无力，便溏不爽。舌淡胖，苔白腻。

【治法】补肺健脾益气。

【代表方】香砂六君子汤加减。

【常用药】法半夏、陈皮、党参、炙黄芪、炒白术、茯苓、藿香、砂仁、甘草。

【加减】乏力甚者，加大党参用量，或用生晒参；便溏甚者，加白扁豆、山药；胸膈满闷者，加瓜蒌、枳壳；仍有低热者，加生石膏、淡竹叶。

2. 气阴两虚证

【证候】乏力，气短，口干，口渴，心悸，汗多，纳差，低热或不热，干咳少痰。舌干少津，脉细或虚无力。

【治法】益气养阴生津。

【代表方】沙参麦冬汤合竹叶石膏汤。

【常用药】南沙参、北沙参、麦冬、西洋参、五味子、生石膏、淡竹叶、桑叶、芦根、丹参、生甘草。

【加减】低热不退，或夜热早凉，加青蒿；口渴甚，加天花粉、知母；乏力甚，加大西洋参用量，或加人参；心烦焦虑，加莲子心；舌红而干，加生地、赤芍。

3. 寒饮郁肺证

【证候】痒咳，或阵咳，呛咳、夜咳，遇冷加重，过敏而发，白痰难咯，苔白腻，脉弦紧。

【治法】温肺化饮，宣肺止咳。

【代表方】射干麻黄汤。

【常用药】射干、炙麻黄、干姜、紫菀、款冬花、五味子、法半夏、前胡、百部、紫苏子、葶苈子、川贝粉（冲服）。

【加减】咳甚痰多，加陈皮、白芥子；胸闷气紧，加瓜蒌皮、枳壳、苦杏仁；低热恶寒等表证未除，加桂枝、防风、荆芥；出现痰色黄、舌苔黄腻等化热倾向，加鱼腥草、枇杷叶、竹茹等。

三、其他疗法

本病各阶段均可配合针灸进行治疗。轻型患者常用穴位为合谷、后溪、阴陵泉、太溪、肺俞、脾俞；中型患者常用穴位为内关、孔最、曲池、气海、阴陵泉、中脘；重症患者常用穴位为大椎、肺俞、脾俞、太溪、列缺、太冲；危重症患者常用穴位为太溪、膻中、关元、百会、足三里、素髎；恢复期患者常用穴位为足三里（艾灸）、百会、太溪，也可采用隔物灸贴，取穴为大椎、肺俞、脾俞、孔最。

四、预防调护

（一）一般措施

1. 新冠病毒疫苗接种　接种新冠病毒疫苗可以减少新冠病毒感染和疾病发生，是降低重症和死亡发生率的有效手段，符合接种条件者均应接种。符合加强免疫条件的，也应及时进行加强免疫接种。

2. 其他注意事项　保持良好的个人及环境卫生，均衡营养、适量运动、充足休息，避免过度疲劳。提高健康素养，养成"一米线"、勤洗手、戴口罩、公筷制等卫生习惯和生活方式，打喷嚏或咳嗽时应掩住口鼻。保持室内通风良好，科学做好个人防护，出现呼吸道症状时应及时到发热门诊就医。

（二）中药预防措施

1. 中药代茶饮常用药　金银花、芦根、黄芪、紫苏叶、广藿香等。

2. 中药香囊常用处方　藿香、佩兰、金银花、桑叶、菊花、薄荷、冰片等。

（三）中医传统功法

坚持习练八段锦、五禽戏、易筋经等中医传统功法等可补益正气、强健体魄，对于养生防病具有积极意义。

第五节　名 家 名 论

自新冠疫情暴发以来，中医在前期预防、中期截断、危重症救治及后期的恢复调理过程中全程、多方位地深度参与，发挥了重要作用。与此同时，全国各地医家纷纷对该病之病因、病性、病机、辨治等进行了深入的分析和阐述，呈现出百花齐放、百家争鸣的学术繁荣。

仝小林院士认为此次疫病乃寒湿裹挟戾气所致，邪气由皮表、呼吸道、消化道侵袭机体，进而郁肺困脾，使表气郁闭、肺失宣降、脾胃运化失司；病性属阴，以伤阳为主线，同时又有化热、变燥、伤阴、致瘀、闭脱五种变证。仝小林院士将"寒湿疫"的自然病程分为"郁-闭-脱-虚"四期，同时结合各期患者的证候特征而将每期又分为多个证型。治法针对"寒湿疫毒闭肺困脾"的核心病机，基于"态靶"辨证思路，早期注重宣肺化湿，制订"寒湿疫方"，通过散寒除湿调理内环境，结合开肺、平喘、辟秽、祛湿、止呕等靶药，态靶同调，取得了良好的临床效果。针对重症期，发现"瘀热入营"是转重之关键病机；针对恢复期，提出从"虚、毒、瘀"以辨治的临床策略。最终构建了完善的"寒湿疫"辨治体系。

张伯礼院士从发病条件、临床表现、病变特点等角度出发，以"湿毒疫"论治本病，认为本病治疗当以遮掩口鼻、隔离病源等预防措施为第一要义；并以化湿解毒、辟秽化浊为根本，注重分期辨证论治。初期轻症患者以宣肺透邪、芳香化浊、平喘化痰、通腑泻热为治法；重症期以肺肠同治、解毒活血、通腑泄浊之法；危重症患者在西医规范治疗的基础上以清心开窍、益气固脱、凉血养阴法辨证论治；恢复期，正气损伤、邪气留恋、余热未清，治以清除余邪，扶助正气，改善生活质量。总之，在防治过程中应充分发挥中医药作用，注意在化湿解毒、辟秽化浊的基础上因证施治。

王琦院士针对如何有效防控新冠复阳提出了三大基本原则："除毒务尽""扶助正气""改善体质"。由于个体体质差异，可有病毒清除慢、少量留存、持续存在、间歇排毒等现象。通过调整人体的偏颇体质，改变病毒生存的环境，可减少疾病的发生及恶化。新冠病毒感染后期往往存在阴伤的证候，需注意滋阴调体；湿邪久羁，易损伤清阳，加之药物的使用亦损伤机体阳气，需注意温阳调体。基于此，在新冠病毒感染恢复期内，应依据体质特征加用调体方，调整偏颇体质，从根本上改变易患易变的体质基础，有助于有效防治新冠复阳。

国医大师周仲瑛教授认为本病属瘟疫，湿困表里、肺胃同病为基本病机。病邪乃温热夹杂秽浊之气，故针对温热邪气的治疗应贯穿始终。提出应根据初期、中期、重症期和恢复期的不同证候表现进行分期辨证论治；需紧扣"汗、清、和、下、滋"五法，药随证转，随证治之。

第六节　经 典 案 例

案例1

成某，男，45岁。2020年2月1日因"恶寒、发热、身痛、咳嗽1日"就诊。

病例摘要：发热（体温37.2℃），恶寒，伴全身酸痛，咳嗽，咽痒干咳，头晕，乏力，恶心，口干口苦。舌偏红边有齿痕，苔白腻略厚罩黄。

检查所见：肺部CT示双肺多发斑片状高密度影，新冠病毒核酸检测示阳性，进而确诊为"新冠病毒感染（普通型）"，遂收入某方舱医院隔离治疗。

处方：生麻黄6g，生石膏15g，杏仁9g，羌活15g，葶苈子15g，贯众15g，地龙15g，徐长卿15g，藿香15g，佩兰9g，苍术15g，云苓45g，生白术30g，焦三仙各9g，厚朴15g，焦槟榔9g，煨草果仁 9g，生姜 15g。

水煎服，日 1 剂，早晚分服。

2 月 3 日，患者发热恶寒消失、体温恢复正常，身痛、乏力等症均减轻，但咽痒、咳嗽反而加重。2 月 4 日后患者口干减轻，大便转稀。2 月 9 日复查肺部 CT 示双肺感染性病变较前范围增大；血常规示白细胞 16.27×10⁹/L，中性粒细胞百分比 93.5%，淋巴细胞百分比 2.5%，超敏 CRP：69.42mg/L。其间患者持续咳嗽，甚至出现轻微气喘，舌质同前，舌苔白腻满（苔增多，黄转白）。患者仍处病情发展阶段，然核心病机仍属寒湿郁肺，故继以寒湿疫方加减治疗。

2 月 17 日患者咳嗽明显好转，仍有口苦，大便稀溏，舌苔转为薄腻。2 月 20 日，患者复查各项指标均达出院标准而离舱。

（仝小林.2020. 新冠肺炎中医诊疗与研究. 北京：科学出版社，68）

【案例分析】结合患者四诊信息，考虑寒湿疫邪袭表、郁肺、碍脾；邪气郁肺，肺气不宣，而见咽痒、咳嗽等症；邪气困表，而见恶寒、全身酸痛等症；邪气碍脾，而见恶心等症。另外，口干、口苦、头晕、舌红表示少阳已有郁热。因此，该患者病机与寒湿疫方相符，故服药后诸症明显改善。唯独咳嗽日益加重，CT 检查亦提示疾病未能得到有效控制。究其原因，一者疫疠之气传变迅速，患者虽及时就诊，方药亦合，但病势所趋未必皆能阻止；二者可能合并细菌感染，多重打击共同导致病情加重。但综合症状表现，仍符合寒湿郁肺的核心病机，故治疗思路不变，中西配合论治后病情向愈出院。

 案例 2

罗某，女，67 岁。2020 年 2 月 4 日因"咳嗽、咳痰 5 天"入院。

病历摘要：患者 5 天前密切接触新冠病毒感染患者后出现咯黄绿色脓痰、气促、乏力、纳差、头昏，无发热、恶寒等症。

检查所见：体温 36.6℃、脉搏 92 次/分、呼吸 20 次/分、血压 126/86mmHg、新冠病毒核酸检测阳性。

中医诊断为咳嗽，辨证为心肾阴脱、气营同病、痰热阻肺。西医诊断：新冠病毒感染危重型；呼吸衰竭 1 型；2 型糖尿病，肾功能不全；低蛋白血症；皮肤软组织感染；高血压 3 级；冠心病，心力衰竭 2 级。

2 月 8 日团队初诊：已下病危。气促加重，尿量减少、下肢浮肿。咳黄绿色脓痰，胸闷气促，乏力，纳少，眠差，大便正常，小便少，双下肢浮肿，双足趾脓疱。

处方：西洋参 6g，麦冬 9g，五味子 6g，黄芪 30g，生地 10g，丹参 10g，炒麦芽 10g，猪苓 15g，茯苓 15g，芦根 30g，薏苡仁 30g，黄芩 10g，杏仁 9g，陈皮 10g，生甘草 6g，5 剂。

二诊：2020 年 2 月 13 日。纳差，稍口干口苦，无胸闷气促或下肢水肿，3 次稀便，小便可。处方化裁：改西洋参为太子参 15g，丹参 30g，芦根 40g，去生地、麦芽、猪苓、黄芩，加竹茹 10g，枇杷叶 15g，葶苈子 15g，槟榔 10g，草果仁 6g，3 剂。

三诊：2020 年 2 月 15 日。整体改善，停病危，改病重。处方化裁：改太子参为西洋参 10g，芦根为 30g，薏苡仁为 18g，茯苓为 12g，陈皮为 6g，去麦冬、五味子、竹茹、枇杷叶、丹参、葶苈子、槟榔、草果仁，加法半夏 9g，黄芩 12g，黄连 6g，厚朴 9g，瓜蒌 9g，川贝母 12g，前胡 9g，3 剂。

四诊：2020 年 2 月 20 日。稍乏力气促，效不更方。

五诊：2020 年 2 月 23 日。出院前症状明显改善，偶有干咳。已连续多次复查核酸阴性，符合国家出院标准。舌色稍红，舌苔薄黄，提示稍有内热，遵《素问·热论》之说："病热少愈，食肉则复，多食则遗，此其禁也。"嘱患者在康复阶段需要防范死灰复燃，虽在大病之后，仍宜清淡饮食，少进温补。3 月 13 日回访：出院后续服中药，身体感觉良好，复查核酸阴性。

（雷超奇，姚舜宇，刘如秀，等.2021.国医大师刘志明辨治新冠肺炎危重患者典型病案研析.湖

南中医药大学学报，41（2）：5）

【案例分析】卫气营血是温病学乃至中医学的重要辨证方法，由清代名医叶天士提出。但刘教授在实践中发现：若按叶氏卫气营血4层来治疗，病轻者尚可有效，病重者则今日治在"卫"，而明日已入"气"。治在"气"，而又入"营"、入"血"矣。此临床现象叶氏亦深有体会，《温热论》言："盖伤寒之邪留恋在表，然后化热入里，温邪则化热最速""前言辛凉散风、甘淡驱湿，若病仍不解，是渐欲入营也"。若拘泥于"开门揖盗，引邪入里"之说，必致表里俱实，热盛阴伤，甚或由轻转重，由重至危，终致无法挽救，因此，设立卫营或气营同治等表里双解法。本案患者咳吐黄痰，病在上焦气分、痰热壅肺；乏力、不渴、无高热、尿少、眠差、舌红少苔而干等证候，病在营分，为热入下焦、灼伤肝肾营阴。神志渐昏，是亡脱之象，结合证候进一步辨为亡阴。故考虑为卫营同病、热盛亡阴。以生脉散、清营汤、苇茎汤（《备急千金要方》）、杏苏散、猪苓汤化裁组方。救阴先用生脉散养阴固气，特用西洋参加强益气养阴之力，另加黄芪扶正。患者咳黄绿色脓痰一症尤为突出，刘教授用苇茎汤（《备急千金要方》），本方能宣肺排痰而不伤正气，另加黄芩清上焦肺热。咳嗽较重，用杏仁、陈皮、茯苓、甘草，取杏苏散之意。营分证，用吴鞠通《温病条辨》清营汤。阴虚尿少，用仲景猪苓汤加减。二诊时症状明显缓解，保留养心药物，合橘皮竹茹汤加强理气化痰。三诊时病情更加好转，去清营汤、猪苓汤等，仍有余热未清，舌苔厚腻明显，故加贝母瓜蒌散润肺止咳、宽胸化痰。

 案例3

汪某，男，71岁。2020年3月10日因"乏力、气喘1个月余"入院。

病历摘要：患者于1月10日无明显诱因出现头痛，无恶寒发热。就诊于某社区卫生服务中心，经对症治疗（具体不详）2天后开始出现低热，且出现胸闷气喘等不适。进一步检查后确诊为"新冠病毒感染"。1月29日转入某医院住院治疗，经治疗后病情好转，于2月4日出院并隔离。隔离期间患者一直存在重度乏力、活动后气喘等不适，故于3月10日来我院寻求进一步治疗。刻下症：干咳难忍，咽痒，夜间咳嗽难以入睡，胸闷，乏力，头昏头痛，口干不欲饮，无口苦，手足心热，睡眠差，纳食一般，夜尿2次，大便可。舌暗，苔少，脉浮弦。西医诊断：新冠病毒感染（恢复期）。中医诊断：疫病（气阴两虚，脾胃不足，余邪未净）。

处方：南沙参15g，北沙参15g，太子参20g，麦冬20g，醋五味子6g，山药40g，淡竹叶10g，桑叶10g，芦根20g，丹参12g，炙甘草6g，青蒿15g，醋鳖甲20g，生地15g，知母15g，丹皮12g，射干12g，蜜枇杷叶12g，生姜9g。

7剂，每日1剂，开水冲服。

2020年3月18日二诊：咳嗽明显缓解，手足心热缓解，睡眠改善（每晚可睡6小时），无胸闷不适，舌苔较前增多，精神可。现偶有干咳，时有头痛，稍有口干。前方基础上去南沙参，加用天麻15g，制附片6g，石菖蒲12g。7剂，颗粒剂，每日1剂，开水冲服。

2020年3月26日三诊：现稍有咳嗽，余无明显不适。施以补中益气汤、沙参麦冬汤、六君子汤加减。

（何堂清，丁齐又，周亚娜，等.2020.运用扶正透邪通络法治疗新冠肺炎恢复期验案3则.吉林中医药，40（11）：4.）

【案例分析】患者为老年男性，阴阳本已虚衰，且患病日久，故临床气阴两伤之象更为突出。结合其四诊信息，可知"肺脾气阴两伤，余邪未尽"为其核心病机，故需益气阴、健脾胃、清虚热、透余邪。因此，首先以生脉散配伍山药益气养阴，健脾益肺固肾；以青蒿鳖甲汤配伍沙参麦冬汤养肺胃之阴兼清透余热；以上焦宣痹汤开宣肺气、润肺利咽止咳，同时用丹参清除前期化生之瘀血。二诊时患者咳嗽大减，阴虚症状缓解，舌苔较前增加，提示胃气渐复。又因老年男子阴阳虚衰为本，"阴无阳不生，阳无阴不长"，故少佐附片以温补脾肾之阳，助生肺脾之阴。三诊时考虑患者邪气已去，正气独虚，遂以补中益气汤、沙参麦冬汤、六君子汤为底方加减，继续巩固治疗。

第三章　严重急性呼吸综合征

第一节　概　述

严重急性呼吸综合征（severe acute respiratory syndrome，SARS）是由 SARS 冠状病毒（SARS-CoV）引起的一种具有明显传染性、可累及多个脏器系统的特殊肺炎，WHO 将其命名为严重急性呼吸综合征。临床上以发热、乏力、头痛、肌肉关节酸痛等全身症状和干咳、胸闷、呼吸困难等呼吸道症状为主要表现，部分病例可有腹泻等消化道症状。重症病例表现为明显的呼吸困难，并可迅速发展为急性呼吸窘迫综合征（acute respiratory distress syndrome，ARDS）。

SARS-CoV 属冠状病毒科冠状病毒属，为有包膜病毒，直径多为 60～120nm，包膜上有放射状排列的花瓣样或纤毛状突起，长约 20nm 或更长，基底窄，形似王冠，与经典冠状病毒相似。冠状病毒对温度敏感，随温度升高抵抗力下降，37℃可存活 4 天，56℃加热 90 分钟、75℃加热 30 分钟能够灭活病毒。紫外线照射 60 分钟可杀死病毒。病毒对有机溶剂敏感，乙醚 4℃条件下作用 24 小时可完全灭活病毒，75%乙醇作用 5 分钟可使病毒失去活力，含氯的消毒剂作用 5 分钟可以灭活病毒。

目前已知 SARS 患者为传染源，野生动物也可能是传染源。SARS 患者的人体分泌物、血液及排泄物为主要传染源。SARS 病毒的传播方法主要为空气传播，SARS 病原对所有人群易感，人类对 SARS 病毒普遍缺乏免疫力，近距离接触即易感染。SARS-CoV 由呼吸道进入人体，在呼吸道黏膜上皮内复制，进一步引起病毒血症。被病毒侵染的细胞包括气管支气管上皮细胞、肺泡上皮细胞、血管内皮细胞、巨噬细胞、肠道上皮细胞、肾脏远曲小管上皮细胞和淋巴细胞。肺泡上皮细胞和肺血管内皮细胞受累可损伤呼吸膜血气屏障的完整性，同时伴有炎症性充血，引起浆液和纤维蛋白原的大量渗出，渗出的纤维蛋白原凝集成纤维素，进而与坏死的肺泡上皮碎屑共同形成透明膜。基于当时的尸检和少量支气管活检材料，SARS 主要累及肺和免疫器官如脾和淋巴结，其他脏器如心、肝、肾、肾上腺、脑等也可出现不同程度的损害。除此之外，部分病例在肺、心、肝、肾、脑、肾上腺、横纹肌等可见到以小静脉为主的小血管炎病变。表现为血管壁及血管周围的水肿、血管内皮细胞肿胀和凋亡、血管壁纤维素样坏死、血管壁内及血管周围单核细胞和淋巴细胞浸润。

第二节　临床诊断

一、临床特征

（一）流行病学史

若患者在近 2 周内有与 SARS 患者接触史，尤其是密切接触（指与 SARS 患者共同生活，照顾 SARS 患者，或曾经接触 SARS 患者的排泌物，特别是气道分泌物）的历史；或患者为与某 SARS 患者接触后的群体发病者之一；或患者有明确的传染他人，尤其是传染多人 SARS 的证据，可以认为该患者具有 SARS 的流行病学依据。对于 2 周内曾经前往或居住于目前有 SARS 流行区域的就诊患者，应警惕其患 SARS 的可能性。

（二）临床症状

SARS 患者急性起病，潜伏期通常限于 2 周之内，一般 2~10 天。其主要有以下三类症状：

1. 发热及相关症状 常以发热为首发和主要症状，体温一般高于 38℃，常呈持续性高热，可伴有畏寒、肌肉酸痛、关节酸痛、头痛、乏力。在早期，使用退热药可有效；进入进展期，通常难以用退热药控制高热。使用糖皮质激素可对热型造成干扰。

2. 呼吸系统症状 可有咳嗽，多为干咳、少痰，少部分患者出现咽痛。可有胸闷，严重者渐出现呼吸加速、气促，甚至呼吸窘迫，常无上呼吸道卡他症状。呼吸困难和低氧血症多见于发病 6~12 天以后。

3. 其他方面症状 部分患者出现腹泻、恶心、呕吐等消化道症状。

4. 体征 SARS 患者的肺部体征常不明显，部分患者可闻及少许湿啰音，或有肺实变体征。偶有局部叩诊浊音、呼吸音减低等少量胸腔积液的体征。

（三）临床分期

1. 早期 一般为病初的 1~7 天。起病急，以发热为首发症状，体温一般＞38℃，半数以上的患者伴有头痛、关节肌肉酸痛、乏力等症状，部分患者可有干咳、胸痛、腹泻等症状；但少有上呼吸道卡他症状，肺部体征多不明显，部分患者可闻及少许湿啰音。胸部 X 线片肺部阴影在发病第 2 天即可出现，平均在 4 天时出现，95% 以上的患者在病程 7 天内出现阳性改变。

2. 进展期 多发生在病程的 8~14 天，个别患者可更长。在此期，发热及感染中毒症状持续存在，肺部病变进行性加重，表现为胸闷、气促、呼吸困难，尤其在活动后明显。胸部 X 线片示肺部阴影发展迅速，且常为多叶病变。少数患者（10%~45%）出现 ARDS 而危及生命。

3. 恢复期 进展期过后，体温逐渐下降，临床症状缓解，肺部病变开始吸收，多数患者经 2 周左右的恢复可达到出院标准，肺部阴影的吸收则需要较长的时间。少数重症患者可能在相当长的时间内遗留限制性通气功能障碍和肺弥散功能下降，但大多可在出院后 2~3 个月内逐渐恢复。

（四）实验室及其他检查

1. 一般实验室检查

（1）外周血象：在病程 2~7 天时白细胞计数一般不升高，部分患者可降低；常有淋巴细胞计数减少[若淋巴细胞计数＜$0.9×10^9$/L，对诊断的提示意义较大；若淋巴细胞计数介于（0.9~1.2）×10^9/L，对诊断的提示仅为可疑]；部分患者血小板减少。

（2）T 淋巴细胞计数：常于发病早期即见 $CD4^+$ 细胞、$CD8^+$ 细胞计数降低，两者比值基本正常或降低。

2. 胸部影像学检查 病变初期肺部出现不同程度的片状、斑片状磨玻璃影，少数为肺实变影。阴影常为多发和（或）双侧改变，并于发病中呈进展趋势。部分患者进展迅速，短期内融合成大块片状阴影。当肺部病变处于早期阶段，磨玻璃影淡薄或其位置与心影和（或）大血管影重合时，胸部 X 线片可能难以发现。故如果早期胸部 X 线片无异常，尚需每 1~2 天动态复查。若有条件，可安排胸部 CT 检查，有助于发现早期轻微病变，或与心影和（或）大血管影重合的病变。必须定期进行胸部 X 线影像学复查，以观察肺部病变的动态变化情况。

3. 特异性病原学检测

（1）SARS-CoV 血清特异性抗体检测：发病 10 天后（免疫荧光试验，若采用酶联免疫吸附试验，则在发病 21 天后），患者血清内可以明确检测到 SARS-CoV 的特异性 IgG 抗体。绝大多数在 28 天内 IgG 抗体阳转或抗体的滴度从进展期至恢复期升高 4 倍以上，具有病原学诊断意义。IgM 抗体通常在发病第 7 天开始可以在血清中检测出，14 天左右达高峰，以后逐渐下降。由于特异性不强，仅有参考诊断价值。

（2）SARS-CoV 核酸（RNA）检测：准确的 SARS-CoV 的 RNA 检测具有早期诊断意义。采用荧光定量 RT-PCR 方法在排除污染及技术问题的情况下，从呼吸道分泌物或粪便等人体标本中检出 SARS-CoV 的 RNA，尤其是多次、多种标本和多种检测试剂盒的 SARS-CoV RNA 阳性，对病原学诊断有重要支持意义。但其特异性和敏感性尚有待进一步论证。

（3）其他的早期诊断方法：免疫荧光抗体检测鼻咽或气道脱落细胞，基因芯片等检测方法尚有待进一步研究。

二、诊断与鉴别诊断

从流行病学史、临床症状和体征、一般实验室检查、胸部 X 线影像学变化，配合 SARS-CoV PCR 检测阳性，并排除其他表现类似的疾病以作出 SARS 的诊断。

（一）诊断要点

（1）具有临床症状和出现肺部 X 线影像学改变，是诊断 SARS 的基本条件。

（2）流行病学方面有明确支持证据和能够排除其他疾病，是能够作出临床诊断的最重要支持依据。

（3）对于未能追及前向性流行病学依据者，需注意动态追访后向性流行病学依据。

（4）对病情演变（症状、氧合状况、肺部 X 线检查）、抗菌治疗效果和 SARS 病原学指标进行动态观察，对于诊断具有重要意义。

（5）应合理、迅速安排初步治疗和有关检查，争取尽快明确诊断。

（二）临床诊断

对于有 SARS 流行病学依据，有症状，有肺部 X 线影像学改变，并能排除其他疾病诊断者，可以做出 SARS 临床诊断。在临床诊断的基础上，若分泌物 SARS-CoV RNA 检测阳性，或血清 SARS-CoV 抗体阳转，或抗体滴度 4 倍及以上增高，则可作出确定诊断。

（三）疑似病例

对于缺乏明确流行病学依据，但具备其他 SARS 支持证据者，可以作为疑似病例，需进一步进行流行病学追访，并安排病原学检查以求印证。对于有流行病学依据，有临床症状，但尚无肺部 X 线影像学变化者，也应作为疑似病例。对此类病例，需动态复查胸部 X 线片或胸部 CT，一旦肺部病变出现，在排除其他疾病的前提下，可以作出临床诊断。

（四）医学隔离观察病例

对于近 2 周内有与 SARS 患者或疑似 SARS 患者接触史，但无临床表现者，应自与前者脱离接触之日计，进行医学隔离观察 2 周。

（五）鉴别诊断

SARS 的诊断目前主要为临床诊断，在相当程度上属于排除性诊断。在作出 SARS 诊断前，需要排除能够引起类似临床表现的其他疾病。

SARS 需要进行鉴别的重点疾病主要有普通感冒、流行性感冒（流感）、一般细菌性肺炎、军团菌性肺炎、支原体肺炎、衣原体肺炎、真菌性肺炎、艾滋病和其他免疫抑制（器官移植术后等）患者合并肺部感染、一般病毒性肺炎等。

其他需要鉴别的疾病还包括肺结核、流行性出血热、肺部肿瘤、非感染性间质性肺疾病、肺水肿、肺不张、肺栓塞、肺血管炎、肺嗜酸性粒细胞浸润症等。

对于有 SARS 类似临床症候群的病例，若规范地进行抗菌治疗后无明显效果，则有助于排除细菌或支原体、衣原体性肺部感染。

（六）重症 SARS 诊断

（1）呼吸困难：成人休息状态下呼吸≥30 次/分且伴有下列情况之一：①胸片显示多叶病变或病灶总面积在正位胸片上占双肺总面积的 1/3 以上；②病情进展，48 小时内病灶面积增大超过 50% 且在正位胸片上占双肺总面积的 1/4 以上。

（2）出现低氧血症：氧合指数低于 300mmHg。

（3）休克或出现多器官功能障碍综合征（MODS）。

第三节 中医认识

SARS 是一种全新的烈性呼吸道传染病，中医古籍中并无相关病名记载，但根据其传播规律、发病证候、传变特点、病因病机的推论，SARS 符合《素问遗篇·刺法论》所云"五疫之至，皆相染易，无问大小，病状相似"的论述，其病因属疫毒之邪由口鼻而入，以发热为首发症状，伴极度乏力、干咳、呼吸困难。起病急，病情重，传变快，主要病位在肺，亦可累及其他脏腑。其基本病机为邪毒壅肺，湿痰瘀阻，肺气郁闭，气阴亏虚，多属于中医学"瘟疫""温病""春温""风温""热病"等范畴。

一、病　因

1. 天行疫毒，戾气为患　中医学认为，人与自然是一个统一的整体——天人合一，自然气候变化有正常也有反常，而反常的气候变化就容易引起传染病的发生和流行，天人合一理论是中医学整体观念的重要组成部分。《普济方·时气门》云："人居天地之间，禀气于阴阳，气和则安，气戾则病。故一岁之内，节气不和，寒暑乖候，皆为疫疠之气。感而为病，其状无问长少，率皆相似，欲名天行。"在《黄帝内经》中，认为瘟疫的发生和流行与自然气候的反常变化密切相关。《素问·六元正纪大论》中有曰："丑未之纪……二之气，大火正，物承化，民乃和，其病温疠大行，远近咸若。"2003 年是癸未年，属丑未之纪。"二之气"指二十四节气中的春分—清明—谷雨—立夏这四个节气，约 3 月中旬到 5 月中旬期间。正如王叔和所说："非其时而有其气，是以一岁之中，长幼之病每相似者，此则时行之病也。"2002 年冬天，气候异常，雨雪分布不匀，先寒后暖，应寒反暖，乍暖乍寒。2003 年春天气候又几番急升骤降，寒温交错，应暖反凉，时燥时湿，以致天地间产生一种戾气，也可称疫毒邪气。人在气交之中生活，邪气潜伏，最易损伤正气，为疫情之广泛流行提供了条件，当然环境、大气污染也是主要因素，这些均为"天行"因素，正所谓"夫天地之气常则安，变则病"。

2. 冬不藏精，正气不足，感受疫疠邪气　人的正气充盛与否是能否染病的一个重要因素。《素问遗篇·刺法论》云："黄帝曰：余闻五疫之至，皆相染易……岐伯曰：不相染者，正气存内，邪不可干，避其毒气，天牝从来，复得其往，气出于脑，即不邪干。"这句话有二层含义，一是指当人体正气旺盛，抗邪能力强时，邪气就不容易侵犯机体，是说为了保持正气不受邪侵，就应采取相应措施，避其毒气。"天牝"是鼻孔，比如戴口罩即可将毒邪拒之于外，疫毒不能侵入人体内，就不能损伤正气，达到"正气存内"的目的。《素问·评热论病》也说："邪之所凑，其气必虚。"邪气侵入机体，就会损伤正气，而正气虚弱又容易招致邪气的侵犯，导致疾病的发生。吴又可亦指出："本气充满，邪不易入，本气适逢亏欠，呼吸之间外邪因而乘之。"他还说："正气稍衰者，触之即病。"以上均说明了自身的抗病能力在发病与否上起主导地位。

正气不足与摄生不慎、"冬不藏精"有关。冬令严寒，阳气内敛，人能顺天时而蛰藏，则肾气内充，腠理固密，不伤于邪。不藏精者指人体先天之精、后天之精受损，精伤则化气功能受阻，引发阳气不足，阴精不得潜藏，导致人体防御系统障碍，引发疾病。中医称为"虚邪伤人"，与西医所谓免疫能力下降相仿。体质因素是导致机体发病的重要内因。

根据流行病学调查表明，并不是所有的人接触戾气都发肺毒疫，有些人即使出现了发病的类似症状，也比典型患者轻得多，能很快治愈。这是因为人阴阳气血，既是构成人体和产生人体生命活动的基本物质，也是抗御戾气的物质基础，阴阳失调，疾病而起。

3. 伏邪藏匿，伏气为病 从 SARS 患者有一定的潜伏期、病情重、传变快、成年人多发等情况来看，该病很可能是先有伏邪，后因新感而引发。古人云："冬伤于寒，春必病温。"冬有烈风，风动有寒，风能疏泄，开发腠理，寒能伤阳。微者不当即发病，或伏藏于少阴，或潜藏于肌肤膜原，前者为冬不藏精，肾精内亏之人，亦有后天脾胃之精生成不足者；后者是冬令劳作过度或养生不当，即如古人所言："至虚之处，便是客邪之处。"故分析肺毒病患者，可能是先有体内伏邪，加之外感时邪疫毒而发病，其中外感时邪以风邪为主，风邪可以挟寒挟热挟湿，与疫戾毒邪杂感伤人。

二、病　机

中医学对于疫病病机的认识，一般均从邪气性质与传入途径的关系，毒邪性质与临床证候及病位的关系，邪入深浅及传变过程与正气强弱之间的关系等方面来研究。SARS 的基本中医病机为：疫毒之邪自口鼻而入，首先犯肺，可累及心、肾、胃、肠等脏腑。肺主表，受邪而寒热身痛；肺主气、司呼吸，因疫毒之邪郁闭肺气而致干咳、呼吸困难、气促胸闷、喘息憋气。"邪之所凑，其气必虚"，气阴受损而致极度乏力。在病变过程中，虚实变化尤为迅速与突出。SARS 的中医基本病因病机可概括为以下四个方面。

1. 疫毒壅肺 自口鼻而入，首先犯肺，肺主表、肺主气，正邪交争于肺表，故寒热身痛；疫毒壅肺，肺失宣降，故高热汗出不解、干咳、喘憋。正邪交争，疫毒之邪深入，可见气营同病，部分患者可见邪入心包，出现烦躁、神昏、谵语。疫毒壅肺，高热持续不退，则病情严重，易发变证。

2. 肺气郁闭 本病疫毒之邪蕴结于肺，肺失宣降、肺气郁闭的病机在本病病程中有重要意义，故气促胸闷，喘息憋气。肺胃相关，气机失降，则出现脘腹胀满、纳差、恶心、呕吐。肺与大肠相表里，肺肠同病，可见便秘或泄泻。肺主气朝百脉，心肺同居上焦，肺气郁闭，百脉失调，可见喘憋发绀。

3. 湿痰瘀阻 疫毒之邪犯肺，肺气郁闭，气不摄津，则津变为湿，湿蕴为痰；气为血帅，气不行则血不行，血不行则为瘀。故形成湿痰瘀阻于肺的状态，湿痰瘀既是病理产物也是致病因素。肺气郁闭，气不摄津，痰瘀闭肺，损伤肺络，故表现为干咳、痰难咳出或痰中有血丝等。

4. 气阴亏虚 疫毒之邪耗气伤阴，肺之气阴亏虚在感邪后发病初期就可出现。发病早期即可见乏力、倦怠、懒言、口干、自汗等症，而且气阴损伤越早出现，病情越重。随着病程的进展，肺之气阴进一步损伤，则肺病及心、气病及血、肺病及肾、肾不纳气，可见不同程度心悸心慌、喘憋欲脱，严重者心阳暴脱，可见心率猝然缓慢、体温、血压下降，四末发冷、冷汗淋漓等。后期所见口干口渴、五心烦热、动则汗出气喘等更为气阴亏虚的表现。

总的来说，毒、热、虚、瘀为病机特点：①毒，一方面是疫毒邪气，为一种特殊的致病物而形成的致病因子。毒随邪入，发病急骤，传染性强，传变迅速，极易喘促厥脱；另一方面肺居上焦，司呼吸。但肺为娇脏易受毒侵，疫疠邪气，其性暴戾，肺受毒害，失其宣肃之令。邪盛酿毒，浸淫脏腑,功能失调。内外毒邪互为交织,影响病情的发展与转归。②热,指感染热毒之邪或外感风寒之邪内传化热,热毒灼肺,损伤肺络,在发病和发展过程中以发热为主要特征,具有温热病性质,同时在发病过程中热邪燔灼,呈阳热之象及热性升散、耗气伤津之象。③虚,为正气不足,发病之初即有正气虚,《灵枢·百病始生》说:"盖无虚,故邪不能独伤人。"发病之后正气尚盛,转归较好,反之预后则差。从死亡病例看,以久病体弱或年老之体者为多。另外,病邪内羁,气血津液受耗,亦易致虚。④瘀,是疫毒蕴结,血热煎熬成瘀,正如王清任说:"血受烧炼其血必凝。"同时热毒滞留肺部不解,煎灼津液,出现津液干涸,血行迟滞成瘀。与周学海"津液为火灼竭,则血行愈滞"相符。SARS病程中表现的微循环障碍及肺纤维化等皆为瘀之表现,中医学认为瘀滞肺络,宣肃失调,而气促喘憋。热毒瘀均为实邪,可以兼杂为患,可在不同阶段各有所偏重,虚是正气虚。临床上应把握正气和病邪斗争的动态演变。

综上所述,SARS的辨证可按照辨病因→定病位→识病性→度病势的顺序进行:①辨病因。根据SARS的发病特点,其主要病因可用伏邪、湿、热、毒、瘀、虚诸端统之。诸邪多相兼为患。早期病因多为湿毒外邪,以卫、气分症状为主;中期病因多为湿热蕴结,日久化火,以火热邪气,或热毒为主,以上焦症状较明显;恢复期病因多为瘀毒、湿热余邪未尽,气阴两虚突出。②定病位。"温邪上受,首先犯肺"。SARS主要病位在肺,其次在胸膈、脾胃,再传内陷脏腑。③识病性。SARS发病时随着正邪交争的反应和病程长短不同,而表现有寒热虚实的不同,辨证论治时需要甄别患者的寒热虚实,尤其是寒热虚实的真假。④度病势。根据SARS病程分期审察病势,SARS可分为早期、进展期、恢复期3期。早期以卫、气分症状为主,表现为发热、咳嗽、乏力、头痛、周身酸痛可伴恶寒,脉洪数或滑数。SARS的传变较快,早期以损伤气阴,舌苔腻,湿邪伤阴为主。卫表症状持续时间很短。进展期以上焦症状较明显,表现为胸闷、气短、出汗,尤其以胸闷最明显。有部分病例,周身酸痛贯穿始终,恢复期表现为疲乏无力、干咳无痰、口干、失眠、周身酸痛、手足心热、心慌气短、少气懒言、大便干,舌苔以腻为主,舌质绛舌尖红,有明显的热象。

三、分　　期

早期:本期以发热、乏力、干咳为主要临床表现。疫毒之邪外受,正邪交争,实多而虚少。邪盛表现为发热、恶寒、头身疼痛;疫邪犯肺而干咳;气阴两虚表现为乏力、气短、口渴。

进展期:本期以呼吸困难、高热为特征。疫毒之邪郁闭肺气,正邪交争,虚实夹杂,痰湿瘀阻肺络,肺失宣降,表现为呼吸困难,气促胸闷,憋气喘息,肺气受损可累及心气、肾气。及时治疗,邪祛正复则可进入恢复阶段;邪盛正虚或失治误治则可出现邪入心包、内闭外脱。

恢复期:进展期过后,体温逐渐下降,临床症状缓解,肺部病变开始吸收。多数患者经2周左右的恢复,可达到出院标准。肺部阴影的吸收则需要较长的时间。本期多见气短、乏力、咳嗽、胸闷,动则尤甚,或见心悸、胁痛、骨痛、腰膝酸软、肢体沉重等。以邪退正虚、络脉瘀阻为基本病机,主要表现在心肺气虚、肝肾阴虚、瘀毒伤骨、肝郁气滞四个方面。

第四节　中医治疗

一、辨证论治

(一)辨证要点

病程、热势、呼吸困难程度、舌脉象及中医四诊信息等为辨证要点,可参考现代医学影像学检查或CT变化。

（二）治疗原则

1. 早治疗　早诊断尽早使用中医药。

2. 重祛邪　该病为疫毒之邪感之，明代吴又可强调"逐邪为第一要义"，故清热解毒、透邪化浊要贯穿治疗始终。

3. 早扶正　由于气阴亏虚病机始终存在，故在患病早期若有虚象出现，应及时扶正。

4. 防传变　病机初见端倪即可采取措施，用药先于病机病势，以阻止传变，防范其他脏器的损伤。

二、分 证 论 治

1. 疫毒犯肺证　多见于早期。

【症状】初起发热，或有恶寒，头痛，身痛，肢困，干咳，少痰，或有咽痛；乏力，气短，口干。舌苔白或黄或腻，脉滑数。

【治法】清肺解毒，化湿透邪。

【代表方】银翘散合三仁汤加减。

【常用药】金银花、连翘、黄芩、柴胡、青蒿、白豆蔻、杏仁、生薏苡仁、沙参、芦根。

【加减】无汗加薄荷；热甚加生石膏、知母；苔腻甚者加藿香、佩兰；腹泻者加黄连、炮姜；恶心呕吐者加制半夏、竹茹。

2. 疫毒壅肺证　多见于疾病早期、进展期。

【症状】高热，汗出热不解；咳嗽，少痰，胸闷，气促；腹泻，恶心呕吐，或脘腹胀满，或便秘，或便溏不爽；口干不欲饮，气短，乏力；甚则烦躁不安，舌红或绛，苔黄腻，脉滑数。

【治法】清热解毒，宣肺化湿。

【代表方】白虎汤合麻杏苡甘汤加减。

【常用药】生石膏、知母、炙麻黄、金银花、炒杏仁、生薏苡仁、浙贝母、太子参、生甘草。

【加减】烦躁、舌绛口干，有热入心营之势者加生地、赤芍、丹皮；气短、乏力、口干重者去太子参，加西洋参；恶心呕吐者加制半夏；便秘者加全瓜蒌、生大黄；脘腹胀满、便溏不爽者加焦槟榔、木香。

3. 肺闭喘憋证　多见于进展期及重症 SARS。

【症状】高热不退或开始减退，呼吸困难、憋气胸闷，喘息气促，或有干咳、少痰、痰中带血；气短，疲乏无力；口唇紫暗，舌红或暗红，苔黄腻，脉滑。

【治法】清热泻肺，祛瘀化浊，佐以扶正。

【代表方】葶苈大枣泻肺汤化裁。

【常用药】葶苈子、大枣、桑白皮、黄芩、郁金、全瓜蒌、蚕沙、草薢、丹参、败酱草、西洋参。

【加减】气短疲乏喘重者加山茱萸；脘腹胀满、纳差加厚朴、麦芽；口唇发绀加三七、益母草。

4. 内闭外脱证　见于重症 SARS。

【症状】呼吸窘迫、憋气喘促、呼多吸少，语声低微，燥扰不安，甚则神昏，汗出肢冷，口唇紫暗。舌暗红苔黄腻，脉沉细欲绝。

【治法】益气敛阴，回阳固脱，化浊开闭。

【代表方】独参汤合四逆汤加减。

【常用药】红参、炮附子、山萸肉、干姜、炙甘草、麦冬、郁金、三七。

【加减】神昏者上方送服安宫牛黄丸；冷汗淋漓者加煅龙骨、牡蛎；肢冷者加桂枝、干姜；喉间痰鸣者加服中成药猴枣散化痰。

5. 气阴亏虚、痰瘀阻络证 多见于疾病恢复期。

症状：胸闷，气短，神疲乏力，动则气喘；或见咳嗽；自觉发热或低热，自汗，焦虑不安，失眠、纳呆，口干咽燥。舌红少津，舌苔黄或腻，脉多见沉细无力。

【治法】益气养阴，化痰通络。

【代表方】沙参麦冬汤加减。

【常用药】党参、沙参、麦冬、生地、赤芍、紫菀、浙贝、麦芽。

【加减】气短气喘较重、舌暗者，加三七、五味子、山萸肉；自觉发热或心中烦热、舌暗者，加青蒿、山栀、丹皮；大便偏溏者，加茯苓、白术；焦虑不安者，加醋柴胡、香附；失眠者，加炒枣仁、远志；肝功能损伤、转氨酶升高者，加茵陈、五味子；骨质损伤者，加龟甲、鳖甲。

三、其 他 疗 法

（一）辨证使用中成药

1. 退热类 适用于早期、进展期发热，可选用瓜霜退热灵胶囊、紫雪、新雪颗粒、小柴胡片（或颗粒）、柴银口服液等。

2. 清热解毒类 适用于早期、进展期的疫毒犯肺证、疫毒壅肺证、肺闭喘憋证。注射剂可选用清开灵注射液、鱼腥草注射液、双黄连粉针剂、复方苦参注射液等。口服剂可选用清开灵口服液（或胶囊）、清热解毒口服液（或颗粒）、双黄连口服液、金莲清热颗粒、苦甘颗粒、葛根芩连微丸、梅花点舌丹、紫金锭等。

3. 活血化瘀、祛湿化痰类 适用于进展期和重症 SARS 的肺闭喘憋证。注射剂可选用丹参注射液、香丹注射液、川芎嗪注射液、灯盏细辛注射液等，口服剂可选用血府逐瘀口服液（或颗粒）、复方丹参滴丸、藿香正气口服液（或胶囊）、猴枣散等。

4. 扶正类 适用于各期有正气亏虚者。注射剂可选用生脉注射液、参麦注射液、参附注射液、黄芪注射液等。口服剂可选用生脉饮、百令胶囊、金水宝胶囊、宁心宝胶囊、诺迪康胶囊、六味地黄丸、补中益气丸等。

（二）针灸治疗

1. 退热 针对高热不退者，刺络拔罐大椎穴；或针刺合谷（双）、曲池（双）；或井穴点刺放血。

2. 纠正肺感染，调节肺功能障碍 以肺俞、膻中为主穴，配穴为大椎、气海、定喘、内关、合谷、足三里、三阴交，采用针刺或电针。

3. 救治呼吸衰竭 主穴以水沟、气舍、天突、素髎为主，配以内关、三阴交，针刺强刺激，直至患者恢复自主呼吸。

4. 咳嗽胸闷气喘 主穴以肺俞、膻中、大椎为主，配穴取气海、定喘、孔最、鱼际、合谷、足三里。采用毫针针刺，每次 2~3 个穴位。

5. 腹胀、腹泻等胃肠功能障碍 以足三里、上巨虚、中脘、气海、天枢为主，伴恶心呕吐者取内关。

6. 恢复期 患者出现体弱、疲惫乏力、纳差等，可选用足三里、三阴交、阴陵泉、丰隆、脾俞、胃俞等穴位，采用针刺或艾灸以调整脾胃，加速恢复健康。

（三）耳穴贴敷

取穴以肺、气管、交感、肾上腺、角窝中、皮质下、神门、大肠、内分泌等为主，每次 3~4 个穴位。常规消毒，中药王不留行子贴压于所选耳穴，用手指逐个按揉所取穴位，共持续 15~20

分钟。每天按揉 3~4 次，3~5 天更换 1 次，左右耳穴交替选用。

（四）艾灸

（1）轻型、普通型：取穴为合谷、太冲、足三里、神阙。操作：合谷、太冲、足三里，用清艾条温和灸 15 分钟（每个穴位）；神阙，用温灸盒灸 15 分钟。每天 2 次。

（2）恢复期：取穴为大椎、肺俞、膈俞、足三里。操作：大椎、肺俞、膈俞，用温灸盒灸 30 分钟；足三里，清艾条温和灸每穴各 15 分钟。每天 1 次。

第五节 名 家 名 论

国医大师邓铁涛认为 SARS 是全新的疾病，中医对病毒性疾病的攻克自有其优势。中医治疗 SARS 病原体只能作为中医辨证论治的依据之一，诊治的关键在于辨证论治。中医辨证论治不把着力点放在对病原体的认识上，而在于病原体进入人体后邪气与正气斗争所表现的证候。邓铁涛认为中医虽无细菌学说，但细菌早已被概括于"邪气"之中。吴又可的戾气、厉气、杂气学说，已非常接近对微生物的认识，中医的治疗不是只知与病毒对抗，而是既注意祛邪，又注意调护患者的正气，并使邪有出路。正如叶天士所说，或透风于热外，或渗湿于热下，不与热相搏，势必孤矣。中医注意祛邪或透邪，不是杀病毒。所谓祛邪，叶天士认为可以缓解，也可以从小便去，而仲景早就有三承气汤之法以祛邪，吴鞠通又将三承气汤扩而广之，还有杨粟山升降散之法。邓老认为 SARS 属于春温病范畴，属于中医春温病伏湿之证，病机以湿热蕴毒，阻遏中上二焦，并以耗气挟瘀，甚则内闭喘脱为特点。主张分早期（湿遏肺卫、表寒里热挟湿）、中期（湿热蕴毒、邪伏膜原、邪阻少阳）、极期（湿热毒盛、耗气伤阴、瘀血内阻）、恢复期（气阴两伤、气虚挟湿挟瘀）四期进行治疗。

仝小林院士在广阅医籍、继承前人经验的基础上，深入临床实践，亲自辨察证候，结合现代科学，从新的角度进行新的探索，提出 SARS 为"肺毒疫"。其认为 SARS 病邪从口鼻而入，首先犯肺，病位在肺，临床以肺的症状为主。从其病因病机分析为：疫戾之毒邪犯肺→壅肺→淫肺→恋肺→闭肺→伤肺到清除而愈，这和西医描述的肺部病理改变是一致的；另外 SARS 有特异病原，发病急骤，热毒深重；且具较强传染性，疫病流行具有相似症状等特点，因此仝小林院士创新性将 SARS 命名为中医"肺毒疫"。

张伯礼院士认为"非典"是由新型冠状病毒引致的 SARS，中医多称风温、春温、温疫、湿毒疫、嗅毒疫、肺毒疫等。中医认为疫病是秽恶之气由口鼻而入，皆相染易，症状相似，无问大小的疾病。可见，"非典"应当属于疫病。上述名称中，湿毒言其致病因素，嗅毒言其传染途径，肺毒言其病变部位，均有命名依据和先例，但又都未能彰显"非典"的临床特点，"非典"和其他呼吸道传染病的最大不同表现在于，较早出现气促呼吸、急促或呼吸窘迫综合征，查体肺部有实变体征，X 线检查有双肺间质性浸润，肺部病变消散吸收较慢。中医学认为：人身之气，禀命于肺，肺主宣发，其性清肃。"温邪上受，首先犯肺"，疫邪袭肺而产生的症状与《素问·痹论》中的肺痹相近，"肺痹者，烦满喘而呕""淫气喘息，痹聚在肺"。病因，痹病是由各以其时，重感风寒湿之气，两气相感而发病。本病是更具体的"非典"病毒感染所致，为突出"非典"病变特点，建议称其为"肺痹疫"。

第六节 经 典 案 例

邓某，女性，33 岁，于 2003 年 1 月 25 日初诊。

患者因"发热伴恶寒 2 天"于 2003 年 1 月 25 日就诊。1 月 23 日出现发热，就诊当天自觉症状加重，测体温38℃，微恶寒，神疲乏力，稍口干，纳差，面红，无头痛，无流涕，无咳嗽、咯痰，无咽痛，无汗，无鼻塞流涕，睡眠一般，二便调。查体：体温38℃，心率68次/分，呼吸20次/分，血压90/60mmHg，神志清，全身皮肤黏膜无出血点、无黄染，咽无充血，双侧扁桃体不大，气管居中，双肺呼吸音正常，未闻及干湿啰音，血常规提示：白细胞$5.0×10^9$/L，中性粒细胞63.9%，红细胞$4.31×10^{12}$/L，血红蛋白131g/L，血小板$95×10^9$/L。胸片示右下肺少许模糊阴影。

诊见：发热，微恶寒，干咳，无痰，动则心慌气短，头痛，微感胸痛，口干口苦，纳差，神疲乏力。舌淡红，苔薄白，脉濡细。

西医诊断：右下肺炎（SARS）。

中医诊断：春温伏湿。

【治法】清凉解毒，透热达邪。

处方：青蒿15g（后下），黄芩15g，柴胡12g，大青叶20g，板蓝根30g，法半夏12g，枳壳10g，浙贝12g，紫菀12g，天竺黄12g，杏仁10g，炙甘草6g。每日1剂，水煎服，配合清开灵注射液静脉滴注加强清热，西药则投以亚胺培南-西司他汀钠、万古霉素。

二诊：1月27日，仍发热，热势上升，以夜间及午后为甚，体温38.6℃，肢体困倦，纳食减少，舌脉未变，二便通畅，实验室检查：白细胞$2.9×10^9$/L，中性粒细胞57.7%；血小板$90×10^9$/L，胸片与24日比较右下肺感染病灶明显扩大，大片灶，为湿热蕴毒，阻遏中上二焦之表现，治宜清热解毒达邪，解表宣肺化湿。

处方：炙麻黄8g，杏仁10g，石膏20g（先煎），甘草10g，柴胡10g，黄芩10g，半夏10g，竹茹10g，白茅根15g，前胡15g，桑叶10g，薏苡仁20g，滑石18g，藿香6g，佩兰6g。

三诊：1月28日，热势仍未遏止，反有上升之势，体温39.2℃，症状未减，疲倦加重，双肺呼吸音粗，肺底闻及少许湿啰音。舌淡红，苔薄白，脉濡细。实验室检查：白细胞$2.5×10^9$/L，中性粒细胞50.96%；血小板$67×10^9$/L。邓老意见：湿热蕴毒，毒势盛，并易耗气挟瘀，毒瘀互结，且变证多端，有入营之势，治宜加重清热凉血解毒，化瘀软坚散结，少佐益气之品。在上方基础上，加服安宫牛黄丸，并加用仙方活命饮，西洋参10g另炖服。

处方：金银花30g，浙贝15g，赤芍15g，白芷12g，陈皮3g，升麻6g，防风12g，当归6g，虎杖20g，皂角刺12g，穿山甲12g（先煎），乳香6g，没药6g，连翘18g，五爪龙15g。根据西医观点，此时属于炎症渗出期，需要注意肺纤维化的问题，而运用仙方活命饮以化瘀软坚散结，甚为合拍。西药则停用亚胺培南-西司他汀钠、万古霉素，改用左氧氟沙星、头孢他啶。至1月30日，应用左氧氟沙星后出现头晕，故停用所有抗生素，停用后头晕等症状大减，体温降至37.5℃。

四诊：1月31日，体温降至正常，但神疲，乏力，头晕，偶有咳嗽，白黏痰，无口干，舌淡，苔薄白腻，脉濡细。血常规：白细胞$2.3×10^9$/L，中性粒细胞50.2%，红细胞$3.12×10^{12}$/L，血红蛋白97g/L，血小板$90×10^9$/L，胸片：病灶增多，密度影。热势已退，胸片虽见病灶增多，强弩之末也，不足为虑，此乃正虚邪恋，治当清热养阴，扶正透邪，此时舌苔呈现白腻，为伏湿外达之象，治疗上并重视化湿、活血。

处方：炙麻黄8g，杏仁10g，甘草10g，黄芩10g，半夏10g，竹茹10g，白茅根15g，桑枝10g，薏苡仁20g，太子参20g，五味子20g，麦冬15g，藿香6g，佩兰6g，仍加服仙方活命饮，并加大补气而性温和之五爪龙至30g；热势既退，停用清开灵，改以参麦注射液益气生津。

五诊：2月4日，已无发热，乏力，偶咳嗽，未闻及干湿啰音。舌淡，苔厚微腻，脉濡细。胸片示有所吸收，白细胞$2.4×10^9$/L，中性粒细胞47.8%，红细胞$3.62×10^{12}$/L，血红蛋白131g/L，血小板$191×10^9$/L，病势渐衰，但湿性缠绵，如油入面，且易伤气，又易挟瘀为患，治宜清热利湿，益气活血。

处方：杏仁12g，甘草6g，青皮6g，桃仁12g，当归6g，苍术9g，五爪龙30g，太子参20g，橘红6g，升麻10g，白术10g，神曲12g，麦冬10g。

加服：太子参 15g，土茯苓 30g，茯苓 12g，枳壳 6g，陈皮 3g，威灵仙 20g，杏仁 10g，薏苡仁 30g，苍术 10g，大枣 3 个。

六诊：2 月 8 日，自觉身轻体爽，舌苔腻转淡，脉细；白细胞 6.5×10⁹/L，中性粒细胞 46.2%，红细胞 3.62×10¹²/L，血红蛋白 131g/L，血小板 161×10⁹/L。

2 月 12 日胸片示右肺炎症全部吸收。守方略有加减，治愈出院。

总结：该病案有以下发病和病机特点：①起病有接触同类疾病患者的病史，感受戾气，具有传染性，初期即有肢体酸痛等湿重的表现，为伏湿所致，较之普通的风温不同，故诊断为春温伏湿。②起病后进展较快，2 天右下肺即出现大片阴影，毒力强，出现白细胞、血小板下降表现。③患者神疲乏力、发热加重，为毒盛伤正的表现，患者初期之所以感邪发病，是因为先有元气不足，邪乃干之，感受毒邪之后，热、毒、湿使正气更损，内因外因共同作用导致的结果，此外，患者神倦较重，且抗生素的使用，同样损伤正气。根据上述病机，治疗应注重祛邪，所以初期透邪，给予清热解毒达邪，解表宣肺化湿之药。结合伏湿特点，自始至终应注意利湿渗湿使邪有去路。后期注重增强正气，益气养阴，因势利导，扶正祛邪。

本病有戾气、湿、瘀、毒、虚兼挟，故需随证治之。在治疗时注意"三早"，即早期应用安宫牛黄丸，可防邪毒内陷心包，阻止传变；早期应用人参扶助正气，及时停用抗生素，早期应用活血软坚散结，防止肺纤维化，防止病灶扩散，以及加快病灶吸收。本病的治疗效果满意，其一，发热至退热仅用 6 天，比同类疾病患者退热快，此外如自 1 月 27 日体温 38.6℃时开始计算，至 1 月 30 日体温已降至 37.5℃，历时仅 4 天；其二，症状改善快，整体调理后，较之同类疾病患者，纳食始终正常，大便通畅，胃气未受影响；其三，多数病例最终会演变为双肺炎症，而本例未蔓延至双肺，且较低的白细胞、血小板迅速恢复正常，肺部病灶吸收快，应归功于扶正祛毒之法。

第四章　流行性脑脊髓膜炎

第一节　概　　述

流行性脑脊髓膜炎（以下简称流脑）是由脑膜炎球菌引起的化脓性脑膜炎。致病菌由鼻咽部侵入血液循环，形成败血症，最后局限于脑膜及脊髓膜，形成化脓性脑脊髓膜病变。主要临床表现有发热、头痛、呕吐、皮肤瘀点及颈项强直等脑膜刺激征。脑脊液呈化脓性改变。

脑膜炎球菌属奈瑟菌属，为革兰氏阴性球菌，成双排列，呈肾状。该菌仅存在于人体，可从带菌者鼻咽部，患者的血液、脑脊液和皮肤瘀点中检出。脑膜炎球菌可用血清凝集试验加以分群，分为 A、B、C、D、X、Y、Z、29E、W135、H、I、K、L 等 13 个血清群。90%以上的病例由 A、B、C 三群引起，大流行均由 A 群引起，B 群和 C 群仅引起散发和小流行。脑膜炎奈瑟菌在体外生活力、抵抗力极弱，对干燥、寒冷、日光极为敏感。温度低于 30℃或高于 50℃皆易死亡，故细菌学检测应注意采集标本后及时送检。对常用消毒剂亦极为敏感。

人为本病唯一的传染源，病原菌存在于带菌者或患者的鼻咽部。病原菌借飞沫在空气中传播。因病原菌在体外的生活力极弱，故通过日常用品间接传播的机会极少。室内空气流通不畅、人口流动、居住拥挤及上呼吸道病毒感染，均有利于疾病的传播。本病在新生儿中少见，2～3 个月以后的婴儿即有发病者，6 个月至 2 岁婴儿的发病率最高，以后又逐渐下降。男女发病率大致相等。平均每隔 10 年左右有一次流行高峰。本病流行或散发于世界各国，平均年发病率为 2.5/10 万。我国广泛采用 A 群多糖疫苗接种后，发病率明显降低。随着抗生素应用于临床和新开发抗菌药物的不断问世，脑膜炎致病菌的耐药状况也在不断发生变化。

第二节　临 床 诊 断

一、临 床 表 现

流脑的病情复杂多变，轻重不一，一般临床上可分为普通型、暴发型和慢性败血症型三型。潜伏期 1～7 天，一般为 2～3 天。

（一）临床分型与分期

1. 普通型　占全部患者的 90%左右，按其发展过程可分为上呼吸道感染期、败血症期及脑膜炎期 3 个阶段，但各期之间并无明确界限。

（1）上呼吸道感染期：多为 1～2 日，大多数患者无症状，部分患者有咽喉疼痛，鼻咽部黏膜充血及分泌物增多。

（2）败血症期：患者突然出现畏寒、寒战、高热，伴头痛、食欲减退及神志淡漠等毒性症状。少数患者有关节痛或关节炎。70%的患者皮肤黏膜有瘀斑或瘀点。多数患者于 1～2 日内发展为脑膜炎。

（3）脑膜炎期：脑膜炎症状可以和败血症同时出现，多数于发病后 24 小时左右较明显。患者高热及毒血症持续，全身仍有瘀点瘀斑，但中枢神经系统症状加重。因颅内压增高而见头痛欲裂、呕吐频繁，血压可增高而脉搏减慢，常有皮肤过敏、怕光、狂躁及惊厥。脑膜的炎症表现为颈后疼痛、颈项强直和角弓反张。1～2 日后患者进入谵妄昏迷状态，可出现呼吸和循环衰竭。

2. 暴发型　起病急骤，病情凶险，若不及时抢救，常于 24 小时内死亡。

（1）败血症休克型：多见于儿童。以高热、头痛、呕吐开始，中毒症状严重，精神极度萎靡，可有轻重不等的意识障碍，时有惊厥，常于 12 小时内出现遍及全身的广泛瘀斑瘀点，且迅速扩大融合成大片瘀斑伴皮下坏死。循环衰竭是本型的主要表现，面色苍白、四肢厥冷、唇及指端发绀、皮肤花斑、脉搏细速、血压明显下降、脉压缩小，不少患者血压可降至零，尿量减少或无尿。

（2）脑膜脑炎型：亦多见于儿童。脑实质损害的临床表现明显。患者迅速进入昏迷，惊厥频繁，锥体束征常阳性，两侧反射不等，血压持续升高。部分患者发展为脑疝，出现天幕裂孔疝时，压迫间脑及动眼神经，致使同侧瞳孔扩大，对光反射消失，眼球固定或外展，对侧肢体轻瘫，继而出现呼吸衰竭。出现枕骨大孔疝时，患者昏迷加深，瞳孔明显缩小或散大，或忽大忽小，瞳孔边缘不整齐，双侧肢体肌张力增高或强直，呼吸不规则，或快慢深浅不等，或呼吸暂停，或为抽泣样、点头样呼吸，或为潮式呼吸，常提示呼吸突然停止。

（3）混合型：兼有上述两型的临床表现，是本病最严重的一型。

3. 慢性败血症型　不多见，成年患者较多。病程常迁延数月之久。患者常有间歇性畏冷、寒战、发热发作，每次历时 12 小时后即缓解，相隔 1～4 日后再次发作。无热期一般情况良好，在发热后常成批出现皮疹，以红色斑丘疹最为常见。皮疹多见于四肢，发热下降后皮疹亦消退。关节疼痛较常见，发热时加重，可为游走性，常累及多数关节。

（二）并发症与后遗症

并发症：继发感染以肺炎最为常见，尤多见于老年及婴幼儿。化脓性迁徙性病变有全眼球炎、中耳炎、化脓性关节炎、心内膜炎、心肌炎、睾丸炎、附睾炎。脑及周围组织因炎症或粘连而引起的损害有眼肌麻痹、视神经炎、听神经及面神经损害、肢体运动障碍、失语、癫痫、脑脓肿等。病程后期可出现血管炎、关节炎及心包炎等变态反应性疾病。后遗症：常见有耳聋、失明、动眼神经麻痹、瘫痪、智力或性情改变、精神异常和脑积水。

（三）实验室检查

1. 血常规　白细胞总数明显增加，一般在（10～20）×10^9/L，中性粒细胞升高在 80%～90%以上。

2. 脑脊液检查　病初或休克型患者，脑脊液外观多为澄清，细胞数、蛋白和糖量尚无改变，可表现为压力增高。典型的流脑脑膜炎期，压力常增高至 200mmH$_2$O 以上，外观呈浑浊米汤样甚或脓样；白细胞数明显增高至 1000×10^6/L 以上，并以多核细胞增高为主；糖及氯化物明显减少，蛋白含量升高。对临床有明显颅内压增高表现者，宜在应用甘露醇脱水降低颅内压后再行腰椎穿刺；腰椎穿刺时应使脑脊液缓慢流出，必要时腰穿针芯不要全部拔出，以免因脑脊液流出过快、过多而发生脑疝。

3. 细菌学检查

（1）涂片：取皮肤瘀点处的组织液或离心沉淀后的脑脊液做涂片染色。可在中性粒细胞内、外有革兰氏阴性肾形双球菌，阳性率达 60%～80%。

（2）培养：取瘀斑组织液、血或脑脊液进行培养。应在使用抗菌药物前培养。

4. 血清免疫学检查　常用对流免疫电泳法、乳胶凝集试验、反向间接血凝试验、酶联免疫吸附实验（ELISA）法等进行抗原检测，主要用于早期诊断，阳性率均在90%以上。

二、诊断与鉴别诊断

（一）诊断要点

1. 疑似病例

（1）有流脑流行病学史：冬春季节发病（2～4 月份为流行高峰），1 周内有与流脑患者密切接触史，或当地有本病发生或流行；既往未接种过流脑菌苗。

（2）临床表现及脑脊液检查符合化脓性脑膜炎表现。

2. 临床诊断病例

（1）有流脑流行病学史。

（2）临床表现及脑脊液检查符合化脓性脑膜炎表现，伴有皮肤黏膜瘀点、瘀斑，或虽无化脓性脑膜炎表现，但在感染中毒性休克表现的同时伴有迅速增多的皮肤黏膜瘀点、瘀斑。

（3）确诊病例：在临床诊断病例基础上，细菌学或流脑特异性血清免疫学检查阳性。

（二）鉴别诊断

从国内发表的流脑误诊病例报告来看，流脑误诊为其他疾病的，前 3 位分别为上呼吸道感染、其他原因的败血症、各种原因的紫癜。而其他疾病误诊为流脑的，前 3 位分别为其他细菌所致的化脓性脑膜炎、结核性脑膜炎、脑脓肿。从误诊病例的年龄分布分析，婴幼儿多为上呼吸道感染、高热惊厥、败血症、婴儿腹泻，在成年患者中则多为其他细菌所致的化脓性脑膜炎、结核性脑膜炎等。在进行流脑的鉴别诊断时上述疾病应重点考虑。此外，还应与流行性乙脑及其他病毒性脑膜炎及脑炎相鉴别。

第三节 中 医 认 识

流脑的流行记录，可查的资料较少，《幼幼新书》所载"永嘉二年，大小儿频行风痫之病，得发倒不能言，或发热半身掣缩，或五六日或七八日死"，被认为是该病的最早文献记载。

19 世纪 20 年代末，江浙一带出现脑炎流行，针对这种既往无记载的疾病，有医者将其命名为"痉瘟""伏瘟"等，后众多医家将其正式命名为"疫痉"，并与西医之"流行性脑脊髓膜炎"相提并论。当时医家们认识到疫痉的流行，与冬春季节不正常的天气有密切的关系。严苍山在论及 1928～1929 年冬春之交疫痉流行时也谈到当时的异常天气：1928 年冬"异常燠暖，如三春天气"；1929 年春"奇寒逼人，宛若严冬"，指出这种不正常的时令为酿疫之源。治法上提出"辛以散其表寒，苦以清其内热，养血以柔熄其肝。表寒重者，偏重辛散；内热重者，偏重清凉"，指出白芍一味药，因具有养血功能，可始终应用，并创制"疫痉万灵散"方。刘裁吾认为治疗疫痉约有两端：一曰宣发太阳，一曰开泄厥阴。宣发太阳，可以使人体周身之毛孔，不为寒冷外闭，则痉作罢；开泄厥阴，可以使周身之脉管，不为火热内冲，则痉亦作罢，并创制"蔛叟脑脊消炎丸"。1956～1959 年流脑全国性流行，高瀓风采用卫气营血辨证方法，清热、解毒、养阴的治疗原则，运用银翘散、白虎汤、清瘟败毒散、化斑汤、安宫牛黄丸、至宝丹、紫雪丹等方剂，并将治疗经验和二则完整病案总结发表在当年的《中医杂志》上。1957 年春河南省流脑疫情暴发，李振华提倡"清热解毒、息风透窍法"，用银翘散合白虎汤加减，另服安宫牛黄丸治疗，取得明显效果。

一、病　　因

温热疫毒为本病的主要致病因素。冬末至春季，阳气升发，气候转温，疫毒病邪易于滋生。如遇机体偏虚，卫外不固，抗病力弱，疫毒之邪易由口鼻而入。疫毒侵入人体，集结于肌腠募原，繁衍蕴毒。待毒强邪盛之时，乘人体正虚于内不能抗毒，疫毒得以由募原玄府透达脏腑经络，泛游人体上下。上者毒损脑髓，故不能统帅于下之脏腑经络，其中以肺、胃、肝、肾受邪为要；毒犯于肺，肺失治节，肃降无能；毒犯于肝，肝失疏泄，化火生风；阳明受邪，胃失和降，腑气不通；病重及肾，则气化无源；心为毒扰，则神舍不宁；乃至脏腑之气不相顺接致厥，甚而心阳暴脱，病情危笃。

二、病　　机

疫毒侵入人体，首犯肺卫，速传入里，卫气同病，则表里俱热，表现为发热或微恶寒，或自汗出。阳明气分热炽，故见头痛、呕吐、口干渴。阳明燥实，故见大便秘结，腹满痛拒按。疫邪化火，侵入营分，伤及心肝，热甚风动，则见壮热、烦躁、神昏、抽搐。入血动血，则见皮肤瘀斑、鼻衄吐血、阴血暗耗。少数患者起病急暴，则神昏谵语，甚至昏迷。热毒内盛，耗伤津液，筋脉失养，故现疫邪直迫营血，逆传心包，内陷厥阴，项强抽搐。或由于邪毒炽盛，壅塞三焦，可表现为热深厥深的闭证；若正气不支，阳气暴脱，可见面色青灰、四肢厥冷、大汗淋漓、脉微欲绝的脱证。后期温邪深入下焦，热灼真阴，肝肾阴液大伤，水不涵木，虚风内动，故见手足蠕动，甚或瘈疭，心中憺憺大动，手足心热，神倦肢厥。

综上所述，本病病位以脑为本，脏腑经络为标。毒损脑髓，无以统辖脏腑经络，致使肺、胃、肝、肾受邪。主要致病因素为温热疫毒。基本病理变化为机体卫外不固，疫毒由口鼻而入，集结于募原，乘人体正虚邪盛之时，疫毒由募原玄府透达脏腑经络，游弋于人体上下。其证候要素体现于热、痰、风三者，三者之间相互转化，互为因果。其中，热是产生风和痰的根本，表现为热盛生风，风盛动痰，痰郁热炽。其卫气阶段，临床表现以热证为主，气营两燔和热入营血阶段则以风火痰瘀灼伤血络证候为多见。危重期疫毒内陷厥阴，肝阳化风，肝风内动，以痉症多见。邪毒炽盛，壅塞三焦，正气衰败，阳气暴脱，则表现为内闭外脱症。危重期过后，热邪渐退而阴津未复，大多表现为正虚邪恋证。部分重症患者可因痰瘀互生闭郁清窍而后遗失语、瘫痪、痉挛、呆钝等症，终生难复，预后不良。

第四节　中医治疗

疫痉以高热、昏迷、惊厥等为主症。由于本病传变迅速，特别是急重病例的卫、气、营、血很难严格区分，常卫气同病、气营同病、营血同病或卫气营血同病，如初见头痛、畏风的卫分症状，旋即出现高热、昏迷、惊厥的气营病证，缘于毒热内侵募原玄府，气液运转失于条达，病络贯穿病证时空之间，乃至传变迅速，疾病阶段混沌不清，在临床上需仔细辨别。

泄热解毒乃本病的基本治则。在治疗上通常参照卫气营血的理论来辨证论治。病初邪在卫气者，须解表清气；病中气营两燔者，当清气凉营；热入营血及热陷厥阴者，分别治以清营凉血和息风开窍；内闭外脱者，当开闭固脱；后期肝肾阴竭者宜填补真阴。总之，本病临床以高热、神昏、热厥症状为主、为重、为急，故应尽早控制。其中高热能否控制又是消除和防止昏迷、惊厥的关键，也是预后好坏及后遗症有无和轻重的关键。

一、分证论治

1. 卫气同病

【证候】发热恶寒，无汗或有汗，头痛项强，肢体酸痛，口微渴，恶心呕吐，或烦躁不安，或精神不振，神志尚清，舌尖边红，苔微黄或黄白相间，脉滑数或弦数。

此证常见于普通型流脑早期。

【治法】清气透表，解毒泄热。

【代表方】银翘散合白虎汤加减。

【常用药】金银花、连翘、薄荷、荆芥、竹叶、芦根、生石膏、知母、生甘草、板蓝根、葛根。

【加减】头痛剧烈者，加菊花、钩藤、白芷；嗜睡者，加郁金、石菖蒲；呕吐可加淡竹茹、法半夏，甚者可加玉枢丹；皮肤见斑疹者，可加玄参、丹皮、生地、大青叶等。

2. 气营（血）两燔

【证候】高热不退，头痛如劈，呕吐频繁，颈项强直，烦躁不安，并可见谵妄、惊厥，甚至角弓反张，全身皮肤斑疹密布，小便短少而赤，大便燥结不通，舌红绛，苔黄燥，脉滑数或细数。

此证常见于流脑败血症期重症或脑膜炎期。

【治法】清气凉营（血），解毒化斑。

【代表方】清瘟败毒饮加减。

【常用药】生石膏、生地、水牛角、黄连、黄芩、栀子、知母、大青叶、板蓝根、玄参、丹皮、赤芍、连翘、生甘草。

【加减】大便秘结者可加大黄、芒硝；手足抽搐者加羚羊角粉、钩藤、地龙、石决明；昏迷者可加石菖蒲、郁金、鲜竹沥，或加安宫牛黄丸、紫雪丹；鼻衄出血者，加紫草、茜草、白茅根。

3. 热入营血

【证候】身灼热，神志昏迷，躁扰不语，时有谵语，频频抽搐，角弓反张，皮肤大片斑疹，或鼻衄吐血，唇燥口干，舌紫绛少苔，脉细弦而数。

此证多见于流脑败血症期重症或暴发型脑膜脑炎型。

【治法】清营泄热，凉血解毒。

【代表方】清营汤合犀角地黄汤加减。

【常用药】水牛角、丹参、黄连、生地、牡丹皮、赤芍、玄参、麦冬、金银花、连翘。

【加减】惊厥抽搐者，加紫雪丹；出血明显者，加仙鹤草、白茅根、侧柏炭，不效者，可加大剂乌梅、白芍、甘草以酸甘化阴，酸敛止血。

4. 热陷厥阴

【证候】高热，头痛剧烈，呕吐频繁呈喷射状，躁扰不安，四肢抽搐，甚至角弓反张，昏狂谵妄，舌质红绛，苔黄腻或黄燥，脉弦数。

此证多见于暴发型脑膜脑炎型，病势极为凶险。

【治法】清热解毒，息风开窍。

【代表方】羚角钩藤汤加减合安宫牛黄丸或紫雪丹。

【常用药】钩藤、野菊花、桑叶、板蓝根、白芍、竹茹、川贝母、茯神、羚羊角粉、安宫牛黄丸或紫雪丹。

【加减】若喉中痰鸣较盛者，加鲜竹沥、天竺黄；抽搐不止者，加全蝎、蜈蚣、僵蚕；昏迷者可加至宝丹；便秘者加大黄、玄明粉。

5. 内闭外脱

【证候】起病急暴，高热、神昏、惊厥，皮下瘀斑紫暗，迅速融合成片，体温骤降，大汗淋漓，面色苍白，四肢厥冷，唇颊发绀，呼吸微弱不匀，昏迷不醒，舌质紫暗或淡暗，脉伏而数，或微欲绝，或散乱无根。

此证多见于流脑暴发型的败血症休克型，如不及时抢救，多致死亡。

【治法】开闭固脱。

【代表方】开闭用羚角钩藤汤加减合安宫牛黄丸或紫雪丹，固脱用参附龙牡汤加减。

【常用药】人参、熟附子、龙骨、牡蛎、安宫牛黄丸或紫雪丹。

【加减】若皮肤发花，紫斑成片，唇甲青紫者，加丹参、红花、当归；神志模糊者，加石菖蒲、郁金。

6. 肝肾阴竭

【证候】低热不退，手足心热，形体消瘦，神情倦怠，口唇干燥，或见手足瘛疭、拘急，心中憺憺大动，瘀斑消退，尿黄便干，舌红绛不鲜或干痿，脉虚数。

此证多见于流脑恢复期。

【治法】滋补肝肾，填补真阴。

【代表方】加减复脉汤。

【常用药】生地、生白芍、阿胶、火麻仁、麦冬、炙甘草。

【加减】低热不退者，加地骨皮、白薇、青蒿、鳖甲；气虚汗多者，加浮小麦、黄芪、煅牡蛎、大枣；筋脉拘急者，加鸡血藤、丝瓜络、宣木瓜。

二、其 他 疗 法

本病除用药物治疗外，还可根据症状配合针灸，主症及针刺穴位如下：高热，取大椎、合谷、曲池穴；头痛，取太阳、风池、百会、合谷穴；项强，取大椎、风府、身柱、列缺、合谷穴；呕吐，取足三里、内关、内庭、中脘穴；抽搐，取大椎、百会、曲池、合谷、承山、行间穴；口噤，取颊车、下关、合谷穴；躁动不安，取内关、大椎、神门、十宣穴；昏迷，取水沟、涌泉、十宣、太冲穴；鼻衄，取迎香、合谷、血海、风池、百会穴；便秘，取足三里、天枢、气海穴；尿潴留，取关元、中极、曲骨、三阴交穴；循环衰竭，取涌泉、足三里，灸百会穴；呼吸衰竭，取人中、会阴，灸膻中穴。

三、预 防 调 护

儿童应及时接种流脑菌苗。因流脑系呼吸道传染病，流行期间易感人群不宜到公共场所聚集，切勿接触流脑患者。室内应注意清洁卫生，勤开窗换气，保持空气流通。中药预防：板蓝根、金银花、菊花、甘草。水煎服，连服5～7天。室内可用食醋或艾叶熏蒸消毒。

第五节　名 家 名 论

一、王永炎论治疫痉

诸般证治，宜分轻重。以上证型，由轻到重，由卫气而及营血，无明显界限。其治疗亦应相互参照，不能拘泥不变。临床上亦有轻、中、重、极重型之分法，其轻型多属卫气型，一般未传入营血，中型多属卫气型中的重者，可气营同病，或多或少可现营血证候，重型可见卫气或气营型证候，并可传入营血而见营血证候，极重型发病即见营血型证候，或很快由卫气直入营血。另外在本病辨证论治中还应注意关于舌、脉的辨证。一般临床常以舌、脉变化作为辨证依据，但本病在临床实践中由于传变迅速，舌脉变化与临床症状有不符的情况，故在辨证时就应舍舌脉而从证，不必拘泥于舌色未变而不可凉营开窍，脉细或濡不可寒凉等禁忌。如见到舌苔黄腻而兼便秘者，不论病在卫气或营血，以瘟病下不厌早，均应急于攻下，以荡涤积热，在见到脉结或代时，应想到心气虚衰，应急予扶正。

审因论治，解毒为要。疫痉病急证险，病情变化迅速，因而医者必须掌握"必伏其所主，而先其所因"之理。所主者，致病之本也，本以脑髓病变为主，引发脏腑也相应发生病变为病之标，疫毒是本病之源。所以辨证是关键，解毒泻火、育阴柔肝、益气敛阴、凉血活络、解痉宣窍、扶阳救逆是治疗常法。中医药的疗效优势在于早期介入——清解毒热，临床上不能墨守卫、气、营、血四个阶段的陈规来辨证论治，应从本病的特殊情况出发，不论在卫、在气或在营血均应以解毒为总则，在解毒的基础上进行辨证论治。

毒热内郁，注重下法。本病初起即见高热、烦渴等里热亢盛的气分症状或气营两燔和热陷营血的证候，往往由于热盛生风、炼液生痰、痰盛生惊所致，临床普遍出现高热、昏迷、惊厥三大症与热、痰、风三者互相交织密切相关。其中热邪是产生风与痰的根本，故有"治风先治惊，治惊先治痰，治痰先治热"之说。因此在该病的治疗中，清除温邪热毒为第一要务。清除热邪当以清、下两法为主，恰当地运用清热、通腑两法是治疗本病的关键所在。在清热药物应用中，当重用生石膏。石膏甘寒，为清里热之要药，能达到里热清、痰浊除、惊风止的目的；而通腑泻下，首推生大黄、玄明粉，特别是生大黄，具有泄热通腑作用，使热毒从肠道排出，以速降热毒之势。

二、李振华治疗流脑经验

（1）流脑初起类似感冒，但呕吐、皮疹、高热、项强、精神不振，这是一般感冒少有的表现，如患儿出现此类症状，宜速到医院行进一步检查以确诊治疗。

（2）流脑初起忌用辛温解表和西药发汗之品，汗多伤津液会促使病情加重，以致出现昏迷。

（3）流脑宜早发现、早治疗，而且越早越好，病在卫分、气分者易治，防止传入营血出现生命危险。

（4）病入气分，肺胃热盛，宜重用生石膏。为了防止生石膏伤胃，宜加入少量粳米，如无粳米可加入适量生山药以保护胃气。

（5）在运用退热药中注意重用葛根。该药既可解肌散热，又能生津液，治项背强直效果显著。李教授在流脑的治疗中始终重用葛根。

（6）神昏谵语以致昏迷者，宜凉开透窍，注意重用安宫牛黄丸，舌苔腻者，生石膏减量，加郁金、菖蒲、白蔻仁。

（7）痰多者加川贝母、瓜蒌仁、苏子、桔梗。

（8）病在卫分气分，忌用凉血酸敛药物，如生地、五味子、白芍、山萸肉，以防敛邪使热毒不得散解。

（9）患者恶心呕吐服用中药汤剂时，每剂药可少量多次频服，如服药困难，可采取鼻饲用药，亦可将汤液灌肠。

三、熊继柏论治流脑

1. 辨证重在卫气营　流脑初起，每具风温表证，如头痛、身灼热、微恶风、口渴、自汗、呕吐，舌苔薄黄，脉浮数或数大有力。兼见颈项不舒，小儿囟门隆起，偶作惊搐之状。此乃邪伤卫、气之候。治宜辛凉之剂，取银翘散去豆豉加石膏、葛根、竹茹、大青叶、钩藤。若见高热不休，口渴不止，自汗，心烦，头痛剧烈，呕吐频繁，颈项强直，四肢抽搐，斑疹透露，舌绛脉数，甚至出现谵语昏迷等症，此乃热炽气、营之候。宜用清气凉营解毒之剂，用清瘟败毒饮加大青叶、紫草、葛根、竹茹治之。抽搐甚者，加钩藤、僵蚕、地龙、全蝎、羚羊角之类清热息风；昏迷谵语者，配服紫雪丹、至宝丹或安宫牛黄丸之类清心开窍；大便秘结不通者，加大黄通腑泄热；喉中痰多者，加玉枢丹、川贝母、竹沥或天竺黄之类以豁痰，此为辨治之大法。

2. 施治需防热瞀瘛 "温邪则热度最速"，流脑患者高热不休，最易变发抽搐、昏瞀而形成危证。若以高热抽搐为主，治当清热以止痉，用羚角钩藤汤合白虎汤；若高热抽搐而见便闭谵语者，又当合调胃承气汤。若热退之后而持续抽搐，舌黑焦干，形体衰弱，手足心热，脉细或细而数者，此为热伤阴液、虚风内动之危候，须用大定风珠滋阴以息风。若见昏迷，治当清心开窍，紫雪丹、至宝丹、安宫牛黄丸，皆可随证选用，或用清宫汤送服。若昏迷高热兼大便不通者，必须通泻腑气，予牛黄承气汤。若昏瞀久而不苏，要谨防虚脱。如果患者四肢厥冷，面色灰白，口张气短，大汗淋漓，舌质淡白，脉细而弱者，此乃阴阳俱脱之候，切不可使用局方、紫雪、牛黄之类，亟宜生脉饮加附子，力挽垂危。

3. 临证用药要果断 "流脑"病势嚣张，传变迅速，用药必须果断。余师愚之清瘟败毒饮，其大剂石膏用八两，生地用一两，犀角用八钱，黄连用六钱，谓"热疫乃无形之毒……重用石膏直入肺胃，先捣其离巢之害，而十二经之患，自易平矣"。

第六节 经典案例

孙某，女，19岁，丰润县孙庄村人，职业农民。1956年2月28日初诊。

病历摘要：患者于2月27日发热头痛，同日夜恶心呕吐，烦躁不安，经农村中医服药（方剂未明），头痛略减。28日头痛加重，并伴有腰痛和持续性呕吐，四肢抽搐，谵语昏迷，不省人事，晚5点10分来院就诊。

检查所见：神志不清，面部潮红，两眼瞳孔等大，对光反射迟钝，鼻出血，口唇干，口腔咽部黏膜充血，扁桃腺肿大，颈项强，心率快，腹壁反射消失，腱反射亢进，克尼格征（＋）巴宾斯基征（－），腿部出现红斑点。脑脊液检查：外观混浊（米汤样），细胞数30 720，白血球计数9920，潘迪试验（＋＋＋），糖定性1～5管（－），白血球分类：中性98%，淋巴2%；涂片检查：双球菌（＋）。3月4日初诊，中医检查：脉数，呼吸喘促，鼻衄，昏睡，但神志清醒，舌苔黄腻，胃纳不佳，大便秘，小便赤。

处方：犀角3钱，生地4钱，麦冬4钱，金银花5钱，连翘3钱，茅根8钱，粉丹皮1钱半，枯芩1钱半，黑栀2钱，纹军1钱半，玄明粉2钱，白芍3钱。

煮服法：以水1200ml，先煮犀角20分钟，再入余药，煎至180ml去渣，再把玄明粉放入，分三次温服，每3小时服一次。

3月5日第一次复诊：脉数，喘息渐平，衄血已止，舌苔薄，大便已行，神志清醒，仍有多睡现象。

处方：仍按前方去犀角、纹军、玄明粉；加玄参3钱，菖蒲1钱，郁金1钱。煮服法同前。

3月6日第二次复诊：脉数，又衄血，下午有发热现象，胃纳佳，舌苔未净，仍多睡。

处方：仍按前方。生地加2钱，玄参加1钱，麦冬加2钱，加阿胶2钱。煮服法同前。

3月7日第三次复诊：脉数，下午体温略高，舌苔薄而未净，衄血已止，但大便有秘结。

处方：金银花5钱，连翘3钱，蒲公英3钱，地丁3钱，菖蒲1钱，郁金1钱，瓜蒌5钱，玄明粉 2 钱，枯芩 1 钱，粉丹皮 1 钱半，生地 5 钱，寸冬 4 钱，焦栀子 2 钱，甘草 1 钱。煮服法同前。

3 月 8 日第四次复诊：脉数，下午发热已好转，大便已行，舌苔当中已无，边缘略存，精神愉快，已无多睡现象。

处方：仍按前方，去瓜蒌、玄明粉；加知母 2 钱，煮服法同前。

3 月 9 日第五次复诊：脉缓和，饮食佳良，二便正常，舌润，精神爽和，唯起坐略感头晕。

处方同前。

3 月 10 日第六次复诊：脉缓和，一切情况良好，停止服药，以食物调养。

3 月 11 日第七次复诊：脑脊液检查示外观白色透明，细胞总数 40；白细胞计数 14；潘迪试验为阴性反应；糖定性 1～5 管（＋）；白细胞分类：中性 60%，淋巴 40%。

3 月 18 日第八次复诊：症状完全消失，精神愉快，痊愈出院。（高灈风，河北省卫生厅中医处.1956.中医治疗脑脊髓膜炎的经验介绍[J].中医杂志，（9）：459-461）

【案例分析】此案治疗以清热、解毒、养阴为原则。首先，用甘苦而寒、芳香清散之剂以退热。这些药物还可以减轻或消除火毒太盛，扰及心肝所致之神志谵妄。并以辛凉芳化佐以柔肝息风之法。其次，在神经症状减轻之后，用甘寒养阴的药物生其津液，排除毒素，增加体内抗病功能。在治疗过程中，金银花、连翘、蒲公英、地丁等解毒药品占主导地位，以达到中和毒素目的。患者周身出现红色斑点，故重用犀角、生地、玄参、茅根等清热凉血药物。此外，治疗中还应注意两点：忌用辛温香燥药，此类药品能消耗津液，按中医理论此病多是脱液伤津所致，故不宜再夺其津液；不宜发汗，以避免水液之消耗，减少毒素之增长，并且汗出过多可造成汗多亡阳的险症，宜忌之。

第五章 流行性乙型脑炎

第一节 疾 病 概 述

流行性乙型脑炎（epidemic encephalitis type B）简称乙脑，是由乙脑病毒（encephalitis B virus）经蚊虫媒介叮咬传播而引起的以中枢神经系统感染为主要表现的急性传染病，乙脑起病急，其主要临床表现为高热、头痛、喷射性呕吐、嗜睡，伴有脑膜刺激征，发热 2～3 天后可出现不同程度的中枢神经系统表现，如昏迷、惊厥、抽搐、肢体痉挛性麻痹等，或发展至中枢性呼吸循环衰竭，中枢系统受损可导致偏瘫、智力障碍等后遗症。

乙脑病毒属虫媒病毒乙组的黄病毒科，直径 40～50nm，呈球形，其核心为单股正链 RNA 及衣壳蛋白，病毒包膜嵌有刺突糖蛋白（E 蛋白）和膜蛋白（M 蛋白），其中 E 蛋白是病毒的主要抗原成分，可诱导机体产生中和抗体补体结合抗体和血凝抑制抗体。血凝抑制抗体出现较早且抗体水平维持时间长，可用于临床诊断和流行病学调查。补体结合抗体出现和达高峰时间晚，可用于回顾性诊断和流行病学调查。乙脑是人兽共患的自然疫源性疾病，感染乙脑病毒后的人和动物（家畜、家禽和鸟类）均可发生病毒血症，成为传染源。人感染后病毒血症持续时间短，且血中病毒含量少，不是主要的传染源。猪的感染率高，感染后血中病毒含量多，病毒血症期长，是本病主要的传染源。蚊虫可带病毒越冬并经卵传代，是乙脑病毒的储存宿主，被感染的候鸟、蝙蝠也可携带病毒，是本病的传染源和乙脑病毒的长期储存宿主。乙脑的主要传播途径是蚊虫叮咬，我国约有 26 种传播乙脑病毒的蚊种，其中三带喙库蚊是主要的传播媒介，其次是东方伊蚊和中华按蚊。乙脑病毒人群普遍易感，感染后多不发病，显性感染与隐性感染之比为 1∶（300～2000），感染后可获得较持久的免疫力，再次感染者少见。婴儿可由母体获得保护性抗体。在流行区域上我国除东北北部、青海、新疆和西藏外，均有乙脑流行。在乙脑病毒五个基因型中，我国目前存在基因 Ⅰ 型与基因 Ⅲ 型乙脑病毒共流行的态势。乙脑流行主要在夏秋两季，热带地区全年均可发病，温带和亚热带地区病例多集中于 7、8、9 三个月份。发病人群以 10 岁以下儿童为主，2～6 岁儿童发病率最高，近年来由于儿童和青少年按计划接种疫苗，成人和老年人的发病率则相对增加。

乙脑患者脑组织的损伤与病毒直接侵袭神经组织、导致神经细胞变性和坏死有关，病变以脑实质广泛性急性炎症为主。本病病死率较高，中枢性呼吸衰竭是本病的主要死亡原因，而且后遗症严重，对儿童的智力影响较大，可能导致患儿痴呆、失语、耳聋、精神异常等。该病可根据流行病学、临床症状、体征和实验室检查可综合分析作出初步诊断，确诊须依靠血清学或病原学检查。目前乙脑治疗无特效药物，早期发现、及时治疗，可以降低病死率和致残率。目前主要使用乙脑减毒活疫苗进行预防，我国已将乙脑疫苗纳入计划免疫程序之中。除此之外，良好的灭蚊、防蚊措施也是预防乙脑的重要措施。

第二节 临床诊断

一、临床表现

本病潜伏期 4~21 天，一般为 10~14 天。临床症状轻重不一，轻者呈一过性发热，重者表现为高热、头痛、呕吐、颈项强直、惊厥、意识障碍以至出现呼吸衰竭等。其过程具有阶段性特点，故将其分为初期、极期、恢复期、后遗症期四期。

（一）临床分期

1. 初期 为病程的第 1~3 天。起病急，发热，体温在 1~2 天内上升至 39~40℃，伴头痛、乏力、嗜睡、恶心，呕吐等症状，易被误诊为上呼吸道感染。少数患者会出现颈项强直、神志淡漠及抽搐。

2. 极期 为病程的第 4~10 天，除初期症状加重外，主要表现为脑实质受损的症状，如持续高热、意识障碍、惊厥或抽搐、呼吸衰竭、颅内压升高、脑膜刺激征、其他神经系统症状和体征等。

3. 恢复期 患者体温逐渐下降，神经系统症状和体征日趋好转，一般于 2 周左右可完全恢复，但重型患者需 1~6 个月才能逐渐恢复。经积极治疗大多数患者能恢复，如半年后上述症状仍存在，称为后遗症。

4. 后遗症期 主要有痴呆、失明、失语、流涎、吞咽困难、肢体强直性瘫痪或不自主运动等。此期若继续积极治疗，仍有不同程度的恢复，但癫痫后遗症可持续终身。

（二）临床分型

1. 轻型 发热，体温一般不超过 39℃；头痛，呕吐，精神萎靡，神志清醒，无抽搐，病程 7~10 天。

2. 普通型 发热，体温 39~40℃；剧烈头痛，喷射性呕吐，烦躁，嗜睡，昏睡或浅昏迷，局部肌肉小抽搐，病程约两周。

3. 重型 发热，体温 40℃以上；剧烈头痛，喷射性呕吐，很快进入昏迷，反复抽搐，病程约 3 周，愈后可留有后遗症。

4. 极重型 起病急骤，体温在 1~2 天内上升至 40℃以上，反复或持续性强烈抽搐，伴深昏迷，迅速出现脑病及呼吸衰竭，病死率高，幸存者发生后遗症概率较高。

（三）实验室及其他检查

外周血白细胞总数、中性粒细胞比例增高。脑脊液压力增高，外观无色透明或微混浊，白细胞计数多为（50~500）×10^6/L，个别可高达 1000×10^6/L 以上，早期以中性粒细胞为主，后期淋巴细胞增多，白细胞计数的高低与病情轻重和预后无关。蛋白质轻度升高，糖正常或偏高，氯化物正常。少数病例于病初脑脊液检查正常。

病后 3~4 日可出现特异性 IgM 抗体，病后 4~5 日出现血凝抑制抗体，病后 2 周出现 IgG 抗体，特异性较高。

病程第 1 周内死亡患者的脑组织中可分离到病毒，但脑脊液和血中不易分离到病毒。采用直接免疫荧光或聚合酶链反应（PCR）检测组织、血液或其他体液中的乙脑病毒抗原或 RNA，可早期诊断。

二、诊断与鉴别诊断

（一）诊断要点

1. 流行病学特点　患者多为儿童，居住于乙脑流行区域，且多在夏秋蚊虫滋生季节发病，或发病前 25 天内具有上述时空旅居史。

2. 临床特点　起病急，高热，头痛，呕吐，意识障碍，惊厥，脑膜刺激征和病理反射阳性等。

3. 实验室检查　血常规提示白细胞总数及中性粒细胞增高，脑脊液检查呈无菌性脑膜炎改变，结合血清特异性 IgM 抗体或血凝抑制试验阳性即可作出诊断，检测到乙脑病毒抗原或 RNA 片段亦可确诊。补体结合试验多用于回顾性诊断。

（二）鉴别诊断

1. 结核性脑膜炎　无季节性，多有结核病史。起病较缓，病程长，脑膜刺激征明显，脑实质病变表现较轻。脑脊液中氯化物与糖均降低，蛋白质升高较明显，薄膜涂片或培养可检出结核杆菌。胸部 X 线片及眼底检查可能发现结核灶。

2. 化脓性脑膜炎　如流行性脑脊髓膜炎，其病原体为脑膜炎奈瑟菌，好发季节为冬春季，患者皮肤、黏膜可见瘀点、瘀斑；其他化脓性球菌导致的多能找到迁徙性病灶。脑脊液呈细菌性脑膜炎改变，涂片染色或培养可发现致病菌。

3. 其他病毒性脑炎　如单纯疱疹病毒性脑炎、腮腺炎并发脑膜脑炎，临床表现与乙脑相似，结合相关临床资料有助于鉴别，确诊则有赖于病原学检查，如血清免疫学检查和病毒分离。

第三节　中医认识

中国古代医学文献中并无"乙脑"病名的记录，从该病的发病节气、临床特征、治疗等方面分析，可以发现古代医学文献里有大量相关记载。如《温病条辨·暑温》载："形似伤寒，但右脉洪大而数，左脉反小于右，口渴甚，面赤，汗大出者，名曰暑温……手太阴暑温，如上条证，但汗不出者……指形似伤寒，右脉洪大，左手反小，面赤口渴而言。但以汗不能自出……小儿暑温，身热，卒然痉厥，名曰暑痫。"《温热经纬·叶香岩三时伏气外感篇》言："受热而迷，名曰暑厥。譬如受冷而仆，名寒厥也。人皆知寒之即为冷矣，何以不知暑之为热乎。即热气闭塞孔窍所致。"《重订广温热论》言："温热，伏气病也……因暑邪引动而发者，曰暑温，或曰暑热。"《中西温热串解》言："暑温者，长夏受暑之病，偏于热者也，形似伤寒，头痛身痛，发热恶寒，右脉洪大而数，左脉反小于右。"《增订叶评伤暑全书》言："忽然手足搐挛，厉声呻吟，角弓反张，如中恶状，为暑风。"诸多文献所述与乙脑发热、头痛、颈项强直、痉挛、恶心、呕吐、嗜睡、烦躁、谵妄等症状高度吻合，故结合乙脑的发病时节、临床表现、病性特点等，可将其归属于"温疫"范畴，可从暑温、暑风、暑厥、暑热疫、疫痉等进行论治。

一、病　因

乙脑的病因可以从内、外两个方面来认识，人体正气虚弱是致病的内因，暑热、湿气、疫毒等邪气则是外因。乙脑发病是内外因共同作用的结果。

1. 外因　乙脑多在夏秋季发病，此时暑气炎炎，湿热二气为盛，古人将暑邪认为是夏季湿热相合的独特邪气。《素问·六元正纪大论》云："炎暑至……雨乃涯，民病热中。"暑温、暑邪、暑热皆一体而言，其致病特点为发病急、热势盛、变化速、易伤津气，气热不解极易深入心营。暑热犯人，不拘表里，不以渐次，还可以直接侵犯心包或肝经，一病即见神昏痉厥。《素问·生气通天论》说："因于暑，汗，烦则喘喝，静则多言，体若燔炭，汗出而散。因于湿，首如裹，湿热不攘，大筋缓短，小筋弛长，缓短为拘，弛长为痿……夏伤于暑，秋必痎疟；秋伤于湿，冬生咳嗽……四时之气，更伤五藏。"《素问·热论》也说："凡病伤寒而成温者，先夏至日者为病温，后夏至日者为病暑。"《温病条辨·伏暑篇》载："长夏受暑，过夏而发者，名曰伏暑。"这些均强调了季节与暑病的发病有着密切的联系。

乙脑是由乙脑病毒感染引起的，具有流行性、传染性，其病因可以归属于疫气。吴又可认为"此气之来，无论老少强弱，触之者即病"（《温疫论·原病》），又将其称为"戾气""疠气""疫毒""杂气"。疫气是有别于六气的另一类致病因素，为"天地之毒气"。《温疫论·杂气论》说："疫气者亦杂气中之一，但有甚于他气，故为病颇重，因名之疫气""大约病遍于一方，延门合户，众人相同，皆时行之气，即杂气为病也"。

2. 内因　《素问·评热病论》说："邪之所凑，其气必虚。"如果人体禀赋薄弱，正气亏虚，或饮食劳倦伤及脾胃，致脾肺气虚；或中气卫弱，不能输精于肺，肺气虚则不能输精于皮毛，致表卫不固，腠理疏松；亦有素体阳虚、阴虚或病后、产后调摄不慎，致阴血亏损，特别是小儿脏腑娇嫩、气血未充、卫外力弱，更易染病，暑湿疫邪便可乘虚而入，引发乙脑。如《灵枢·百病始生》所云："风雨寒热，不得虚，邪不能独伤人……此必因虚邪之风，与其身形，两虚相得，乃客其形。"

总之，从中医角度来看，乙脑是内、外因共同作用的结果。

二、病　机

乙脑以毒损脑髓为总纲。疫毒侵入人体，集结于肌腠募原，繁衍蕴毒。待毒强邪盛之时，乘人体正虚于内，营虚脉气不足之时，营气不能护血抗邪，卫气不能固表防邪，引起正气、营气、卫气不能互用，虚而不能抗毒，疫毒得以由募原玄府透达络脉、经脉、脏腑，由气及营，由营入血，或由津液入血，通过血脉或津液之道，泛游人体上下。上者以脑髓为主，因脑髓正气不足，营卫二气失调，不能束邪制毒，毒损血脑募原之藩篱，造成脑髓表里上下广泛病变，故不能统帅于下之脏腑、经络、皮腠，其中以肺、胃、肝、肾受邪为要。毒犯于肺者，肺失治节，肃降无能，必生呼吸紊乱之态；毒进犯于肝，则出现疏泄障碍，肝气郁结，生热化火，火动为风，风为动象，故见抽搐、拘急之态；阳明受邪，胃失和降，胃气上逆，故生恶心呕吐，邪毒内结，腑气不通，必见痞、满、燥、实、坚等腑实之候；病重伤及肾命，则气化动力乏源，必险情横生；心为毒扰，则神舍不宁，必见心动悸之象，乃至脏腑之气不相顺接致厥，甚而心阳暴脱，此为下不能应于上，导致神、魂、魄三维功能失调；督脉受累，故有头痛、抽搐、脊背反张、神昏、瘫痪等象，乃至病情危笃。

暑热病邪为本病的外在致病因素。夏季暑气当令，气候炎热，或因汗出过多，津液亏耗，致使正气不足；或露宿贪凉，腠理疏懈，暑邪乘虚侵袭而发病，特别是小儿，脏腑柔嫩，气血未充，不耐暑热，一旦感邪，较成人更易患病，病情亦较重。

暑为阳邪，传变迅速，易耗气伤津，化火、生风、酿痰。故本病初起，往往既见气分热盛证候，但亦有由卫径入气分，表现为卫气同病者；若温邪深入则可内窜心营，再入血分而见气血两燔之重证及窍闭、风动、外脱之危候。

夏季暑热既盛，同时雨湿亦多，天暑下逼，地湿上蒸，暑与湿邪相合而为暑湿证候。本病又常兼挟风邪、湿邪侵袭人体而发病。暑为阳热之邪，风为百病之长。热盛生风，炼液为痰，湿热蕴结亦能成痰，痰蕴生热，痰动生风，风盛动痰，故热、痰、风常相互转化，互为因果，其中热是产生风、痰的根本，痰既是病理产物，又是病理因素。临床上常以高热、昏迷、抽风、痰鸣等症并见。

总之，病因是暑热疫毒，或夹湿或夹风，病机一般先伤气分。这与叶氏"夏暑发自阳明""暑伤气分，湿亦伤气"的论点一致。在其发展演变中，易出现伤津耗气，化火生风生痰，深入心营，内逼血分的病理变化，详见图3-5-1。

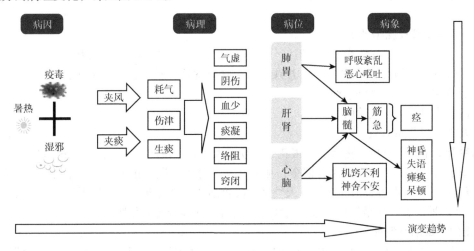

图 3-5-1　乙脑的病机演化示意图

总体来说，乙脑的传变特点是暑热毒邪侵入人体，迅速里传，致气营两燔。其发病特点可用"急""速""危""残"4个字加以概括，即起病急骤、传变迅速、险象环生、重者度过危重期之后多出现后遗症。其病理变化，体现于热、痰、风三者相互转化，又互为因果。其卫气阶段，临床表现以热证为主，气营两燔和热陷营血阶段则以风火痰瘀灼伤血络证候为多见。故治疗时，当掌握三者之间的关联关系，重在解毒清热，又有"疗惊必先豁痰，豁痰必先祛风，祛风必先解热"之大法。

本病病位以脑为本，脏腑经络为标，证候要素以热、火、暑、湿、毒为主。因疫毒之邪由蚊虫叮咬皮肉、肌腠，稽留气分，主在阳明，若毒热内陷营血，上犯脑窍，脑髓受损，累及脏腑经络。危重极期过后，热邪渐退而津气未复，大多表现为正虚邪恋证。若属气阴亏损的，可见低热久羁，或因虚风内动而致手指蠕动，若因热伤心神、顽痰、死血、干血导致窍机不利者，则可见神情呆滞，甚或痴呆、不语、失明、耳聋；若风痰阻络，筋脉失利的，可见手足拘挛、肢体强直或抽搐。部分重症患者可因痰瘀互生蔽郁清窍而后遗失语、瘫痪、痉挛、呆钝等症，终生难复，预后不良。

第四节　中医治疗

目前，现代医学针对乙脑的治疗尚缺乏特异性、高效的抗病毒药物，对症治疗和支持治疗是主要的治疗措施，中医辨证论治具有一定优势。

一、分 证 论 治

1. 轻型（毒蕴肺胃证）

【证候】以卫分和气分症状为主，尤其是以气分症状为主。症见发热，体温在38～39℃，微恶寒或不恶寒，头痛，或有烦躁不安，神志恍惚，伴恶心、口渴、喜饮、无抽搐；或有项强。舌质红，苔薄白或薄黄，脉浮数或洪数。婴幼儿可有高热抽搐，指纹红紫。

【治法】辛寒清气，清热解毒。

【代表方】白虎汤合银翘散加减。

【常用药】石膏、知母、连翘、金银花、板蓝根、栀子、六一散、粳米、丹参。

【加减】若胸闷、脘腹胀满、湿重者，加鲜佩兰、鲜藿香、鲜荷叶。若躁动者，加钩藤、地龙、莲子心。

2. 普通型（毒损脑络证）

【证候】以气分和营分症状为主，但气分及营分症状可各有侧重。可见发热，体温在39～40℃，头痛，颈强，呕吐明显，口渴或胸闷，烦躁不安，嗜睡昏蒙，肌肉眴动，偶有抽搐发作。舌质红，苔黄或腻，脉数，指纹红紫或紫暗。

【治法】清热解毒，气营两清。

【代表方】清营汤加减。

【常用药】生地、丹皮、玄参、金银花、连翘、大青叶、黄连、生石膏、知母、紫草。

【加减】若嗜睡者，加石菖蒲、郁金，加清开灵注射液、醒脑静注射液，针刺水沟、劳宫、太溪。若痰盛、呼吸急促者，加胆南星、天竺黄、鲜竹沥和苏合香丸。若壮热不退者，加安宫牛黄丸化服。若壮热抽搐者，加至宝丹化服。若痰盛闭窍者，加苏合香丸化服。

3. 重型（毒陷心包证）

【证候】以营分、血分症状为主。发病急聚，高热，体温迅速上升至40℃以上，剧烈头痛，呕吐、项强明显，呼吸急促，躁动或狂躁，昏迷，反复抽搐。舌质红绛，苔黄或燥，或厚腻，脉细数，指纹紫滞。

【治法】清热解毒，凉血息风。

【代表方】清瘟败毒饮和止痉散加减。

【常用药】羚羊角、生地、黄连、大青叶、栀子、黄芩、紫草、生石膏、知母、赤芍、玄参、丹皮、连翘心、全蝎（研末冲服）、蜈蚣（研末冲服）。

【加减】若痰涎阻滞者，加冰片、麝香和苏合香丸。若呼吸急促，舌质干绛，脉细数无力者，加生脉注射液、痰热清注射液、苏合香丸化服。若面色苍白，汗出肢冷，呼吸气微或不规则，脉微细欲绝者，加参附注射液。若抽搐者，加紫雪丹或羚羊角粉。若神昏者，加安宫牛黄丸或紫雪丹或至宝丹。

4. 极重型（阴阳衰竭证）

【证候】此型病势险恶，热毒直入营血，亡阴亡阳。高热，体若燔炭，体温急剧上升至41℃以上，迅速陷入深昏迷，顽固、持续地抽搐，呼吸气粗或急促无力，呼吸不规则，出现急性亡阴亡阳症状，如颜面苍白晦暗，口唇发绀，汗多如油，手足厥冷。舌质深绛而干，或淡而胖大，脉虚大或细微欲绝、模糊不清，指纹紫暗。

【治法】若亡阴者，治宜滋阴镇摄；若亡阳者，治宜回阳救逆。

【代表方】亡阴者，用救逆汤加生脉注射液；亡阳者，用通脉四逆汤加参附注射液。

【常用药】亡阴者，干地、白芍、麦冬、阿胶、生龙骨、生牡蛎、炙甘草；亡阳者，人参、附片、干姜、炙甘草。

5. 恢复型（正虚邪恋证）

【证候】本型以耗气伤阴、心肝肾不足为特点。症见低热多汗，心烦不寐，精神软弱，或精神异常，痴呆，失语，或消瘦、瘫痪，扭转痉挛、震颤。舌质干绛少苔，脉细无力。

【治法】清解余毒，益气生津。

【代表方】若气虚津伤者，沙参麦冬汤合竹叶石膏汤；若肝肾精亏者，黄连阿胶鸡子黄汤加减。

【常用药】气虚津伤者，沙参、石膏、麦冬、竹叶、桑叶、天花粉、半夏、玉竹、生扁豆、丹皮、生甘草；肝肾精亏者，黄连、阿胶、黄芩、鸡子黄、芍药。

【加减】若痉挛、震颤者，加三甲复脉汤（生牡蛎、生鳖甲、生龟甲、炙甘草、干地、生白芍、麦冬、阿胶、麻仁、五味子、鸡子黄）。若邪留脉络，肢体瘫痪者，去滋腻之品，加红花、石菖蒲、僵蚕、地龙，同时配合针灸、按摩等康复治疗。若喉间痰鸣、痴呆流涎者，加导痰汤（半夏、天南星、橘红、枳实、赤茯苓、炙甘草）。

二、其 他 疗 法

（一）单方、验方

（1）大黄 15g，芒硝 9g，枳实 9g，板蓝根 30g，甘草 6g。加水浓煎成 200ml，每日 1 剂，分 4～6 次口服或保留灌肠。

（2）生石膏 60g，龙胆草 10g，紫花地丁 15g，蒲公英 30g，钩藤 15g，制大黄 5g，羚羊角粉 0.6g（吞服）。每日 1 剂，加水浓煎成 450ml，分 2～3 次口服。

（3）生石膏 40g，生地 10g，犀角 6g，黄连 5g，甘草 5g，竹叶 5g，山栀 8g，桔梗 8g。抽搐、牙关紧闭者，加全蝎 15g，钩藤 15g。痰多者，加天竺黄 10g，人工牛黄 10g。面色紫暗或皮肤发斑者，加牡丹皮 12g。每日 1 剂，加水浓煎成 450ml，分 2～3 次口服。

（4）生石膏 30g，大青叶 30g，板蓝根 30g，六月雪 30g，鹅不食草 6g，野菊花 30g，忍冬藤 15g，海金沙 15g。每日 1 剂，加水浓煎成 450ml，分 2～3 次口服。

（5）石膏 30g，知母 18g，板蓝根 30g，连翘 30g，葛根 15g，金银花 30g，玄参 18g，钩藤 30g，郁金 30g，黄芩 15g，僵蚕 9g。每日 1 剂，加水浓煎成 450ml，分 2～3 次口服。

（二）针灸治疗

（1）退热。高热无汗或少汗者，针刺大椎、曲池；有汗或多汗者，针刺复溜、曲池。或点刺放血，点刺少商、商阳、十宣，放血。或耳针：选耳尖、肾上腺、内分泌、枕、心、皮质下、神门、肝、脾等穴，每次选 2～3 穴，针刺或埋针，其中耳尖及肾上腺两穴可放血。

（2）止痉挛惊厥。主穴：人中、合谷。备穴：太冲、内关、后溪、风池。先针刺主穴，效果不显著时加 1～2 个备穴。或针刺鸠尾，长强、哑门，适用于惊厥甚剧时。耳针：针刺神门、交感、枕、心等穴。

（3）平喘促。主穴：人中、素髎、太冲、内关、膻中、会阴、哑门。备穴：足三里、天突、合谷。先针刺主穴，每次 2～3 个穴，无效时加备穴。耳针：针刺心、肺、交感、肾上腺、皮质下、脑干等穴，每次选 2～3 个穴。

（4）后遗症治疗。下肢瘫痪者，取阳陵泉、三阴交、环跳、风市、足三里、委中。吞咽困难者，取廉泉、颊车、天突、下关、合谷。失语者，取哑门、身柱、内关、命门、三阴交、金津、玉液。失明者，取光明、攒竹透刺鱼腰。

（5）按摩推拿。推补脾经、肾经，分手阴阳，清板门，揉一窝风，逆运内八卦，清天河水，退六腑。

三、预 防 调 护

乙脑是一种流行性很强的传染病，强调以预防为主。在预防方面，既强调正气的御邪作用，又注重避免直接接触病邪，具体方法：一是加强体育锻炼，增强机体适应气候变化的调节能力。二是注意卫生，远离病原，积极灭蚊、防蚊，避免接触乙脑患者减少发病诱因。三是加强防疫知识的宣传，做到"五早"，即早发现、早诊断、早隔离、早治疗、早预防。

乙脑的流行季节，预防服药一般可使发病率大为降低，可以酌情使用大青叶、板蓝根、牛筋草、金银花、连翘、乌梅、荷叶、茯苓等。由于患者体质不同，所用于预防乙脑的药物亦有所区别。如湿热者，可用香薷散、益元散等；虚弱者，可用补中益气汤去升麻、柴胡，加黄柏、芍药、五味子、麦冬；有痰者可加半夏、姜汁。亦可进行疫苗预防。

乙脑患者应适当休息，多饮水，饮食以素食流质为宜，慎食油腻难消化之物。保持病室内凉爽、通风、安静。患者应定时翻身、拍打胸背、吸痰，保持呼吸道通畅，防止肺炎。

第五节 名家名论

一、张锡纯《医学衷中参西录》

若至发于暑月，又名为暑温，其热尤甚。初得即有脉洪长，渴嗜凉水者，宜投以大剂白虎汤，或拙拟仙露汤。又曰：一为湿温。其证多得之溽暑。阴雨连旬，湿气随呼吸之气，传入上焦，窒塞胸中大气。因致营卫之气不相贯通，其肌表有似外感拘束，而非外感也。其舌苔白而滑腻，微带灰色。当用解肌利便之药，俾湿气由汗与小便而出，如拙拟宣解汤是也。

二、蒲辅周《流行性"乙型"脑炎中医辨证施治的一般规律》

暑温有偏热、偏湿、伏暑、暑风和暑厥的不同。中医治疗暑温不能一法、一方、一药，中医治疗乙脑也就不能一法、一方、一药。人体有强弱，感受有轻重，伏邪有浅深，治法有缓急，用方有大小，必须根据乙脑在发展过程中各种证型、各个阶段的具体情况，以及环境、气候、年龄、体质等，加以全面的综合考察选择适当的治疗方法。这就是中医辨证施治的实质，也就是一种灵活的治疗形式，正如古代医籍常说的"病有千变，而治疗方法亦有千变"。

三、王永炎《当代中医诊治疫病范例——疫痉》

审因论治，解毒为要。疫痉病急证险，病情变化迅速，因而医者必须掌握"必伏其所主，而先其所因"之理。"所主"者，致病之本也，本以脑髓病变为主，引发脏腑也相应发生病变为病之标，疫毒是本病之源。疫毒之中以热疫、火疫、暑疫、湿疫为病成之根，此即"先其所因"之义。所以辨证是关键，解毒泻火、育阴柔肝、益气敛阴、凉血活络、解痉宣窍、扶阳救逆是治疗常法。中医药的疗效优势在于早期介入——清解毒热，临床上不能墨守卫、气、营、血四个阶段的陈规来辨证论治，应从本病的特殊情况出发，不论在卫、在气或在营血均应以解毒为总则，在解毒的基础上进行辨证论治。

第六节 经典案例

 医案

患儿，男，8 岁，1999 年 7 月 7 日初诊。

主诉：发热 3 天伴抽搐。

初诊：患儿 3 天前出现发热，体温 38～40℃。发热第 3 天出现躁动、呕吐伴间断抽搐、意识不清，来我院诊治，脑脊液常规：细胞数 12 个/mm³，中性粒细胞 30%，淋巴细胞 70%。脑脊液生化：正常。予抗病毒、降颅内压治疗 1 周后，体温降至 38℃左右，仍间断抽搐，神志不清，大便 2～4 次/天。遂请裴老会诊。刻下症：患儿昏迷状，四肢抽搐，喉中痰鸣，舌质红，苔黄白厚腻，脉滑数。

诊断：乙脑。辨证：湿热互结，上蒙清窍。

【治法】芳香化湿，醒脑开窍。

方药组成：藿香 10g，佩兰 10g，僵蚕 10g，钩藤 10g，全蝎 6g，石菖蒲 9g，郁金 9g，菊花 9g，薄荷 6g，滑石 9g，鲜芦根 30g。

14 剂，水煎服，每日 1 剂，早晚分服。

局方至宝丹 1 丸，分 2 次服用。

二诊：患儿体温降至正常，仍神志不清，反应迟钝，抽搐次数减少，四肢肌张力仍偏高，舌质略红，苔白，脉弦细。证治同前，去局方至宝丹，前方加天竺黄 10g，远志 10g。14 剂，煎服法同前。

三诊：病情逐渐好转，神志蒙眬，有自主意识，偶有轻微抽搐，体温正常，继服前方 21 剂，煎服法同前。

四诊：体温正常，神志清，抽搐消失，能简单回答问题。

（胡艳，柳静，幺远，等. 2020. 裴学义治疗流行性乙型脑炎经验. 北京中医药，39（1）: 1-3）

【案例分析】本病归属于中医学"湿温"范畴，其病机为湿热蕴结，上蒙清窍，扰动神明，肝风内动。治疗主要以清化湿热、息风醒脑开窍为主。用藿香、佩兰芳香化湿，菊花、薄荷疏风清热，钩藤、全蝎、石菖蒲、郁金、远志镇肝息风、开窍醒脑。鲜芦根配滑石清热淡渗利湿，在以上药物基础上加用"三宝"之一"局方至宝丹"以加强清热豁痰开窍、止痉醒神之功。该患儿经过 1 月余的中药调治收到明显疗效。

第六章　肾综合征出血热

第一节　概　　述

肾综合征出血热（hemorrhagic fever with renal syndrome，HFRS），又称流行性出血热（epidemic hemorrhagic fever，EHF），是由汉坦病毒引起的一种急性自然疫源性疾病，主要传染源是鼠类。本病以发热、低血压休克、出血和肾损害为主要临床表现。一般分为发热期、低血压休克期、少尿期、多尿期、恢复期典型五期经过。

汉坦病毒属布尼亚病毒科，为负链单链 RNA 病毒，形态呈圆形或卵圆形，直径 78～210nm，平均 120nm，由核心和囊膜组成。外有双层包膜，外膜上有纤突，内质为颗粒丝状结构。其基因含有 L（大）、M（中）、S（小）三个基因片段。S 基因编码核衣壳蛋白；M 基因编码膜蛋白，可分为 G1、G2（构成病毒的包膜）；L 基因编码聚合酶。宿主感染后核衣壳蛋白抗体出现最早，有助于早期诊断。汉坦病毒有 20 个以上血清型，WHO 认定的有Ⅰ型、Ⅱ型、Ⅲ型和Ⅳ型，我国流行的主要是Ⅰ型（汉滩病毒，野鼠型）和Ⅱ型（汉城病毒，家鼠型）。鼠类为出血热的主要传染源，其他还包括猫、犬、猪和兔等，我国以黑线姬鼠和褐家鼠为主，林区以大林姬鼠为主。传播途径：①呼吸道传播。鼠类携带病毒的排泄物如尿、粪、唾液等污染尘埃后形成气溶胶，经呼吸道吸入而感染人体。②消化道传播。进食被携带病毒的鼠类的排泄物污染的食物，经口腔或胃肠黏膜感染。③接触传播。被鼠咬伤或破损的伤口接触带病毒鼠类的排泄物或血液后导致感染。④垂直传播。孕妇感染本病后病毒可经胎盘感染胎儿。⑤虫媒传播。从寄生于鼠类身上的革螨或恙螨中分离到汉坦病毒，但其传播作用尚有待进一步证实。

本病在人群中普遍易感，以男性青壮年为主，全年均可发病，多为散发。黑线姬鼠传播者以 11 月至次年 1 月为高峰；褐家鼠传播者以 3～5 月为高峰；林区大林姬鼠传播者以夏季为高峰。发病有一定的周期性，一般相隔数年有一次较大的流行。

本病的基本病理变化是全身小血管和毛细血管广泛性损害，病变在肾脏最为明显，其次是心、肺、肝、脑等。依据临床特征性症状和体征，结合实验室检查，参考流行病学资料进行诊断。以综合疗法为主治疗，早期应用抗病毒治疗，中晚期对症治疗。"三早一就"是本病的治疗原则，即早发现、早休息、早治疗和就近治疗。治疗要把好"休克、出血及肾衰竭"三关。

第二节　临床诊断

一、临床表现

本病潜伏期为 4～46 天，一般为 7～14 天。典型经过可分为发热期、低血压休克期、少尿期、多尿期及恢复期五期。轻型、非典型患者可以不经过低血压休克期和少尿期，重型患者病期不易明显划分，往往发热期与低血压休克期重叠，或低血压休克期与少尿期重叠。

1. 发热期 急性起病，畏寒，发热，体温多达 39～40℃，以弛张热多见，少数呈稽留热或不规则型。一般持续 3～7 天，可出现中毒症状、毛细血管损害和肾损害。热程越长，病情越重。轻者热退后症状缓解，重者热退后症状反而加重。全身中毒症状为全身酸痛，"三痛"（头痛、腰痛和眼眶痛），嗜睡或失眠、烦躁、谵妄等神经中毒症状，食欲不振、恶心、呕吐、腹痛、腹泻等胃肠道症状。毛细血管损害征主要表现为充血、出血和渗出水肿征。颜面、颈、胸部皮肤潮红的"三红"体征；眼结膜、软腭和咽部黏膜充血；腋下或胸背部条索样、抓痕样皮肤出血点；少数患者有鼻衄、咯血、黑便或血尿等。若皮肤迅速出现大片瘀斑和腔道出血，表示病情重，可并发弥散性血管内凝血（DIC）。眼球结膜及眼睑水肿明显，呈胶冻样外观。

2. 低血压休克期 一般发生于第 4～6 病日，迟者 8～9 病日。多于发热末期、发热同时或热退后出现。持续时间短者数小时，长者可达 6 天以上，一般为 1～3 天。一般血压开始下降时四肢尚温，随着低血压进行性加剧出现面色苍白、四肢厥冷、口唇及肢端发绀、脉搏细弱、尿量减少等休克表现。持续时间过久可引起 DIC、脑水肿、ARDS 和急性肾衰竭。

3. 少尿期 一般发生于第 5～8 病日，持续时间短者 1 天，长者可达十余天，一般 2～5 天。可与休克期重叠，或由发热期直接进入少尿期。主要表现为少尿或无尿，可引起尿毒症、酸中毒、水和电解质紊乱、高血容量综合征和肺水肿等。表现为烦躁不安或嗜睡、神志恍惚、谵妄甚至昏迷、抽搐等，以及水肿、呃逆、呕吐、头痛、头晕、呼吸增快、心律失常、血压增高、脉压差增大等。此期皮肤、内脏出血现象加重，易继发肺部感染等。

4. 多尿期 一般发生于第 9～14 病日，持续时间短者 1 天，长者可达数月，一般 7～14 天。根据尿量和氮质血症的情况可分为以下三期：①移行期。每日尿量由 400ml 增至 2000ml，但血尿素氮和肌酐等反而升高，症状加重。②多尿早期。每日尿量超过 2000ml，氮质血症无明显改善，症状仍重。③多尿后期。每日尿量超过 3000ml，并逐日增加，可达 4000～8000ml，少数可达 15 000ml以上。此期氮质血症逐渐减轻，若水和电解质补充不足或继发感染，可发生继发性休克，出现低血钾、低血钠等。

5. 恢复期 每日尿量恢复至 2000ml 以下，症状基本消失，精神食欲基本恢复，一般需要 1～3个月恢复至正常。部分患者可遗留高血压、肾功能障碍、心肌劳损和垂体功能减退等。

二、实验室及其他检查

发热早期白细胞总数多正常，第 3 病日后逐渐升高，可达（15～30）×10⁹/L，少数可达（50～100）×10⁹/L，初期中性粒细胞增多，有中毒颗粒，重者呈类白血病反应，可见幼稚细胞。第 4～5病日，淋巴细胞增多，有异型淋巴细胞。发热后期至低血压休克期，血红蛋白和红细胞升高。发热期开始出现血小板减少，若出现 DIC 常减至 50×10⁹/L 以下。

第 2 病日可出现蛋白尿。突然出现大量蛋白尿有助于诊断。镜检可见红细胞和管型，部分患者尿中可出现膜状物。尿素氮和肌酐在低血压休克期开始升高，少尿期和移行期末达高峰。在第 1～3病日能检出特异性抗体 IgM，是临床常用诊断本病简便而可靠的依据。早期从患者血清和周围血中性粒细胞、单核细胞、淋巴细胞及尿沉渣细胞中可检测出汉坦病毒抗原。用反转录聚合酶链反应（RT-PCR）检测汉坦病毒 RNA，可早期诊断。

三、诊断与鉴别诊断

（一）诊断要点

（1）流行病学特点：在发病季节，病前 2 个月内曾进入疫区，有与鼠类或其他宿主动物接触史。

（2）临床特点：感染中毒症状、充血、出血、外渗征和肾损害，热退后症状加重。典型患者有五期经过，可越期或叠期。

（3）实验室检查：白细胞总数升高，可见异型淋巴细胞，血小板减少；尿蛋白进行性增加，有膜状物，出现红细胞和管型；血尿素氮增高。特异性抗原或抗体 IgM 检测阳性或 RT-PCR 检出汉坦病毒 RNA。

（二）鉴别诊断

发热期与上呼吸道感染、败血症、急性胃肠炎、细菌性痢疾等相鉴别。低血压休克期与其他感染性休克相鉴别。少尿期与急性肾小球肾炎等相鉴别。出血明显者与消化性溃疡出血、血小板减少性紫癜和其他原因所致 DIC 相鉴别。腹痛与急腹症相鉴别。

第三节 中医认识

肾综合征出血热为现代西医学病名，中医传统文献中无此相应病名，但有许多类似本病表现的记载。如《伤寒论》有曰："伤寒有热，少腹满，应小便不利，今反利者，为有血也""太阳病七八日，表证仍在，脉沉而微，反不结胸，其人如狂者，以热在下焦，少腹当硬满，小便自利者，下血乃愈"。《金匮要略》谓："病者如热状，烦满，口干燥而渴，其脉反无热，此为阴伏，是瘀血也，当下之。"张仲景所创大承气汤、白虎汤、桃仁承气汤、抵当汤等至今用于对本病的治疗。《诸病源候论》谓："温毒始发出于肌肤，斑烂隐轸如锦文也。"《温热暑疫全书·热病方论》有"胸前发出红斑，其色淡，其点小，是为阴斑""身痛如被杖，咽喉痛""五日可治，七日不可治"。《疫疹一得》云："骨节烦疼，腰痛如被杖""通身大热而四肢独冷""鼻衄如涌泉""小便短缩如油"。治疗方面，《温热论》提出"乍入营分，犹可透热，仍转气分而解，如犀角、元参、羚羊等物是也；至入于血，则恐耗血动血，直须凉血散血，如生地、丹皮、阿胶、赤芍等物是也"，以及《温病条辨》强调"随其所在，就近而逐""逐其余邪"的祛邪之要和"顾护津液""预护其虚"的扶正之法，都对本病的治疗有较大指导意义。

根据本病的流行性、地区性、季节性、发病特点及临床证候，属于中医学"温疫""湿热疫"范畴，因其来势凶猛，传变迅速，病情复杂多变，具有出血、发斑特点，既往曾有"疫疹""疫斑""温毒发斑""疫斑热"等病名。如寒冷季节，伤于寒邪所致，可归属"寒疫"或"寒湿疫"范围。

一、病　　因

外感戾气（病毒）是本病的主要病因。吴又可谓之"方土之杂气"，其性暴戾，为病大多危重。多以温热疫毒为主，大多表现为温热疫的传变过程。也有部分患者冬春严寒季节发病，具有六经形证，可归属寒疫、寒湿疫或湿热疫。

"六淫"是本病的诱发因素或伴随因素。因为不同季节气候或环境的变化，对疫气的滋生、传播及毒力激活有着一定的影响，同时也影响人体的适应性与防卫能力，以起诱发作用。若在低洼潮湿，杂草丛生，水位较高，降雨量多的地区，临床可见湿热偏盛的表现；如见于寒冷地区，且以冬季和早春严寒之时尤为多见，发病率高低随该年气候冷暖而异，并随寒冷高峰相应地提早或推迟，则为伤于寒邪致病，称为"伤寒型出血热"。

发病多与劳倦、受寒伤湿有关，因发病之后，多见毒伤营阴，因此肾精不足，机体防邪抗病能力低下是受染发病的内在因素。

二、病　机

本病系感受温热疫毒所致，火热属阳，来势凶猛，发展迅速。

卫气营血传变。本病大多卫分极为短暂，旋即进入气分，同时涉及营分，很快波及血分，常可见两证相互重叠，呈现气营或气血两燔等兼夹情况，重症多为营血热盛，故本病"病理中心在气营，重点为营血"，气营两燔是酿生瘀热之始，营血热盛是导致瘀热的关键阶段，多为热甚致瘀，热瘀互结，以致邪热稽留不退，瘀血久踞不散，所谓"热附血而愈觉缠绵，血得热而愈形胶固"。因瘀热互结，络热血瘀，血络受损，进而动血，临床表现为瘀热动血的一派征候，如皮肤大片瘀斑和（或）多腔道大出血等，吴又可说："邪热久羁，无由以泄，血为热搏，留于经络，败为紫血。"若正不胜邪，热深厥深，气滞络瘀常导致热厥夹瘀的征候，如发热或高热，烦躁不安，神志淡漠或昏愦，口渴欲饮，四肢凉或厥冷，胸腹灼热，肌肤斑疹成片，舌质红绛等；若热入下焦，热与血结，血瘀水停，可形成瘀热水结，症见少腹胀满，腹痛，或拒按，大便秘结，小便赤涩量少，甚则尿闭不通，或血尿等。

虚实病机主次传变。分为三个阶段：①邪盛正实阶段（发热期为主）。开始发病，热郁卫分而见恶寒发热等卫表证，或毒热肆虐，邪淫卫气，正邪拮抗而面红目赤，口渴烦躁；也有病起即毒燔卫营，激气动血，于是热盛劫阴，血瘀气滞，瘀热搏结，伤络迫血，故除见寒热、"三红"、"三痛"外，并见斑疹，甚则吐衄、便血。②邪盛正伤，虚实错杂阶段（低血压休克期、少尿期）。温热内炽，阴伤瘀阻而毒闭心包，或邪伤元阴，营运阻滞，气不顺接，或正气衰微，阴损及阳，阳气无力布达等，形成肢厥、脉厥。邪热内盛，虚瘀交错，津液消灼，肾水枯竭而致尿少尿闭。此阶段变证丛生，可因毒伤营血，深陷厥阴，心肝受病而见神昏、痉厥、抽搐等症；亦可因肾气亏损，气不化津，水无所主，上凌心肺而成心悸、喘息等症。③邪退正虚阶段（多尿期、恢复期）。邪热渐退但正气未复，肾气不固，水不蓄藏，津不上承，或肺胃热盛，津液不布，通调失司，而见烦渴多尿。邪热渐衰，正气不足，诸脏俱虚，多尿之后，肾阴亏损最著。

总之，本病的主要病因是外感温热疫毒，瘀热相搏是本病的重要病机，表现卫气营血传变过程，并见三焦、六经形证。病位在胃（肠）、心、肾等脏。在疫毒致病的基础上，温邪迅速入里，内传气分，则见里热偏盛之候，因瘀热里结，阳明腑实，常表现为经腑同病。气分热毒炽盛，传入营分，热入心包则内扰心神。若热郁血瘀，血蓄下焦，则见血瘀水停，肾关不利，热伤肾阴等病理表现。主要病理变化包括温邪疫毒化火，酿生"热毒"；热与血搏，血热血瘀，形成"瘀毒"；瘀热里结，水津不归正化，则"水毒"内停。而瘀热尤为病理的中心，五期过程中均存在津液、营阴耗损的表现，如烦热，口渴，便秘，舌质红等。病理性质为正虚感邪，邪实伤正。在疾病发展过程中，因热毒、瘀毒、水毒互结，阴津耗伤，表现为三实一虚的病理特点。病理性质总属本虚标实，虚实夹杂，疾病早中期为实多虚少，后期以虚为主，余毒不尽。

第四节　中　医　治　疗

肾综合征出血热以综合治疗为主，以清热解毒、凉营化瘀、养阴生津为治疗原则，一般可依据各个病期的不同病理特点，分期-分证辨治，同时结合针灸、输液等疗法杂合以治。

一、分期-分证论治

（一）发热期

1. 卫气同病

【证候】发热，微恶风，口渴心烦，无汗或微汗，头痛，眼眶痛，腰（身）痛，面红，颈胸潮红，小溲黄赤，或咽痛、口苦、恶心等症。舌红苔黄，脉浮数。

【治法】辛凉解表，清解热毒。

【代表方】银翘散加减。

【常用药】金银花、连翘、桔梗、芦根、竹叶、薄荷、生甘草、青蒿、丹皮、黄芩、鸭跖草、炒牛蒡子、荆芥穗、淡豆豉。

【加减】如咳者，加前胡、杏仁宣利肺气；皮肤黏膜隐见疹点，加大青叶、赤芍凉血解毒；呕恶，舌苔白腻，加藿香、佩兰、姜半夏；舌苔黄加黄芩、竹茹；鼻衄加黑山栀、白茅根。

2. 气分证

【证候】壮热有汗，不恶寒，口渴欲饮，气粗面赤，颈胸潮红，皮肤、黏膜隐有少量出血点，恶心呕吐，腹痛，大便秘结或便溏不爽，腰痛，小便短赤，舌质红，苔黄厚或黄燥，脉小数、滑数或洪大。

【治法】清气解毒，通腑泄热。

【代表方】白虎承气汤加减。

【常用药】生石膏、知母、大黄、枳实、金银花、连翘、大青叶、蚤休、竹叶。

【加减】若腑实燥结，加芒硝润燥软坚；阴液耗伤加生地、麦冬养阴增液；皮肤见出血点加赤芍、丹皮；夹有湿热，脘痞呕恶，舌苔黄腻者，去知母，酌加黄连、厚朴、藿香、白蔻仁。

3. 气营两燔

【证候】高热或潮热，口渴，面红目赤，肌肤黏膜出血点增多，肌肤隐有瘀斑，烦躁不安，神志恍惚，腹痛，便秘。舌质红或红绛，苔黄或黄燥、焦黑，脉数或小数。

【治法】清气凉营，化瘀解毒。

【代表方】清瘟败毒饮加减。

【常用药】生石膏、知母、金银花、大青叶、黄连、大黄、赤芍、丹皮、龙胆草、蚤休、半边莲、连翘、黑山栀。

【加减】湿热偏盛，内蕴中焦，脘痞呕恶，便溏，脉濡而数，苔腻色黄，去大黄、知母，加法半夏、藿香、厚朴、黄连；若热毒炽盛，斑色深紫加水牛角、紫草等；吐衄、二便出血量多者，加生地、紫珠草、煅人中白、白茅根、茜根炭、侧柏炭、大黄粉（冲服）。

4. 营分证

【证候】身热夜甚，口不甚渴，心烦不寐，神志恍惚，或神昏谵语，面红目赤，肌肤有多量出血点与瘀斑，舌质红绛，苔焦黄无津甚至干裂，卷缩，脉细数。

【治法】清营解毒，泄热开窍。

【代表方】清营汤加减。

【常用药】水牛角片、丹参、生地、大青叶、金银花、黄连、玄参、麦冬、鲜芦根。

【加减】若热入心包，心烦，谵语，加竹叶清心泄热；神昏者加服安宫牛黄丸清心开窍。

5. 营血热盛

【证候】身热或不甚发热，烦扰不安，神志恍惚，甚则昏迷，或手足瘛疭，面红目赤，肌肤大片瘀斑显露，或鼻衄、咯血、吐血、尿血、便血，舌质红绛或深绛，苔少无津，脉细数或细。

【治法】清营解毒，凉血散瘀。

【代表方】犀角地黄汤加减。

【常用药】水牛角、生地、丹皮、赤芍、紫草、玄参、麦冬、金银花、大青叶、黄连、白茅根。

【加减】若出血量多加制大黄、黑山栀，另吞服三七粉；手足瘛疭，加牡蛎、鳖甲；邪入心包，神昏谵语，加用安宫牛黄丸。

（二）低血压休克期

1. 热毒内陷

【证候】发热或高热，烦躁不安，神志淡漠，或神志昏愦，口渴欲饮，四肢凉或厥冷，胸腹灼热，或见便秘，尿赤，或肌肤斑疹隐隐。舌红或红绛，脉细数，或模糊不清。

【治法】清热宣郁，行气开闭。

【代表方】四逆散、白虎承气汤加减。

【常用药】柴胡、枳实、芍药、生石膏、生大黄、生甘草、知母、玄明粉、陈仓米。

【加减】如热盛重用生石膏，加黄连；表现为热厥"窍闭"，神昏者，加安宫牛黄丸化服，或加紫雪丹。如腹痛便结，或旁流浊臭者，加大黄、桃仁。如呕吐恶心者，加甘露消毒丹；呃逆者加柿蒂、枳实；出血明显者加三七粉（冲服）、贯众、茜根。

2. 气阴耗竭

【证候】身热骤降，烦躁不安，颧红，气短，口干不欲饮，出黏汗。舌质红，少津，脉细数无力或模糊不清。

【治法】益气养阴，行气活血。

【代表方】生脉散、解毒活血汤加减。

【常用药】人参、麦冬、五味子、柴胡、赤芍、枳壳、甘草、连翘、葛根、当归、生地、桃仁、红花。

【加减】如阴伤及阳，阴阳俱脱者复入四逆汤意以回阳救逆。

3. 正虚阳亡

【证候】面色苍白，唇绀，不发热，四肢厥逆，冷汗淋漓，神志淡漠或昏昧。舌质淡白，脉微细或沉伏。

【治法】回阳救逆。

【代表方】参附汤加减。

【常用药】红参、熟附子、麦冬、五味子、熟地、炙甘草。

【加减】如汗出不止者，加煅龙骨、煅牡蛎。如昏谵显著者，加至宝丹化服。

（三）少尿期

1. 瘀热水结

【证候】少腹胀满，腹痛，或拒按，大便秘结，小便赤涩量少，欲解不得，甚则尿闭不通，或有血尿，尿中夹有血性膜状物，或有身热。舌质红绛或绛紫，苔黄燥，或焦黄，脉滑数或细数。

【治法】泻下通瘀，清热利水。

【代表方】桃仁承气汤、增液承气汤加减。

【常用药】生地、芒硝、枳实、桃仁、丹皮、麦冬、赤芍、木通、甘草梢、白茅根、车前子。

【加减】如瘀热在下焦，可加牛膝；水邪犯肺，加葶苈子、桑白皮泻肺；阴伤明显者，加玄参、知母、阿胶；迫血而斑密，吐衄，便血者，去桃仁、枳实，加仙鹤草、阿胶、大黄粉；神昏者，加安宫牛黄丸化服；痉厥者，加羚角（水磨兑入）、钩藤，紫雪丹冲服。

2. 热郁津伤

【证候】身热不尽，口渴心烦，小便短赤，量少灼热，腰痛不利。舌质红，少津，苔黄燥，脉细数。

【治法】滋阴利水。

【代表方】沙参麦冬汤、增液汤、猪苓汤加减。

【常用药】猪苓、阿胶、滑石、生地、麦冬、白茅根、泽泻、知母、茯苓。

【加减】如气阴两虚者，加西洋参、玉竹、沙参、石斛、玄参等；口干舌燥而绛者，加天花粉、芦根、玄参；阴虚风动者，加鳖甲、龟甲。

（四）多尿期

肾气不固

【证候】小便频数，尿多清长，腰酸头昏，神疲乏力，嗜睡，易汗。舌质淡，苔黄或白，脉细无力。

【治法】补肾固摄。

【代表方】六味地黄汤合缩泉饮加减。

【常用药】地黄、山药、山萸肉、炙黄芪、覆盆子、桑螵蛸、五味子、茯苓、丹皮、甘草。

【加减】如虚中夹实，下焦蕴热，阴虚热郁者，改用知柏地黄丸加减；瘀毒不净者，加赤芍、赤小豆，去桑螵蛸、五味子；肾阴虚甚者，酌加阿胶、天冬、玄参；气虚者，加党参、炒白术；阳虚者，加鹿角胶、益智仁、菟丝子。

（五）恢复期

1. 气阴两伤

【证候】疲倦乏力，短气，心慌，易汗，内热心烦，口干，头昏，腰酸，小便频。舌质淡红，苔薄，脉细数。

【治法】益气养阴。

【代表方】参苓白术散、沙参麦冬汤加减。

【常用药】太子参、白术、茯苓、甘草、麦冬、北沙参、炒玉竹、石斛、扁豆。

【加减】如肾阴亏损，可用六味地黄汤加减；如低热较久不解，无汗，入夜为甚，舌红、脉数，可用青蒿鳖甲汤加减；余热未清，加生石膏、竹叶、白薇。

2. 脾虚湿蕴

【证候】气短自汗，倦怠懒言，食少便溏，腹胀，口黏干苦，舌质淡，舌苔腻色白或黄，脉软。

【治法】健脾化湿。

【代表方】香砂六君子汤加减。

【常用药】党参、白术、茯苓、甘草、砂仁、薏苡仁、佩兰、厚朴、法半夏。

【加减】如有热象，加黄连；纳差者，加炒六曲。

3. 肾阴亏虚

【证候】腰膝酸软无力，头昏耳鸣，形体消瘦，口干，或有盗汗，舌红少苔，脉细。

【治法】补肾养阴。

【代表方】六味地黄汤加减。

【常用药】生地、熟地、山萸肉、茯苓、丹皮、首乌、枸杞子、女贞子、龟甲、怀牛膝、泽泻。

【加减】如气化不行，加桂枝；肺胃津伤甚者，加沙参、玉竹、麦冬。

二、其 他 疗 法

1. 单方、验方

（1）金银花 30g，板蓝根 15g，十大功劳 9g，白花蛇舌草 12g，丹皮 9g，紫珠草 10g，白茅根 15g，车前草 15g。水煎服，每日 1 剂。用于发热期。

（2）腔道出血者，可用参三七粉，每次 2~3g，每日 2~3 次，水调服。或用制大黄炭、黑山栀粉，每次各服 2～3g，每日 2～3 次，水调服。

（3）清瘟合剂（周仲瑛科研方：大青叶、生石膏、知母、金银花、大黄、赤芍、升麻、野菊花、白茅根等），用于发热期出现气分证、气血两燔证。每剂煎至 200ml，1 次 50ml，1 日 4 次，口服，每疗程 3～5 日。

（4）泻下通瘀合剂（周仲瑛科研方：大黄、芒硝、枳实、麦冬、桃仁、猪苓、白茅根等），每 1ml 含生药 5g。用于少尿期瘀热水结证。1 次 25ml，1 日 4 次，口服，一个疗程为 3～5 日。

（5）固肾缩泉汤（周仲瑛验方：熟地、山药、山萸肉各 10g，炙黄芪 15g，覆盆子、桑螵蛸各 10g，五味子 5g，茯苓、丹皮各 10g，甘草 5g），用于多尿期。

（6）喘憋。猴枣散：每次 0.6g，每日 2～3 次，用竹沥水 20ml，调服。或葶苈子粉：每次 3～6g，每日 3 次。

2. 针灸治疗

（1）高热。选大椎、曲池、少商、商阳等穴位，强刺激，十宣刺血。耳针选耳尖、屏尖（刺血 3～4 滴）。

（2）昏迷。选人中、中冲、涌泉、少冲等穴位，均强刺激。

（3）出血。选尺泽、膈俞、孔最、鱼际、列缺、足三里、内庭、公孙、关元、三阴交、合谷等穴位，每次选 2～3 个穴位，强刺激。

（4）痉厥。选合谷、太冲、腰俞、人中、中冲、昆仑等穴位。耳针选交感、神门、皮质上、脑点、心等穴位。

（5）心力衰竭、肺水肿。选人中、十宣、少商、内关、百会、涌泉、心俞、素髎、肺俞、神门、足三里等穴位，每次选 3～4 个穴位。

3. 按摩推拿　急性肾衰竭伴有尿潴留者，取仰卧位，顺时针按摩小腹 5 分钟，按揉中极、气海、关元各 1 分钟；在大腿内侧轻柔手法按摩，配合髀关、足三里等穴，以酸胀为度，持续 5 分钟。可加按揉三阴交、阴陵泉、膀胱俞、委阳、八髎穴等，每穴半分钟；或加肾俞、志室、三焦俞、水道、三阴交等穴，每穴半分钟，以酸胀为度。

三、预 防 调 护

流行性出血热是一种流行性很强的传染病，强调以预防为主。一是加强体育锻炼，增强机体适应气候变化的调节能力，减少发病诱因。二是注意卫生，远离传染源。防鼠应与灭鼠相结合是预防本病的关键性措施。充分发动群众，开展以灭鼠为重点的综合性预防措施，患者隔离至症状消失为止。被患者的血、尿污染的皮肤、黏膜及用品要及时消毒。三是加强防疫知识的宣传，做到早发现、早诊断、早预防、早隔离、早治疗。流行期间可用疫苗预防。在流行地区与鼠类或急性期患者密切接触者可用大青叶 15g，金银花 10g，淡竹叶 10g，土茯苓 15g，煎汤服，每日 1 剂，连服 3～5 日预防。出血热患者应适当休息，饮食以高热量、高维生素的流质或半流质为主，卧室内应保持清洁安静，空气新鲜，注意保暖。做好口腔护理和皮肤护理，预防口腔感染和褥疮的发生。

第五节　名 家 名 论

一、国医大师周仲瑛经验

仝小林院士在与国医大师周仲瑛教授一起开展中医防治出血热的临床研究期间，将本病命名为

"疫斑热"。基本病机为温邪疫毒入侵，由表及里，表现为卫气营血的传变经过，并见三焦六经辨证。病变涉及肺、胃（肠）、心、肾等脏，每易虚实夹杂，呈现顺传、逆传、变证、险证丛生与复杂多变的特点。根据临床表现，邪热入气即已波及营，认为本病的"病理中心在气营，重点为营血"。病理因素为热毒、瘀毒、水毒，"三毒"几乎贯穿病变的整个过程。发热期、低血压休克期以热毒、瘀毒为主；少尿期以瘀毒、水毒为主；多尿期、恢复期则为正气虚，余毒不净。认为出血热治疗当以清瘟解毒为基本原则。同时区别各个病期的不同病理特点，辨证采用清气凉营、泻下通瘀等相应的治疗大法，结合具体病情，有主次地综合应用，配合基础治疗。针对"病理中心在气营"的病机特点，清气凉营法广泛适用于发热期、低血压休克期、少尿期，而以发热期为主，若用于发热早期，往往可以阻断病势的发展，使其越期而过。热毒由气入营，热与血搏，血热血瘀，瘀热在里，三焦气化失宣，瘀毒、水毒相互为患，是从发热期发展至低血压休克期、少尿期的病理基础。泻下通瘀法可以较广泛地应用于出血热几个主要病期，发热早期用之可以减轻病情，阻断传变；低血压休克期热厥证用之，通过清泄热毒，邪去则厥自复；少尿期用之，可以通利二便，改善肾脏功能。周仲瑛教授曾研制系列验方，如气营两燔用清气凉营注射液、清瘟口服液，出血为主用丹地合剂，少尿期用泻下通瘀合剂，多尿期用固肾缩泉汤。

二、全国名老中医万友生经验

万友生认为流行性出血热以温热疫为主，符合温病"留连三焦""在一经不移""以阳明胃肠为窠穴"的发病规律特点；临床以湿热闭阻三焦诸证为突出表现，且随疾病严重愈甚。由此提出"早期及时予以宣畅三焦""不可一味清下"等救治观点，提出应以宣畅三焦治法贯穿疾病始终，并创制宣畅三焦方。强调本病危重并发症的防治，包括急性休克、急性肾功能损害，必须从发热期抓起，注重防大于治。万友生教授致力于外感热病的寒温统一，认为流行性出血热几乎囊括了所有的中医伤寒六经病证和温病三焦诸证，并针对五期提出不同的经方治疗方案。如发热期的柴胡桂枝汤证、清瘟败毒饮证、湿热留连三焦诸证等；低血压休克期、少尿期均有的太阳蓄水五苓散证、蓄血证，热入血室的桃仁承气汤证、抵当汤证，太阳病变证中典型的大结胸证、寒实结胸证，用大陷胸汤、三物小白散疗效卓著；低血压休克期还能见到直中少阴的格阳证、戴阳证，阳明热深厥深证，以及低血压休克期死亡的、由少阴陷入厥阴的寒厥、热厥和由热厥转为寒厥等证；多尿期死亡的阴竭阳脱证；多尿期和恢复期的热病瘥后诸证，如多唾的理中丸证、心烦的栀子豉汤证、虚热的竹叶石膏汤证、夜热早凉的黄芩滑石汤证等。

第六节 经典案例

赵某，男，55岁。1986年11月16日初诊。

患者发热，腰痛4天，少尿2天。入院时发热，头痛，腰痛，恶心欲吐，口干，大便3日未解，昨日24小时尿量760ml。体检：体温37.6℃，心率96次/分，呼吸22次/分，血压130/84mmHg。急性面容，面红目赤，口腔上颚见针尖样网状出血点，腋下皮肤见较密集针尖样、簇状出血点，腰部叩击痛（++），脉细滑，舌质红绛，干裂，苔黄燥少津。实验室检查：血常规示白细胞 8.6×10^9/L，中性粒细胞80%，淋巴细胞12%，异型淋巴细胞8%；尿常规：尿蛋白（++++），见管型，红色膜状物；尿素氮 18mmol/L。诊断为流行性出血热少尿期，证属瘀热水结，阴津耗伤证。治宜泻下通瘀，滋阴利水。方选桃仁承气汤合增液汤加减。药用：生大黄30g（后下），芒硝24g（冲服），桃仁12g，怀牛膝12g，生地30g，大麦冬20g，猪苓30g，泽泻12g，白茅根30g，日一剂，煎服，配合支持疗法。

11月17日二诊：今晨5时患者突然发狂，证属蓄血发狂。取抵当汤之意，原方加炙水蛭3g，日一剂，水煎服。

11月18日三诊：患者上午8时精神转清，安静，纳差，腰痛，疲劳乏力，昨夜大便2次，溏薄，24小时尿量890ml，脉细滑，舌质红绛，苔黄燥少津。复查血生化：尿素氮14mmol/L；尿常规：尿蛋白（+++），红细胞0～1/L。药用：生大黄30g（后下），桃仁12g，怀牛膝12g，生地30g，大麦冬20g，猪苓30g，泽泻15g，白茅根30g，车前子15g，日一剂，水煎服，4剂。

11月22日四诊：服上药4天后，大便日行3～4次，尿量增多，24小时尿量为2200ml，食欲略增，能进食半流质，复查血常规、尿常规、血生化均恢复正常，转予滋阴固肾善后，于1986年11月26日出院。

（周仲瑛，叶放.2011.凉血化瘀四方治疗急难症病案选·国医大师周仲瑛瘀热病机新论实践经验录.北京：中国中医药出版社）

【案例分析】本案系温热疫毒，内伤营血，邪入下焦，热与血结，瘀热壅阻膀胱，血结水阻，由蓄血而导致蓄水，因热盛而耗伤阴津，故治予泻下通瘀，疏导瘀热壅结的病理状态，滋阴增液以助水源。仿桃仁承气汤、增液承气汤、抵当汤加减而获效。出血热少尿期多以蓄血为因，蓄水为果，但在病变过程中，也可化果为因。一般多为瘀热壅阻下焦，肾和膀胱蓄血，气化不利，"血不利则为水"，瘀热与水毒互结，以致血结水阻，少尿甚至尿闭。或因热在下焦，水热互结，由蓄水而导致或加重蓄血。正如吴又可所说"小便不利亦有蓄血者，非小便自利便为蓄血也"。三诊后患者神志转清，病情好转的同时，见大便变薄，甚至日行2～4次，仍然继续使用，表明温病下瘀热法不以大便通否为标准，体现了"温病下不嫌早""祛邪务尽"的基本思想。

第七章　流行性感冒

第一节　疾病概述

流行性感冒（influenza，以下简称流感）是流感病毒引起的一种急性呼吸道传染病，甲型流感病毒和乙型流感病毒每年呈季节性流行，其中甲型流感病毒可引起全球大流行。全国流感监测结果显示，每年10月我国各地陆续进入流感冬春季流行季节。

流感病毒属于正黏病毒科，为单股、负链、分节段RNA病毒。根据核蛋白和基质蛋白不同，分为甲、乙、丙、丁四型。流感病毒对乙醇、碘伏、碘酊等常用消毒剂敏感；对紫外线和热敏感，56℃条件下30分钟可灭活。

患者和隐性感染者是主要传染源。从潜伏期末到急性期都有传染性，病毒在人呼吸道分泌物中一般持续排毒3~7天，儿童、免疫功能受损及危重患者病毒排毒时间可能超过1周。流感病毒主要通过打喷嚏和咳嗽等飞沫传播，经口腔、鼻腔、眼睛等黏膜直接或间接接触感染。接触被病毒污染的物品也可通过上述途径感染。在特定场所，如人群密集且密闭或通风不良的房间内，也可能通过气溶胶的形式传播，需警惕。人群普遍易感，接种流感疫苗可有效预防相应亚型/系的流感病毒感染。下列人群感染流感病毒后较易发展为重症病例，应当给予高度重视，尽早进行流感病毒核酸检测及其他必要检查，给予抗病毒药物治疗：①年龄5岁以下的儿童（2岁以下更易发生严重并发症）；②年龄65岁以上的老年人；③伴有以下疾病或状况者，慢性呼吸系统疾病、心血管系统疾病（高血压除外）、肾病、肝病、血液系统疾病、神经系统及神经肌肉疾病、代谢及内分泌系统疾病、恶性肿瘤、免疫功能抑制等；④肥胖者体重指数（body mass index，BMI）大于30kg/m²；⑤妊娠及围产期妇女。

甲、乙型流感病毒通过血凝素与呼吸道上皮细胞表面的唾液酸受体结合启动感染。流感病毒通过细胞内吞作用进入宿主细胞，病毒基因组在细胞核内进行转录和复制，复制出大量新的子代病毒并感染其他细胞。流感病毒感染人体后，严重者可诱发细胞因子风暴，导致感染中毒症（sepsis），从而引起ARDS、休克、脑病及多器官功能不全等多种并发症。病理改变主要表现为呼吸道纤毛上皮细胞呈簇状脱落、上皮细胞化生、固有层黏膜细胞充血、水肿伴单核细胞浸润等病理变化。重症病例可出现肺炎的改变；危重症者可合并弥漫性肺泡损害；合并脑病时出现脑组织弥漫性充血、水肿、坏死，急性坏死性脑病表现为丘脑为主的对称性坏死性病变；合并心脏损害时出现间质出血、淋巴细胞浸润、心肌细胞肿胀和坏死等心肌炎的表现。

第二节　临床诊断

流感诊断主要结合流行病学史、临床表现和病原学检查进行诊断。在流感流行季节，即使临床表现不典型，特别是有重症流感高危因素或住院患者，仍需考虑流感可能，应行病原学检测。在流感散发季节，对疑似病毒性肺炎的住院患者，除检测常见呼吸道病原体外，还需行流感病毒检测。

一、临床表现和实验室检查

（一）临床表现

潜伏期一般为 1~7 天，多为 2~4 天。临床表现主要以发热、头痛、肌痛和全身不适起病，体温可达 39~40℃，可有畏寒、寒战，多伴全身肌肉关节酸痛、乏力、食欲减退等全身症状，常有咽喉痛、干咳，还可有鼻塞、流涕、胸骨后不适，颜面潮红，眼结膜充血等。部分患者症状轻微或无症状。儿童的发热程度通常高于成人，患乙型流感时恶心、呕吐、腹泻等消化道症状也较成人多见。新生儿可仅表现为嗜睡、拒奶、呼吸暂停等。无并发症者病程呈自限性，多于发病 3~5 天后发热逐渐消退，全身症状好转，但咳嗽、体力恢复常需较长时间。

并发症方面，肺炎是最常见的并发症，其他并发症有神经系统损伤、心脏损伤、肌炎和横纹肌溶解、休克等。儿童流感并发喉炎、中耳炎、支气管炎较成人多见：①流感病毒可侵犯下呼吸道，引起原发性病毒性肺炎。部分重症流感患者可合并细菌、真菌等其他病原体感染，严重者可出现 ARDS。②神经系统损伤包括脑膜炎、脑炎、脊髓炎、脑病、吉兰-巴雷综合征等，其中急性坏死性脑病多见于儿童。③心脏损伤主要有心肌炎、心包炎，可见心肌标志物、心电图、心脏超声等异常，严重者可出现心力衰竭。此外，感染流感病毒后，心肌梗死、缺血性心脏病相关住院和死亡的风险明显增加。④肌炎和横纹肌溶解主要表现为肌痛、肌无力、血清肌酸激酶、肌红蛋白升高，严重者可导致急性肾损伤等。

（二）实验室检查

1. 血常规 外周血白细胞总数一般不高或降低，重症病例淋巴细胞计数明显降低。

2. 血生化 可有谷草转氨酶、谷丙转氨酶、乳酸脱氢酶、肌酐等升高。少数病例肌酸激酶升高，部分病例出现低钾血症等电解质紊乱。休克病例血乳酸可升高。

3. 动脉血气分析 重症患者可有氧分压、血氧饱和度、氧合指数下降、酸碱失衡等。

4. 脑脊液 中枢神经系统受累者细胞数和蛋白可正常或升高。急性坏死性脑病典型表现为细胞数大致正常，蛋白增高。

5. 病原学相关检查

（1）病毒抗原检测：可采用胶体金法和免疫荧光法。抗原检测速度快，但敏感性低于核酸检测。病毒抗原检测阳性支持诊断，但阴性不能排除流感。

（2）病毒核酸检测：病毒核酸检测的敏感性和特异性很高，且能区分病毒类型和亚型。目前主要包括实时荧光定量 PCR 和快速多重 PCR。荧光定量 PCR 法可检测呼吸道标本（鼻咽拭子、咽拭子、气管抽取物、痰）中的流感病毒核酸，且可区分流感病毒亚型。对重症患者，检测下呼吸道标本（痰或气管抽取物）更加准确。

（3）病毒培养分离：从呼吸道标本培养可培养分离出流感病毒。

（4）血清学检测：IgG 抗体水平恢复期比急性期呈 4 倍或以上升高有回顾性诊断意义。IgM 抗体检测敏感性和特异性较低。

（三）影像学表现

原发性病毒性肺炎患者影像学表现为肺内斑片状、磨玻璃影、多叶段渗出性病灶；进展迅速者可发展为双肺弥漫的渗出性病变或实变，个别病例可见胸腔积液。急性坏死性脑病患者 CT 或 MRI 可见对称性、多灶性脑损伤，包括双侧丘脑、脑室周围白质、内囊、壳核、脑干被盖上部（第四脑室、中脑导水管腹侧）和小脑髓质等。

二、诊断标准

（一）临床诊断病例

有流行病学史（发病前 7 天内在无有效个人防护的情况下与疑似或确诊流感患者有密切接触，或属于流感样病例聚集发病者之一，或有明确传染他人的证据）和上述流感临床表现，且排除其他引起流感样症状的疾病。

（二）确定诊断病例

有上述流感临床表现，具有以下一种或以上病原学检测结果阳性：①流感病毒核酸检测阳性；②流感抗原检测阳性；③流感病毒培养分离阳性；④急性期和恢复期双份血清的流感病毒特异性 IgG 抗体水平呈 4 倍或以上升高。

（三）重症与危重症病例

（1）出现以下情况之一者为重症病例：①持续高热＞ 3 天，伴有剧烈咳嗽，咳脓痰、血痰，或胸痛；②呼吸频率快，呼吸困难，口唇发绀；③反应迟钝、嗜睡、躁动等神志改变或惊厥；④严重呕吐、腹泻，出现脱水表现；⑤合并肺炎；⑥原有基础疾病明显加重；⑦需住院治疗的其他临床情况。

（2）出现以下情况之一者为危重症病例：①呼吸衰竭；②急性坏死性脑病；③休克；④多器官功能不全；⑤其他需进行监护治疗的严重临床情况。

三、鉴别诊断

1. 普通感冒　流感的全身症状比普通感冒重；追踪流行病学史有助于鉴别；普通感冒的流感病原学检测阴性，或可找到相应的病原学证据。

2. 其他上呼吸道感染　包括急性咽炎、扁桃体炎、鼻炎和鼻窦炎；感染与症状主要限于相应部位；流感病原学检查阴性。

3. 其他下呼吸道感染　流感有咳嗽症状或合并气管支气管炎时需与急性气管支气管炎相鉴别；合并肺炎时需要与其他病原体（其他病毒、支原体、衣原体、细菌、真菌、结核分枝杆菌等）导致的肺炎相鉴别。根据临床特征可作出初步判断，病原学检查有助于确诊。

4. 新冠病毒感染　新冠病毒感染轻型、普通型可表现为发热、干咳、咽痛等症状，与流感不易区别；重型、危重型表现为重症肺炎、ARDS 和多器官功能障碍，与重症、危重症流感临床表现类似，应当结合流行病学史和病原学相鉴别。

第三节　中医认识

流行性感冒属于中医学"时行感冒"范畴，是在人体正气不足的条件下，复感风、寒、暑、湿、燥、火（温、热）或疫疠之邪而致的一种外感病，一般认为兼具风邪及热邪特征，亦可兼夹时气为病，具有较强的染易性，本病一年四季均可发生，但以冬春两季为多。对于小范围流行且致病力较弱的流感，中医可使用"时行感冒"的称谓，但对于大范围内流行且致病力强的流感，则应归属于"疫病"范畴。流感流行广泛，男女老幼相似，以急起发热、头痛、全身酸痛乏力为主，而肺经症状较轻，但在流感的整个病程中，可因人因时因地而各有不同，且正气有虚实，邪气有兼夹，故其表现不一。

《黄帝内经》无"感冒"病名，但与之相似病症的描述较多。如《素问·生气通天论》"因于露风，乃生寒热"，《素问·阴阳别论》"三阳为病发寒热"，《素问·脉要精微论》"风成为寒热"等，此处是将寒热作为症状而提出的；《素问·风论》"风气藏于皮肤之间，内不得通，外不得泄，风者善行而数变，腠理开则洒然寒，闭则热而闷，其寒也则衰食饮，其热也则消肌肉，故使人怢栗而不能食，名曰寒热"。这里将寒热定为一种病名，这些病症的描述与感冒颇为相似的。汉代张仲景《伤寒杂病论》包括《伤寒论》和《金匮要略》。《伤寒论》描述了感受风寒之邪后出现的一系列病症、证治、方药，麻黄汤、桂枝汤仍为感冒风寒表实证与风寒表虚证的代表方剂。《伤寒论·伤寒例》提出了时行病的概念：非其时而有其气，一岁之中，长幼之病，多相似者，此则时行之气也，为后世"时行感冒"之名的先声。《金匮要略·腹满寒疝宿食病脉证治》中"夫中寒家，喜欠，其人清涕出，发热色和者，善嚏"，描述了虚寒之体，感受外寒，表气虚，邪着于表的感冒证候。宋代赵佶《圣济总录·诸风门》说："风热者，风邪热气，客于皮毛血脉，传入肺经也，令人头面熇熇发热，皮肤痛，咳嗽咽干，上焦不利，故谓之风热也。"提出风热之邪侵袭肺经致上焦不利，而成风热之疾，包含诸多流感症状。宋代杨士瀛在《仁斋直指方论·诸风》中，最先提出感冒病名，杨氏在伤风方论中有参苏饮"治感冒风邪，发热头痛，咳嗽声重，涕唾稠黏"的记载。元代朱震亨《丹溪心法·中寒》说："伤风，属肺者多，宜辛温或辛凉之剂散之。"总结了感冒的辛温辛凉两大基本治疗法则。又云："凡症与伤寒相类者极多……初有感冒等轻证，不可便认作伤寒妄治。"明确感冒与伤寒不能混为一谈。清代林珮琴《类证治裁·伤风》提出了时行感冒的病名。

一、病　　因

对于本病病因的认识，多认为与"疫疠之气"有关，如吴又可指出"疫者感天地之疫气"（《温疫论·原病》），"疫气"为时行感冒等疫病的病因；在不同的季节，疫疠之邪往往随时气而侵入，如春季多风热，夏季多暑湿，秋季多燥气，冬季多风寒等。因此，时行感冒的病因除疫疠之外还常夹杂其他六淫邪气，如风热、暑热、湿热、燥热、温热、温毒等，这些病邪具有不同的致病特点，在于疫疠之邪与其夹杂致病之后，必然影响疾病的治疗、转归和预后。

本病发生多与气候反常有关，如《礼记·月令》云："季春行冬令，则寒气时发，草木皆肃，国有大恐。行夏令，则民多疾疫，时雨不降，山林不收。行秋令，则天多沉阴，淫雨蚤降，兵革并起。"《金匮要略·脏腑经络先后病脉证》中指出"客气邪风，中人多死。"阐明了"客气邪风"这一"非时之气"的致病危害。葛洪《肘后备急方》指出："伤寒，时行，温疫，三名同一种耳，而源本小异，其冬月伤于寒，或疾行力作，汗出得风冷，至夏发，名为伤寒；其冬月不甚寒，多暖气及西风，使人骨节缓堕受病，至春发，名为时行；其年岁中有疠气兼挟鬼毒相注，名为温病。如此诊候并相似，又贵胜雅言，总名伤寒，世俗因号为时行。"隋代巢元方《诸病源候论》认为疫疠之发生"其病与时气、温、热等病相类，皆由一岁之内，节气不和，寒暑乖候，或有暴风疾雨，雾露不散，则民多疾疫。病无长少，率皆相似，如有鬼厉之气，故云疫疠病。"《太平圣惠方·时气论》也指出"夫时气病者，此皆因岁时不和，温凉失节，人感乖候之气，而生病者，多相染易"，即指出此为乖候之气，且具有传染性。

二、病　　机

感冒的发生和发展，除了疠气侵袭人体外，同人体正气不足，体质虚弱，腠理疏松，卫气的调节功能失常有着密切的关系，内因外因相引而发病，所谓"正气存内，邪不可干"（《素问遗篇·刺法论》）、"邪之所凑，其气必虚"（《素问·评热病论》），"风雨寒热，不得虚，邪不能独伤人"（《灵枢·百病始生》)。而正气不足，除了禀赋先天的因素外，还与大病久病失养，或房事不节，或过度疲劳等因素有关。

此外，流感的发病也与环境、体质、地域等因素有关。《三因极一病证方论·四季疫证治》载："疫之所兴，或沟渠不泄，蓄其秽恶，熏蒸而成者，或地多死气，郁发而成者。"说明环境不洁是疫毒产生的条件之一。《证治汇补·伤风》曰："肺家素有痰热，复受风邪束缚，内火不得舒泄，谓之寒暄，此表里两因之实症也；有平昔元气虚弱，表疏腠松，略有不谨，即显风症者，此表里两因之虚症也。"指出了体质不同时感冒发病的不同转归。妊娠期妇女、老年人、儿童、肥胖者，以及有各种慢性基础疾病者，属于流感的高危人群，罹患流感后容易发生流感重症。不同地域对于流感发病的影响是非常显著的，《素问·异法方宜论》曰："东方之域，天地之所始生也，鱼盐之地，海滨傍水……故其民皆黑色疏理""西方者，金玉之域，沙石之处，天地之所收引也，其民陵居而多风，水土刚强，其民不衣而褐荐……故邪不能伤其形体""北方者，天地所闭藏之域也，其地高陵居，风寒冰冽，其民乐野处而乳食""南方者，天地之所长养，阳之所盛处也，其地下，水土弱，雾露之所聚也，其民嗜酸而食胕""中央者，其地平以湿，天地所以生万物也众，其民食杂而不劳"。我国西北部地势较高，气候寒冷，多风，空气干燥，居住在这一地区的人们，在外感中以风寒感冒多见；东南部地势较低，气候炎热，多雨，空气潮湿，居住在这一地区的人们则以风热感冒为多。

感冒病邪入侵的途径是皮肤和口鼻，其病变部位常局限于肺卫。正如《杂病源流犀烛·感冒源流》说："风邪袭人，不论何处感受，必内归于肺。"肺主气，属卫，司呼吸，开窍于鼻，外合皮毛，职司卫外，性属娇脏，不耐邪侵。所以，外邪侵袭，肺卫首当其冲。邪犯肺卫，卫阳被遏，营卫失和，邪正相争，故见恶寒、发热；风性轻扬，伤于风者，头先受之，则见头痛；外邪犯肺，气道受阻，肺失宣肃，而见鼻塞、流涕、喷嚏、喉痒咳嗽；感冒病在表卫，当见浮脉。感冒一般是实证居多，体虚兼感，则属本虚标实之证。感冒虽少传变，但合并症较多。"百病都由感冒生""伤风不醒便成痨"。

根据本病的发病特点及临床表现，多从温病卫气营血辨证的层次分析其病机。病邪多从口鼻皮毛入侵机体，初起邪遏卫气，营卫失和，正邪相争，可见恶寒、发热等卫表证。其夹暑湿之气，尚有无汗或少汗、头痛肢倦、心烦、口渴、小便短赤、便溏等症状；其夹燥热之气者，则因燥热犯卫，肺气失宣，燥伤肺津而出现无汗、咽干、鼻燥、干咳少痰、舌红少津、脉略数。病邪由表入里传入气分，邪热壅肺，里热蒸迫而身热汗出、烦渴引饮、舌红苔黄、脉数；肺失宣降则咳嗽气促；肺热气滞，络脉失和而导致胸痛；肺与大肠相表里，肺热及肠而兼见下利秽臭、肛门灼热；若上焦痰热阻肺，下焦腑有热结，可出现喘促、痰涎多、潮热、便秘、苔黄腻或黄滑、脉滑数或实大。病邪深入营分，逆传心包，热入心营，既有里热炽盛证候，又可见热扰心包之烦躁不安，又因邪热内闭，包络受阻，机窍阻塞，神明扰乱，而见谵语、神昏。热入血分，血热炽盛，迫血妄行，扰乱神明，则灼热燥扰、狂乱谵妄，甚者昏迷。血分之热深入肝经，熏灼经脉而挛急，则见手足抽搐、颈项强直等热盛动血征象；后期邪热大盛，邪正剧争，正气不支，骤然外脱，失于温煦而见四肢厥冷，津液不内守则身热骤退，大汗淋漓，气虚不足以息则呼吸短促，血脉运行失常则面色苍白、脉微细。若邪热内闭甚者可出现神昏，时见抽搐。

综上所述，流感为病，疠气是流感发病的关键因素，感邪多由口鼻而入，风邪、热邪、湿邪等六淫邪气在流感发病中亦起着重要作用，发病有一定的季节性，人体正气强弱乃发病基础，体质因素也与流感有密切关系，不同的地域病变特点也有不同。疠气首先犯肺，多表现为"卫气营血"传变规律。在机体正气亏虚的基础上，疫病邪毒夹杂六淫之邪乘虚而入，加之气候骤变、七情内伤、饮食劳倦等诱因，以致正气虚损，卫表不固，邪袭肺卫，阻遏气机，郁里化热，灼伤肺络，从而出现一系列卫气营血病变临床表现。轻症患者临床上以"风热犯卫""热毒袭肺"两证型多见，重症及危重症患者又可出现"气营两燔""毒热内陷""内闭外脱"之证型。轻症病例特点为病变多在卫气，病程较短，病情较温和；重症及危重症患者则可出现营分、血分症状，预后较差。

第四节 中 医 治 疗

一、分期–分证论治

流感的治疗一般采取分期与分证相结合的形式进行辨证论治。

（一）流感轻症

1. 风热犯卫

【证候】发病初期，发热或未发热，咽痛或咽红不适，伴见肌肉酸痛，微恶风寒，无汗或汗出不畅，轻咳少痰，口干，舌质边尖红，舌苔薄白或薄腻，脉浮数。

【治法】辛凉解表。

【代表方】银翘散。

【常用药】金银花、连翘、桑叶、菊花、桔梗、牛蒡子、芦根、薄荷、荆芥、生甘草。

【加减】苔厚腻加藿香、佩兰；咳嗽重加杏仁、炙枇杷叶；腹泻加黄连、葛根；咽痛重加锦灯笼、玄参。

2. 风寒束表

【证候】发病初期，恶寒，发热或未发热，无汗，身痛头痛，或伴见咳嗽、流清涕，无咽痛口渴，舌质淡红，舌苔薄白，脉浮紧。

【治法】发汗解表。

【代表方】麻黄汤。

【常用药】麻黄、桂枝、甘草、杏仁。

【加减】咳嗽咳痰加前胡、紫菀、浙贝母。

3. 表寒里热

【证候】恶寒，高热，头痛，身体酸痛，咽痛，鼻塞，流涕，口渴，舌质红，苔薄或黄，脉数。

【治法】解表清里。

【代表方】大青龙汤。

【常用药】炙麻黄、桂枝、羌活、生石膏、黄芩、知母、金银花、炙甘草。

【加减】舌苔腻加藿香、苍术；咽喉红肿加连翘、牛蒡子。

4. 热毒袭肺

【证候】高热，咳喘，痰黏，痰黄，咯痰不爽，口渴喜饮，咽痛，目赤，舌质红，苔黄或腻，脉滑数。

【治法】清热解毒，宣肺化痰。

【代表方】麻杏甘石汤加减。

【常用药】炙麻黄、杏仁、生石膏、知母、浙贝母、桔梗、黄芩、瓜蒌、生甘草。

【加减】便秘加生大黄、厚朴。

5. 寒郁化热

【证候】流感初起，发热，恶寒，无汗，肌肉酸痛，头目疼痛，咽干痛，咳嗽，舌质红，舌苔薄白或薄黄，脉浮微洪。

【治法】解肌清热。

【代表方】柴葛解肌汤。

【常用药】柴胡、干葛、甘草、黄芩、芍药、羌活、白芷、桔梗。

6. 湿阻气机

【证候】发热，困倦，咽痛，咳嗽，食欲减退，腹泻或大便黏滞不畅，舌淡红，舌苔腻，脉濡。

【治法】芳香化湿，宣达气机。

【代表方】甘露消毒丹。

【常用药】滑石、黄芩、茵陈、藿香、连翘、石菖蒲、白豆蔻、薄荷、木通、射干、川贝母。

（二）流感重症

1. 热毒炽盛

【证候】高热不退，剧烈咳嗽，咯脓痰或血痰，胸痛，口渴，小便黄赤，无恶寒及头身疼痛症状，舌红，苔黄，脉数有力。

【治法】清热解毒，宣泄肺热。

【代表方】小柴胡汤合麻杏甘石汤合白虎汤。

【常用药】柴胡、黄芩、人参、半夏、麻黄、杏仁、石膏、知母、粳米、甘草、生姜、大枣。

2. 热毒闭肺

【证候】言语短气，呼吸喘促，痰涎壅盛，口唇发绀，伴或不伴见高热，小便黄赤，大便闭结，舌红，舌苔焦黄或黑，脉数疾。

【治法】泻肺解毒。

【代表方】大青龙汤合宣白承气汤合大陷胸丸。

【常用药】麻黄、桂枝、甘草、杏仁、生姜、大枣、生石膏、生大黄、杏仁、瓜蒌皮、葶苈子、芒硝。

3. 热陷心包

【证候】发热，但欲寐，或躁扰不安，甚至惊厥，伴见咳嗽、喘促，尿少而赤，舌红而干，少苔，脉细数。

【治法】清心解毒。

【代表方】清宫汤送服安宫牛黄丸或紫雪散。

【常用药】玄参心、莲子心、竹叶卷心、连翘心、牛角尖、连心麦冬。

上药水煎温服，每日 2 次，每次送服中成药安宫牛黄丸或紫雪散。

4. 毒热内陷，内闭外脱

【证候】神志昏蒙，唇甲紫暗，呼吸浅促，或咯吐血痰，或咯吐粉红色血水，胸腹灼热，四肢厥冷，汗出，尿少，舌红绛或暗淡，脉微细。

【治法】益气固脱，泻热开窍。

【代表方】参附汤加减。

【常用药】生晒参、黑顺片、山萸肉、生大黄、生地、丹皮、炒山栀。

5. 邪闭血分，正气欲脱

【证候】手足厥冷，脉沉微不可及。

【治法】凉血透邪，扶正固脱。

【代表方】犀角地黄汤。

【常用药】牛角、生地、芍药、丹皮。

【加减】胸腹灼热者，阴气欲脱为主，合生脉饮；四肢厥冷，腹软无灼热者，阳气欲脱为主，合参附汤。

（三）流感恢复期

气阴两虚，正气未复

【证候】神倦乏力、气短，咳嗽，痰少，纳差，舌质淡，少津，苔薄，脉弦细。

【治法】益气养阴。

【代表方】沙参麦冬汤。

【常用药】沙参、麦冬、五味子、浙贝母、杏仁、青蒿、炙枇杷叶、焦三仙。

【加减】舌苔厚腻加芦根、藿香、佩兰。

二、其 他 治 法

1. 单方验方

（1）连须葱白与根 2 根，生姜 5 片，陈皮 6g，加红糖 30g。

（2）羌活 10g，防风 10g，紫苏 10g，生姜 2 片，苍耳子 10g。

以上 2 方，每日 1 剂，水煎热服，均治风寒感冒。

（3）薄荷 3g，鲜芦根 80g，鼠曲草 15g，板蓝根 30g。

（4）大青叶 80g，鸭跖草 15g，桔梗 6g，生甘草 6g。

（5）野菊花 10g，四季青 10g，鱼腥草 80g，淡竹叶 10g。

以上 3 方，每日 1 剂，水煎服，均治风热感冒。

2. 中成药

（1）午时茶（陈皮、柴胡、苍术、山楂、羌活、枳实、甘草、厚朴、桔梗、藿香、六神曲、防风、白芷、前胡、川芎、连翘、干姜、紫苏、红茶），每次水煎 1 袋，日服 2～3 次，热服。

（2）川芎茶调散（薄荷、荆芥、川芎、羌活、防风、白芷、甘草、细辛），每次水煎 1 袋，日服 2 次，热服。

以上 2 方均适用于风寒感冒之轻症。

（3）感冒退热冲剂（大青叶、板蓝根、草河车、连翘），开水冲饮，每次 1～2 袋，日服 2～3 次。

（4）银翘解毒片（金银花、连翘、荆芥、淡豆豉、板蓝根、桔梗、淡竹叶、甘草、薄荷脑），每次口服 4 片，日服 2～3 次。

（5）连花清瘟胶囊（连翘、金银花、炙麻黄、炒苦杏仁、石膏、板蓝根、绵马贯众、鱼腥草、广藿香、大黄、红景天、薄荷脑、甘草），口服，一次 4 粒，一日 3 次。

以上 3 方均适用于风热感冒。

3. 预防方

（1）三白汤：白萝卜 500g，白菜根 300g，连须葱白 100g。水煎服，可供 5 人一日量。

（2）贯众汤：贯众 100g。水煎服，可供 8～10 人一日量。

（3）大蒜：用生大蒜 1 颗佐餐，分 2～3 次生食；或采用 10%大蒜汁（内加 3%普鲁卡因）每日滴鼻 3 次，每次 6 滴左右。

三、预 防 调 护

落实门急诊预检分诊制度，做好患者分流。提供手卫生、呼吸道卫生和咳嗽礼仪指导，有呼吸道症状的患者及陪同人员应当佩戴医用外科口罩。医疗机构应当分开安置流感疑似和确诊患者，患者外出检查、转科或转院途中应当佩戴医用外科口罩。限制疑似或确诊患者探视或陪护，防止住院患者感染。加强病房通风，并做好诊室、病房、办公室和值班室等区域物体表面的清洁和消毒。按照要求处理医疗废物，患者转出或离院后进行终末消毒。医务人员按照标准预防原则，根据暴露风险进行适当的个人防护。在工作期间佩戴医用外科口罩，并严格执行手卫生，出现发热或流感样症状时，及时进行流感筛查，疑似或确诊流感的医务人员，应当隔离治疗，不可带病工作。

具体预防措施如下。

1. 疫苗接种　接种流感疫苗是预防流感最有效的手段，可降低接种者罹患流感和发生严重并发症的风险。推荐 60 岁及以上老年人、6 月龄至 5 岁儿童、孕妇、6 月龄以下儿童家庭成员和看护人员、慢性病患者和医务人员等重点人群，每年优先接种流感疫苗。

2. 药物预防　不能代替疫苗接种。建议对有重症流感高危因素的密切接触者（且未接种疫苗或接种疫苗后尚未获得免疫力者）进行暴露后药物预防，建议不要迟于暴露后 48 小时用药。可使用奥司他韦或扎那米韦等（剂量同治疗量，每日 1 次，使用 7 天）。

3. 一般预防措施　保持良好的个人卫生习惯是预防流感等呼吸道传染病的重要手段，主要措施包括勤洗手，保持环境清洁和通风，在流感流行季节尽量减少到人群密集场所活动，避免接触呼吸道感染患者；保持良好的呼吸道卫生习惯，咳嗽或打喷嚏时，用上臂或纸巾、毛巾等遮住口鼻，咳嗽或打喷嚏后洗手，尽量避免触摸眼睛、鼻或口；出现流感样症状应当注意休息及自我隔离，前往公共场所或就医过程中需戴口罩。

第五节　名　家　名　论

感冒起病，大致有三，曰太阳，曰卫分，曰肠胃。辨治要点：除恶寒发热外，邪犯太阳则头痛、身痛、关节疼痛；邪犯卫分则或见咽痛，或见咳喘；邪犯肠胃则或见呕恶，或见泄泻。邪犯太阳者予麻黄桂枝，邪犯卫分者予银翘桑菊，邪犯肠胃者予藿香正气。故初起定位最为关键。今之感冒，合病常见，太阳兼卫分或肠胃，或俱见，治又当合病合方。感冒的基本分型：①风寒感冒。风寒感冒病位在顶焦，督脉、膀胱经之皮肤黏膜，葛根汤最合适。葛根汤歌诀：轻可去实因无汗，有汗加葛无麻黄。风寒感冒，常常见咳，是人体自我保护的反应。②风热感冒。风热的病位在呼吸道（包括鼻、咽、喉、气管、支气管），方用银翘散或桑菊饮。辛凉药清宣风热，辛能发散，凉能清热。个人治急性化脓性扁桃体炎，银翘散合五味消毒饮或合升降散。个人的经验，风寒感冒初起一般不用通腑，风热感冒可以通腑。风热感冒病位在呼吸道，笼统来说在肺，肺与大肠相表里，通腑可以泻热。升降散即有此意，上下表里，分消走势。防风通圣丸，治疗寒包火的郁热证，常见于食积郁火的感冒，中医所说的寒包火则是指上呼吸道感染。③暑湿感冒。暑湿感冒代表方是藿香正气散合香薷饮，名二香饮。感冒三字经：膀麻桂，卫银桑，肠苏连，胃藿香。同为表，合见常；单选一，杂合方。拘寒热，立围墙；理不明，寒温僵。效即理，重临床；杂合治，勿惶惶。注：膀即足太阳膀胱经；卫即卫分；苏连即苏连饮；藿香即藿香正气散。④寒温僵。寒温对立。感冒起病，主要三条途径，均在黏膜。一是皮肤黏膜（太阳膀胱葛根汤证）；二是呼吸道黏膜（肺卫之银翘散证）；三是胃肠道黏膜（胃肠型感冒藿香正气散证），均为在表，故合病常见。既有头痛、身痛、腰痛、骨节疼痛，又有咽痛咳喘、腹泻呕恶。此时宜合病合方，个人常在葛根汤基础上加金银花、连翘、藿香，多管齐下效佳。（《仝小林微医辨惑传习录》）

感冒一般分为两类：一类是普通感冒，一类是流行性感冒。中医把流行性感冒又称之谓"时行感冒"。普通感冒和时行感冒只有轻重之分，流行大小之别。正如俞根初所说："冒寒小疾，但袭皮毛，不入经络。重型感冒，处理不当，变化较多。"临床上以恶寒，发热，咳嗽，头痛，鼻塞或流清涕，打喷嚏为主，病变主要在肺。病因有风、有热、有寒、有湿，治疗感冒初起大致有下列五种方法：①辛温解表，宣肺止咳。风寒外袭，皮毛受邪，内合于肺，发为咳嗽，表邪闭塞，卫气不通，故恶寒头痛，周身酸楚，发热无汗，鼻塞涕多，咳嗽咽痒，舌苔薄白，脉浮紧。治疗用辛温以解风寒，宣肺而止咳嗽。方用苏叶6g，前胡6g，杏仁10g，羌独活各3g，秦艽6g；加减：若风寒较重，恶寒体痛较甚，而舌淡白，咽无红肿疼痛时可加重苏叶之量；如素体血压不高，可用麻黄1~2g，桂枝2~3g，服汤药后，可饮稀稠粥以助药力；若其人素体阳虚，又挟风寒外袭，根据体质情况，可用桂枝汤或葱豉汤。②辛凉清化，苦甘泄热。外感风热时邪，热郁于内，发热口干，微恶风邪，头胀，时有微汗或汗出不彻，咳嗽气呛、咽干而痛，溲黄便秘，甚则衄血，舌红苔薄黄，脉浮数。方用薄荷3g（后下），前胡6g，大青叶12g，板蓝根12g，金银花15g，连翘15g，鲜茅芦根各30g，山栀6g，黄芩10g。加减：若头痛甚者，可加桑叶10g，菊花10g，川芎3g；若咳嗽较重者，加杏仁10g，桔梗6g；若见高热，头痛，口渴，心烦，舌红苔黄之重证者，可加黄芩10g，生石膏15g，知母10g，花粉10g使热退津回；若兼见衄血者，再加生地10g，丹皮10g。③芳香祛暑以定其呕，苦以泄热兼止其汗。夏季外感，多属暑邪，暑伤元气，暑多挟湿，故头晕身热，有汗不解，甚则汗出较多，心烦口渴，胸闷乏力，漾漾欲恶，小便短赤，舌苔薄白，脉多濡数。用芳香以祛暑，苦甘以折热。方用鲜藿香6g（后下），鲜佩兰10g（后下），马尾连10g，竹茹10g，鲜芦根30g，灶心土30g（布包），川厚朴6g，前胡6g。加减：若口干欲饮较重者，加生石膏20~40g（先煎）；若呕吐较重者，加玉枢丹1~1.5g研细末，以佛手10g，生姜6g煎汤送下；若汗出过多，心烦气短者，加生黄芪15g以益气止汗；若汗多阴伤者，必须急用甘寒增液之品，以复其阴而兼折虚热。④芳香疏化以定其呕，苦温淡渗而祛湿邪。感冒挟湿，头目沉重，身热不扬，恶寒，周身酸软，口淡无味，胸闷如痞，时或恶心呕吐，腹胀便溏，舌苔滑腻，脉来沉濡。可用芳香宣阳定呕，苦温淡渗祛湿。方用鲜佩兰6g（后下），鲜藿香6g（后下），大豆卷10g，苏叶6g，草豆蔻3g，马尾连10g，冬瓜皮30g，厚朴6g，姜半夏10g；加减若呕吐较重者，加生姜汁2~3滴冲于药内。⑤辛凉清解以宣肺卫，苦寒泄热而利其咽。外感时疫，发热咽痛，甚则咽喉溃烂，或生白膜，兼有头痛微恶风寒者，可用此法。方用桑叶6g，薄荷3g（后下），川贝母10g，桔梗6g，生甘草6g，金银花10g，锦灯笼10g。外吹锡类散，1日4次。加减：若头痛重而微恶风寒者，可加牛蒡子6g，蝉衣6g以疏风透表。若发热咽痛重者，可加蒲公英10g，大青叶10g，板蓝根10g。（《赵绍琴临证400法》）

第六节 经典案例

医案

王某，女，40岁。初诊时间：2019年2月5日。

病历摘要：患者2天前因受凉出现恶寒发热，最高温度达39.8℃，热甚烦躁，咳嗽，咳少量黄黏痰，身热少汗，伴咽干咽痛，四肢酸痛，头晕胀痛，纳差乏力，口苦口干，大便不出，小便可。遂至急诊就诊，急诊查血常规+CRP：白细胞$6.1×10^9/L$，中性粒细胞45.1%，淋巴细胞50%，CRP：6mg/L。急诊考虑病毒性感染，予以"热毒宁、维生素、阿奇霉素"等治疗后，患者体温退而复升至39.1℃，急诊后予以"奥司他韦"抗病毒治疗，患者服用后呕吐不止，遂今至我科门诊以求中医调治。

检查所见：患者现寒战发热，汗不得出，咳嗽阵作，咳少量淡黄色痰，咽干咽痛，口苦口干，四肢酸痛，头晕胀痛，纳差乏力，热甚烦躁，寐欠佳，大便2日未出，小便黄，舌红苔黄腻，脉滑数。病机总属：风寒郁里化热，痰湿郁热阻于肺胃。

处方：荆芥10g，淡豆豉15g，炙麻黄5g，生石膏30g，知母10g，连翘15g，金银花15g，藿香15g，佩兰12g，柴胡15g，黄芩15g，前胡10g，青蒿20g，鸭跖草30g，生熟大黄各5g。

煎服法：水煎服，每日1剂，共2剂。

2019年2月7日第一次复诊：患者诉服用1剂后，汗出热退，烦躁除，头晕胀痛、咽干咽痛、口苦口干、四肢酸痛较前好转，咳嗽较前好转，大便软且日行2次。今日就诊时咳嗽较前减少，咳少量淡黄痰，稍有咽干咽痛，口干口苦，纳差乏力，寐佳，大便软，1天1次，小便正常，舌红苔稍腻，脉细滑。余邪未清，前方继进。

处方：前方去生大黄。水煎服，每日1剂，共2剂。

后电话询问患者，患者诉服2剂药后症状皆除。

（邵臧杰，王盼盼，李红，等．2021．周仲瑛辨治重症流行性感冒学术思想及临床经验探讨[J]．湖北中医药大学学报，1：111-114．）

【案例分析】此为流行性病毒性感冒病案。病机当属风寒郁里化热，痰湿郁热阻于肺胃。治法遵周老表里双解、汗和清下四法联用之治疗大法。方中辛凉之品金银花、连翘、石膏、知母清在里化热之邪气，兼以清热凉营，防止病邪进一步传变，复以辛温之豆豉、荆芥增强发汗之力，以达到祛邪外达之目的；藿香、佩兰芳香化湿，增强发汗兼以祛有形之湿邪；柴胡、黄芩、青蒿取小柴胡汤之意，和解少阳，转枢启阳，推动郁里之邪有更好的外达之势；生大黄、熟大黄寓下于清，给邪以出路，促进邪气从大便排出；前胡、炙麻黄宣降肺气，促进气机升降，以利于祛邪，同时改善咳嗽咳痰症状；鸭跖草为周老治疗病毒性感冒的经验药物。

第八章 疟 疾

第一节 概 述

疟疾是由人类疟原虫感染引起的寄生虫病，主要由雌性按蚊叮咬传播。疟原虫先侵入肝细胞发育繁殖，再侵入红细胞繁殖，引起红细胞成批破裂而发病。临床上以反复发作的间歇性寒战、高热、继之大汗出后缓解为特点。间日疟及卵形疟可出现复发，恶性疟发热常不规则，病情较重，并可引起脑型疟等凶险发作。

疟疾的病原体为疟原虫。可感染人类的疟原虫共有 4 种，即间日疟原虫、卵形疟原虫、三日疟原虫和恶性疟原虫。疟原虫的生活史包括在人体内和在按蚊体内两个阶段。

疟原虫在人体内的裂体增殖阶段为无性繁殖期（asexualstage）。寄生于雌性按蚊体内的感染性子孢子于按蚊叮人吸血时随其唾液腺分泌物进入人体，经血液循环而迅速进入肝脏。在肝细胞内经 9～16 天从裂殖子发育为成熟的裂殖体。当被寄生的肝细胞破裂时，释放出大量裂殖子。它们很快进入血液循环，侵犯红细胞，开始红细胞内的无性繁殖周期。裂殖子侵入红细胞后发育为早期滋养体，即环状体，经滋养体发育为成熟的裂殖体。裂殖体内含数个至数十个裂殖子，当被寄生的红细胞破裂时，释放出裂殖子及代谢产物，引起临床上典型的疟疾发作。血中的裂殖子再侵犯未被感染的红细胞，重新开始新一轮的无性繁殖，形成临床上周期性发作。间日疟原虫及卵形疟原虫于红细胞内的发育周期约为 48 小时。三日疟约为 72 小时。恶性疟的发育周期为 36～48 小时，且发育先后不一，故临床发作亦不规则。

疟原虫在按蚊体内的交合、繁殖阶段为有性繁殖期。当雌性按蚊吸血时，配子体被吸入其体内，开始其有性繁殖期。雌、雄配子体在按蚊体内分别发育为雌、雄配子，两者结合后形成合子，发育后成为动合子，侵入按蚊的肠壁发育为囊合子。每个囊合子中含有数千个子孢子母细胞，发育后形成具有感染能力的子孢子。这些子孢子可主动地移行于按蚊的唾液腺中，当按蚊再次叮人吸血时，子孢子就进入人体，并继续其无性繁殖周期。

疟原虫在红细胞内发育时一般无症状。当成批被寄生的红细胞破裂而释放出裂殖子及代谢产物时，它们作为致热原，可刺激机体产生强烈的保护性免疫反应，引起临床上的寒战、高热、继之大汗的典型发作症状。疟疾患者临床表现的严重程度与感染疟原虫的种类密切相关。该病根据流行病学、临床症状、体征和实验室检查可综合分析作出诊断，但确诊须依靠病原学检查。疟疾的病死率因感染的疟原虫种类不同而差异较大，间日疟、三日疟和卵形疟患者的病死率很低，而恶性疟患者的病死率则较高。婴幼儿感染、耐多种抗疟药虫株感染者和延误诊治的病死率较高。在疟疾的治疗中，最重要的是杀灭红细胞内的疟原虫。药物的选择需根据感染虫种类是否为恶性疟，原虫密度大小，病情轻重，是否来自耐药流行区，局部地区的耐药类型，当地可供使用的药物等情况决定。除此之外，消灭按蚊及防止被按蚊叮咬也是预防疟疾的重要措施。

第二节 临床诊断

一、临床表现

（一）潜伏期

间日疟及卵形疟潜伏期为 13～15 天，三日疟潜伏期为 24～30 天，恶性疟潜伏期为 7～12 天。输血疟疾的潜伏期较短，一般在输血后 7～10 天发病。

（二）典型疟疾发作

疟疾的典型症状为突发性寒战、高热和大量出汗。寒战常持续 20 分钟至 1 小时。随后体温迅速上升，通常可达 40℃以上，伴头痛、全身酸痛、乏力，但神志清醒。发热常持续 2～6 小时。随后开始大量出汗，体温骤降，持续时间为 30 分钟至 1 小时。此时，患者自觉明显好转，但常感乏力、口干。

各种疟疾的两次发作之间都有一定的间歇期。早期患者的间歇期可不规则，但经数次发作后即逐渐变得规则。间日疟和卵形疟的间歇期约为 48 小时，三日疟约为 72 小时。恶性疟为 36～48 小时。反复发作造成大量红细胞破坏，可使患者出现不同程度的贫血和脾大。

（三）疟疾发作的严重类型

脑型疟发作主要见于恶性疟，亦偶见于重度感染的间日疟。由于大量受染的红细胞聚集堵塞脑部微血管，患者可出现剧烈头痛、呕吐、发热及不同程度意识障碍。如未获及时诊治，病情可迅速发展，最终死于呼吸衰竭。脑型疟患者常伴发低血糖，应及时纠正以免加重病情。恶性疟的高原虫血症造成微血管堵塞，加之红细胞破坏对肾脏的损害，可引起肾衰竭。

（四）输血

输血后疟疾的潜伏期多为 7～10 天，国内主要为间日疟，临床表现与蚊传疟疾相同，但因无肝细胞内繁殖阶段，缺乏迟发型子孢子，故不会复发。经母婴传播的疟疾患儿常于出生后 1 周左右发病，亦不会复发。

（五）再燃与复发

再燃是由血液中残存的疟原虫引起的，故四种疟疾都有发生再燃的可能性。再燃多见于病愈后的 1～4 周，可多次出现。

复发是由寄生于肝细胞内的迟发型子孢子引起的，只见于间日疟和卵形疟。复发多见于病愈后的 3～6 个月。

（六）实验室及其他检查

1. 病原学检查 血液的厚、薄涂片经吉姆萨染色后用显微镜油镜检查，寻找疟原虫，具有确定诊断及判断疟原虫密度的重要意义。厚血涂片检出率可比薄血涂片提高 10 倍以上，但较难确定疟原虫的种类，最好能先用甲醇固定再作吉姆萨染色的薄血涂片，同时做参照检查，后者能区分疟原虫的种类。评价是否为恶性疟或同时伴恶性疟对治疗的选择具有重要意义。

2. 免疫学检查

（1）循环抗体检测：常用的方法有间接免疫荧光抗体试验、间接血凝试验和酶联免疫吸附试验等。检测抗体主要用于疟疾的流行病学调查、防治效果评估及输血对象的筛选。

（2）循环抗原检测：利用血清学方法检测疟原虫的循环抗原能更好地说明受检对象是否有活动感染。常用方法有放射免疫吸附试验、酶联免疫吸附试验和快速免疫色谱测试卡（ICT）等。

3. 分子生物学技术　PCR 和核酸探针已用于疟疾诊断，分子生物学检测技术的最突出优点是对低密度疟原虫血症检出率较高。

二、诊断与鉴别诊断

（一）诊断要点

疟疾的典型临床发作对诊断有很高的特异性，但不规则发作病例的诊断常有一定难度。重视患者流行病学史对诊断有较大帮助。

1. 流行病学特点　注意询问患者发病前是否到过疟疾流行区，有否被蚊叮咬，近期有无输血史等。

2. 临床表现　典型疟疾的临床表现是间歇发作性寒战、高热、大量出汗、贫血和脾大。间歇发作的周期有一定规律性，如间日疟为隔天发作一次，三日疟为隔 2 天发作一次。每次发作都经过寒战、高热，继之大汗热退的过程。一般较易与其他疾病相区别。

3. 实验室检查　取外周血制作厚、薄血膜，经吉姆萨染色或瑞氏染色后镜检找疟原虫。

（二）鉴别诊断

1. 病毒感染　如病毒性感冒可见发热、畏寒，常伴有明显的上呼吸道感染症状。又如登革热可见高热伴畏寒，肝脾大、四肢及躯干疹。部分病毒感染可见不规则发热，多方面检查均未查出病因，用分子生物学技术检测，却测出一种病毒的阳性结果。

2. 阿米巴肝脓肿　不规则发热，肝明显肿大和有明显压痛，白细胞计数增多，以中性粒细胞占多数，超声波检查可见肿块。

3. 败血症　畏寒或寒战、高热，肝脾大。可出现迁徙性脓肿，白细胞和中性粒细胞明显增多。一般可追问出感染原因及过程。血细菌培养阳性。

4. 伤寒　初为弛张热，后为稽留热或弛张热，出现玫瑰疹，可见胃肠道症状和全身中毒症状。血、骨髓、粪尿细菌培养阳性，肥达反应阳性。

第三节　中医对疟疾的认识

我国对本病的记载较早，远在殷商时代甲骨文中就有了象形的"疟"字，而疟疾病名最早见于春秋战国时期的《春秋左氏传》中，之后《黄帝内经》称本病为疟，并对其病因病机、症状、分类等做了详细论述。如提出了疟疾的病因为"疟气"，病机"夫疟气者，并于阳则阳胜，并于阴则阴盛。阴胜则寒，阳胜则热"，典型症状为"疟之始发也，先起于毫毛，伸欠乃作，寒栗鼓颔，腰脊俱痛。寒去则内外皆热，头痛如破，渴欲冷饮"，在分类上有寒疟、温疟、瘅疟、风疟、日作疟、间日发疟、间二日发疟，以及肺疟、心疟、肝疟、脾疟、肾疟、胃疟等多种疟名。东汉时期，张仲景《金匮要略·疟病脉证并治》阐述了牝疟、疟母、温疟等证型，提出脉弦是疟疾的主脉，其治疗"疟母"的鳖甲煎丸至今仍为临床所用。晋代葛洪《肘后备急方·治寒热诸疟》认为疟疾病因是感受山岚瘴毒之气，提出青蒿为治疟要药，并详细记载了"青蒿一握，以水二升渍，绞取汁，尽服之"，以治疗疟疾的方法。隋唐时期，巢元方《诸病源候论》中也有心、脾、肺、肾等五脏疟的记载。唐代出现了用截疟疗法治疗疟疾，如《备急千金要方》《外台秘要》等书中，除记载了以常山、蜀漆等药的截疟方外，还记载有用马鞭草治疟。宋代陈言《三因极一病证方论·疟病不内外因证治》指明"疫疟"的特点，"一岁之间，长幼相若，或染时行，变成寒热，名曰疫疟"。金代张子和《儒门事亲》主张用汗、吐、下三法治疗疟疾，指出疟疾非因食而作。至明代，《医学入门》主张分阴阳、辨寒热、明六经、别异气，以作为辨证、立法、处方之依据，对疟疾辨证论治的论述益臻完备。清代中叶以后，随着温病学的发展，温病学家对本病的认识更加深入。如叶天士在《临证指南医案·疟》中明确指出"诸疟由伏邪而成，非旦夕之因为患也"。该书所载诸多疟疾医案为研究疟疾提供了经验。至此，对疟疾的证治日臻完善。且20世纪70年代，屠呦呦等受《肘后备急方》"青蒿一握，以水二升渍，绞取汁，尽服之"治疟的启发，成功提取治疟特效药青蒿素，丰富和发展了疟疾的治疗方式，同时赢得了国际学术界的尊重和肯定。

本病包括西医学中的各类疟疾，如间日疟、三日疟、恶性疟、脑型疟、慢性疟疾等，其他如回归热、黑热病等表现出寒热往来症状的疾病，以及由疟疾引起的肝脾大，均可参照本病辨证论治。

一、病　　因

本病的病因为疟邪（《黄帝内经》称为疟气，现代主要指疟原虫），疟邪经按蚊传播而感染于人。传统中医多认为疟疾的发生是外因感受风寒暑湿之邪，加之起居不慎、饮食劳倦、情志所伤等内在原因导致人体正气不足，病邪乘虚侵入人体。《三因极一病证方论》言："夫疟备之因，外感则四气，内则动七情，饮食、饥饱、房室、劳逸，皆能致之。"亦有认识到疟疾的发病由感受山岚瘴毒所致，而情志劳倦、痰食阻滞则是促使疟疾发病和加重的重要因素。正如《景岳全书》所言："禀质薄弱，或劳倦过伤者，尤易感邪，此所以受邪有浅深而为病有轻重""有不慎饮食而更甚者，有不慎劳役而增病者，总之无非外邪为之本，岂果因食因痰而能成疟者耶？"饮食所伤，脾胃受损，痰湿内生，或起居失宜，劳倦太过，元气耗伤，营卫空虚，疟邪乘袭，即可发病。

本病的发病与正虚邪盛有关，感受疟邪后，若正气不足，不能抗邪外出，疟疾伏藏于人体半表半里之间，至夏秋季节发病。故本病的发病以疟邪为原发病因，外感风寒、暑湿，饮食劳倦等为诱发因素，其中尤以暑湿季节蚊虫滋生繁殖之际多发。

其中对于引起瘴疟的疟邪，因其主要见于南方，且致病的病情严重，预后较差，也称为"瘴湿毒气"（《诸病源候论》）、"瘴毒"、"瘴气"（《症因脉治》）。瘴毒仍属于疟邪的范畴，但在致病上易于内犯心神或使人体阴阳极度偏盛。

二、病　　机

疟疾的主要病机乃疟邪入体，伏于半表半里之间，内搏五脏，横连募原，出与营卫相搏，正邪相争则疟病发作；待正胜邪退，与营卫相离，疟邪伏藏则发作停止；当疟邪再次与营卫相搏时，则再次发作。如《素问·疟论》言："阳明虚则寒栗鼓颔也，巨阳虚则腰背头项痛，三阳俱虚则阴气胜，阴气胜则骨寒而痛，寒生于内，故中外皆寒。阳盛则外热，阴虚则内热，外内皆热，则喘而渴，故欲冷饮也。"休作时间的长短，与疟邪所伏深浅相关，每日一发或间日一发则邪伏尚浅，间二日一发即三日疟则邪伏较深，临床以间日一发最常见。正如《素问·疟论》所说："其间日发者，由邪气内薄于五藏，横连募原也。其道远，其气深，其行迟，不能与卫气俱行，不得皆出，故间日乃作也。"

邪正相搏与少阳是各类疟疾的共同病机，但因兼时令之邪的不同、体质阴阳盛衰的不同，临床表现也各有区别。临床把正气强，感邪轻，不兼夹其他时邪，即以寒热往来、休作定时为典型表现者称为正疟；素体阳盛，感受疟邪后，阳热偏盛，临床表现寒少热多者称为温疟；疟邪与暑邪相兼，热甚较重者称为暑疟；素体阳虚，疟邪与寒邪兼感，阳虚寒盛，临床表现寒多热少者称为寒疟。在岭南山瘴地区，由瘴毒疟邪引起，若热毒偏盛，证见壮热、神昏、痉厥，是为热瘴；若瘴毒湿浊内闭，阻遏阳气而偏于寒者，称为寒瘴。若因疟邪传染流行，病及一方，同期内发病甚多者，则称为疫疟。疟病日久不愈，气血耗伤，正气不足，遇劳而发者称为劳疟。若疟病日久，气血郁滞，气滞血瘀痰凝，结于胁下，形成痞块者，称为疟母。

总之，疟疾病因是感受疟邪，并与正虚有关。病机多为疟邪伏于半表半里，邪正相争，则寒热发作；正胜邪却，则寒热休止。其休作时间及疟发迟早与疟邪伏藏的深浅、部位有关。如邪留浅者，多为一日发、间日发；邪留深者，为三日发。疟发移早，为邪在阳分；疟发移迟，为邪陷阴分。疟疾的病机转化决定于感受疟邪的强弱、外感时邪的轻重及人体正气的盛衰等。

本病的病位总属少阳，故历来有"疟不离少阳"之说，但也常涉及其他脏腑。若正气强而感邪轻，疟发的病位就以少阳为主；若正气虚弱，复受暑热、瘴毒之邪，与体内伏藏之疟邪交结，邪势猖獗，除在少阳与正气相争外，还可涉及肝胆，造成胆液外溢，甚则邪陷手足厥阴而出现神昏、痉厥等险候，少数病变还可深入营血分；若感寒湿、瘴气而发者，常伤及脾胃，导致脾胃健运失职。

证候要素以热、寒、暑、湿、毒为主，病理性质以邪实为主。但疟邪久留，屡发不已，气血耗伤，不时寒热，可成为遇劳即发的劳疟。或久疟不愈，气血瘀滞，痰浊凝结，壅阻于左胁下而形成疟母，且常兼有气血亏虚之象，表现为邪实正虚。

第四节　中 医 治 疗

祛邪截疟为本病的治疗原则。祛邪是针对病因，选择具有祛除疟邪作用的方药，截疟是掌握治疗时机，截断疟疾的发作。

一、分 证 论 治

1. 正疟

【证候】初起呵欠乏力，肢体酸楚，畏寒甚至战栗，恶寒罢则发热，继则通体灼热，头痛面赤，心烦口渴，终则汗出淋漓，热退身凉，诸症消失，或稍觉头昏神疲，舌红苔薄白或薄黄，脉弦。呈周期性发作，隔日发作或三日一发。

【治法】祛邪截疟，和解表里。

【代表方】柴胡截疟饮（《医宗金鉴》）或截疟七宝饮（《医方考》）。

【常用药】柴胡、黄芩、人参、甘草、半夏、常山、槟榔、陈皮、厚朴。

【加减】若热势较重而口渴、汗多者，可加石膏、知母、天花粉以清热生津；若寒重而汗少、骨节疼痛者，加桂枝调和营卫；兼痰湿内阻而胸闷脘痞、呕吐、苔腻者，可去人参、甘草、大枣，加苍术、藿香、厚朴以燥化湿邪。

2. 温疟

【证候】热多寒少，或但热而无寒，手足热而欲呕，少气烦冤，头痛，骨节酸疼，口渴引饮，舌红苔黄，脉弦数。

【治法】清热和解，达邪祛疟。

【代表方】白虎加桂枝汤（《金匮要略》）。

【常用药】知母、炙甘草、石膏、粳米、桂枝。

【加减】热盛津伤较甚者，可用白虎加人参汤加麦冬、生地、沙参等以清热养阴；若热结便秘者，可加大黄以泻火通便；若疟久邪恋，阴液亏损，形体消瘦，舌光红无苔，脉细数者，为阴虚较甚，可用青蒿鳖甲汤加减以滋阴清热。

3. 暑疟

【证候】热甚寒轻，热后汗出淋漓，汗后诸证消退，伴口渴引饮，面垢齿燥，胸闷泛恶，尿黄赤，舌红苔黄腻，脉弦数。

【治法】和解少阳，清利湿热。

【代表方】蒿芩清胆汤（《重订通俗伤寒论》）。

【常用药】青蒿、黄芩、枳壳、竹茹、陈皮、半夏、赤茯苓、碧玉散。

【加减】可加马鞭草、蜀漆祛邪截疟。暑热较重者，可加用栀子、荷叶等清暑泄热；若湿邪较重，加大豆黄卷、白豆蔻、薏苡仁、通草等利湿；大便黏滞不爽者，加大黄、槟榔通腑泄热。

4. 湿疟

【证候】寒热定时发作，身热不扬，汗出不畅，胸脘痞闷，呕恶纳呆，疲乏困重，口渴不欲饮，便溏，舌苔滑腻，脉弦缓。

【治法】燥湿化浊，祛邪截疟。

【代表方】厚朴草果汤（《温病条辨》）。

【常用药】厚朴、杏仁、草果、半夏、茯苓、陈皮。

【加减】可加入常山、马鞭草、青蒿祛邪截疟。呕恶明显者，加生姜、竹茹和胃止呕；小便少者，加薏苡仁、车前子分利小便；身体疼痛者，加羌活、紫苏除湿通络。

5. 寒疟

【证候】寒热定时而发，寒多热少，口不渴或喜热饮，头痛，肢体疼痛，神疲体倦，胸脘痞闷，欲吐不吐，舌质淡红，舌苔薄白，脉弦紧。

【治法】散寒截疟，和解祛邪。

【代表方】柴胡桂枝干姜汤（《伤寒论》）。

【常用药】柴胡、桂枝、干姜、瓜蒌根、黄芩、煅牡蛎、炙甘草。

【加减】可加蜀漆或常山祛邪截疟。脘腹痞闷，舌苔白腻者，为寒湿内盛，加草果、厚朴、陈皮理气化湿，温运脾胃；若头痛较甚者，可加羌活、白蒺藜祛风止痛；肢体疼痛者，加羌活、秦艽祛风散寒；寒战较甚者，加荆芥穗辛散表寒。

6. 瘴疟

（1）热瘴

【证候】寒微热甚或壮热不寒，头痛，肢体烦疼，面红目赤，胸闷呕吐，烦渴饮冷，大便秘结，小便热赤，甚至神昏谵语，痉厥，舌质红绛，苔黄腻或垢黑，脉洪数或弦数。

【治法】清热解毒，辟秽除瘴。

【代表方】清瘴汤（《实用内科学》）。

【常用药】青蒿、柴胡、茯苓、知母、陈皮、半夏、黄芩、黄连、枳实、常山、竹茹、益元散。

【加减】若壮热不寒，加生石膏清热泻火；若神昏谵语，为热毒蒙蔽心神，急加安宫牛黄丸或紫雪丹清心开窍；大便干结，舌苔垢黑，加生大黄、玄明粉通腑泄热；如见痉厥，加羚羊角粉以凉肝息风。

（2）冷瘴

【证候】寒甚热微，或但寒不热，或呕吐腹泻，甚则神昏不语，苔白厚腻，脉弦滑。

【治法】散寒辟秽，解毒除瘴。

【代表方】不换金正气散（《太平惠民和剂局方》）。

【常用药】厚朴、藿香、甘草、半夏、苍术、陈皮、生姜、大枣。

【加减】神昏谵语者，加苏合香丸芳香开窍；腹泻不止，加葛根、茯苓、干姜温中升阳，分利湿浊；但寒不热，四肢厥冷，脉弱无力，为阳虚气脱，加人参、附子、干姜等益气温阳固脱。

7. 劳疟

【证候】疟疾日久不愈，遇劳则复发，寒热时作，倦怠乏力，短气懒言，头目眩晕，面色萎黄，形体消瘦，舌质淡，脉细弱。

【治法】益气养血，扶正祛邪。

【代表方】何人饮（《景岳全书》）。

【常用药】何首乌、当归、人参、陈皮、煨生姜。

【加减】可加常山、青蒿、柴胡、马鞭草以和解截疟。若疟疾反复发作日久，津液耗伤较甚，阴虚内热者，加知母、鳖甲滋阴清热，或加乌梅、白芍酸甘化阴；若见气虚懒言，极度疲乏，纳呆者，可加黄芪、升麻以补益中气；疟疾日久，耗伤气血，可加参苓白术散、归脾丸、六君子汤以补益气血。

8. 疟母

【证候】久疟不愈，胁下结块，触之有形，按之压痛，或胁肋胀痛，面色晦暗，舌质紫暗，有瘀斑，脉弦涩。

【治法】软坚散结，祛瘀化痰。

【代表方】鳖甲煎丸（《金匮要略》）。

【常用药】炙鳖甲、射干、黄芩、鼠妇、桂枝、干姜、大黄、石韦、厚朴、紫葳、阿胶珠、柴胡、烧蜣螂、芍药、丹皮、炒地鳖虫、炒葶苈子、半夏。

【加减】若正气较强者，可酌加海藻、常山等祛痰截疟；气虚较著，倦怠自汗者，可加黄芪、浮小麦；偏于阴虚者，加生地、白薇；若舌苔腻有湿者，加半夏、草果等；气血亏虚较重者，配合八珍汤或十全大补丸等补益气血，扶正祛邪。

二、其 他 疗 法

1. 单方、验方

（1）常山能祛邪截疟，可用于除瘴疟外的各类疟疾，6～9g，水煎，于疟疾发作前2小时服。

（2）胜金丸由常山、槟榔组成。各6～9g，水煎，于疟发前2小时服（《局方》）。

（3）常山6～9g，苍术、白芷各9～12g，草果3～6g，水煎，于疟发前2小时服。

（4）苍术、柴胡、蜀漆各9g，草果3～6g，水煎，于疟发前2小时服。

（5）青蒿能祛邪截疟，在《肘后备急方》即单用青蒿治疟，可用于各类疟疾。鲜青蒿60～120g（干品30～60g），煎服。

（6）马鞭草能祛邪截疟，在《备急千金要方》即单用以治疟疾寒热。30～60g，煎服。

（7）白芷、防风、雄黄、常山各等分，研末、塞鼻。

2. 针灸治疗

（1）主穴：大椎、合谷；配穴：内关、脾俞、列缺、复溜（每次取1～2穴），双侧轮流，只刺不灸。

（2）于发作前2小时，先针后溪（约1.5cm深），次针间使（约2.5cm深），最后针足三里（约2.5cm深），均取一侧留针15～30分钟。

三、预 防 调 护

防止感受疟邪，是预防疟疾的根本措施，尤其在夏秋季节，注意防蚊、灭蚊，很大程度上能够控制疟疾的传播。

护理方面，应注意冷暖适宜，寒战时不宜衣被过多，发热时不宜风吹。汗出较多，注意擦干，更换衣物，间歇期可适当户外运动。饮食上应富于营养和便于消化的食物，调理患者心态，积极做好急救措施。

疟疾发作期应卧床休息。如高热不退，可予冷敷，或针刺合谷、曲池等穴。瘴疟神志昏迷者，应加强护理注意观察患者体温、脉搏、呼吸、血压和神志变化，予以适当处理。汗出后用温水擦身，换去湿衣，避免吹风。服药宜在疟发前2小时。久疟须注意休息，加强饮食调补。有疟母者，可食用甲鱼滋阴软坚，有助于痞块的消散。

第五节 名 家 名 论

一、费绳甫论治疟疾

1. 三阳三阴皆有疟疾 费氏在研习《黄帝内经》的基础上，继承其祖父费伯雄在《医醇剩义·疟》中"盖疟有一日一作者，有间日一作者，有三日一作者，轻重悬殊，岂得谓之皆在少阳乎"的观点，明确指出"三阳三阴皆有疟疾，非独少阳一经"。对于疟疾的病因，费氏言"《巢氏病源》论之已详，叶香岩推广其义，发明时疟皆因风、寒、暑、湿从肺入者居多，与《经》论风疟、寒疟、温疟、瘅疟之旨最合"，可见费氏认同叶天士对于引发疟疾的外邪之阐发，也为其"三阳三阴皆有疟疾"的观点提供了理论支持。

2. 明辨伏邪致病 虽寒热交作、发作有时为疟疾的主要症状，但费氏认为寒热症状的先后发生顺序对于诊断疟疾是否因伏邪发病尤为重要，门人徐祖怡将其经验总结为"先恶寒后发热者，新邪也；先发热后恶寒者，伏邪也。此先生家法也"，结合费氏医案，当晓其所言"伏邪"应是特指暑热伏邪。伏邪病发初期即能显现出一派里热证候，多为感受时令之邪诱发。《素问·疟论》指出"先伤于风，而后伤于寒，故先热而后寒也，亦以时作，名曰温疟"，费氏认为温疟乃由伏邪内发为主，加之新感风寒，故出现先热后寒之症，即叶天士所言的"新凉引动伏暑"。《金匮要略·疟病脉证并治》明确提到"温疟者，其脉如平，身无寒但热，骨节疼烦，时呕，白虎加桂枝汤主之"。费氏在治疗温疟时，遵仲景所言，以白虎加桂枝汤为底方，然后随症加味。

3. 透邪为要务 《景岳全书·疟疾》指出"盖疟本外邪，非汗不能解，若不知散解其邪，而妄用劫剂，多致胃气受伤，邪不能解，必反难愈"，费氏认为风、寒、暑、湿等邪气为致疟的主要病邪，故提出"透邪为要务"的观点。外邪侵入人体，因人体正气盛衰不同，故病邪侵入机体的深浅不同。费氏依据病邪所犯经络的位置并结合相关气血津液的盈亏，采用了不同的治疗方法。纵观费氏医案，其对于疟疾的治疗方法主要有补法、消法、温法、清法、和法、汗法，而吐、下法使用较少，临证处方常为多法并用。其透邪主要采取和法、汗法与清法。

二、胡震来论治疟疾

1. 疟非专属少阳 胡震来非常赞同清代医家叶天士、王孟英等观点，认为"疟疾不专属少阳"。叶天士认为，疟之为病，多因脾胃受病，其观点如下，"大方疟症，须分十二经，与咳相等……庸俗但以小柴胡去参，或香薷葛根之属，不知柴胡劫肝阴，葛根竭胃汁，致变多矣"。根据胡震来所存医案可以看出，胡氏将疟病分为疟疾、温疟、肺疟（风疟）、牝疟（寒疟）、脾疟，治法有行气化湿、芳香化浊、疏气和中、扶正分利等法，认为疟疾病因有风、寒、暑、湿等异，有寒、热、虚、实之变，不可专属少阳论治，临证不可不辨。

2. 治肺疟"轻以去实" 胡氏所载风疟案，据其病因病机和临床表现，以肺部症状突出，又名肺疟。如案中载："风温上受，肺气著滞，间日寒从背起，移时热从内灼，举作数次，肺阴累虚，致令鼻衄，是名肺疟，用轻以去实法。"胡氏治肺疟，明确指出用"轻以去实"法，轻剂所去之实，根据肺的生理功能和病理特性及轻剂的性能进行分析，此处应指外邪犯肺、肺气郁闭、宣降失司所导致的肺实证。另外从病位上考虑，肺疟之疾，病位在上焦或皮毛，处方用药宜轻不宜重。轻剂性能轻扬升散，适用于肺系病证。如肺疟案中胡氏仅以苏花粉一钱，贝母一钱五分，炒赤芍八分，杏仁两钱，蒸桑叶一钱，扁豆衣三钱，料豆衣二钱，炒白薇八分，野茯苓三钱，粉甘草一钱五分，枇杷叶二片，量少而轻亦可应手取效。

3. 治疟六法，药忌竣猛 胡震来治疟常用"清、宣、化、和、疏、利"六法，具体为行气化湿、芳香化浊、疏气和中、扶正分利等。如疟疾风湿两感案，以芳香化气之法；疟疾浊邪盘踞中焦案，以分消之法；又一疟疾案则以标本兼治，以期从速就痊。诸多治法中，胡氏又以和、解之法用得最多。如一肺疟案中患者风湿内侵，肺失清肃，胃失和降以清解之法；一疟疾案患者风湿内侵，脾失运用、胃失和降，肺失清肃，用疏和之法；一牝疟案患者寒少热多，时欲泛恶，予疏解之法，以防变幻；一脾疟案咳嗽日久，脾肾累虚，肺气不利，脾胃失和，间日寒作，用和解法治之莫不取效。

第六节 经典案例

 医案 1

花某，男，28 岁。在云南中越边境某地工作。新中国成立前其地多瘴疟，花某体质素亏，又加工作过劳，于夏秋之交感染瘴疟，经当地中西医治疗无效。病势日重，转来昆明就医，经西药抗疟，中医用中药小柴胡汤加常山、槟榔等，亦无效，乃来求治。查其脉空而无根，舌苔白而厚腻，四肢厥冷，面青，指甲乌黑，目无光泽，白睛如有蓝雾上蒙，冷汗淋漓，毛发直立。其母代诉，患者背部时时恶寒，每日午后发冷，寒战不休，牙齿鼓栗，旋即发热，热则涕泪口涎俱出，如是已 2 个月余。其家属甚为焦虑，惴惴不安。

分析其病情，脉空无根者，肾阳大虚，体质亏损之至也；舌苔白而厚腻，乃寒湿内蕴，胃浊不化也；四肢厥冷者，生阳之气不能透达于四末也；太阳之经脉行于背部，太阳与少阴相表里，今少阴之阳衰，而阴寒之气窜于太阳之经，故背部时时恶寒也；午后为阴盛之时，阴盛则阳衰，故发冷加剧，寒战不休，齿牙鼓栗，乃沉寒痼冷之候也；肾之精华皆上注于目，肾精耗损，故目无光彩，如蓝雾所蒙；肾主五液，今肾气大衰，气不摄液，故冷汗淋漓，涕泪口涎俱出也。以上症状，皆肾阳过虚，阴寒过盛，元气欲脱使然也。本病关键在于肾阳大虚，尤其午后寒热交作如疟状，远较寒热往来之少阳证病势更为凶险，此为阴阳不相维系之故也。本病虽以疟名，但不可按疟治，急应引阳归舍，整顿纲维，大固中焦，能得阴阳调和，则寒热可止。然病已拖延日久，实非易事，若再用小柴胡汤一类和解少阳，恐有阳脱之虞，宜急回阳救逆。用《伤寒论》四逆汤和白通汤。

第一方：黑附子 60g，干姜 30g，炙甘草 6g。

第二方：黑附子 60g，干姜 30g，葱白 3 茎。

二诊：其母代诉，上方各服 12 剂，病虽未增，亦无明显好转。家属疑惧。然此病确为阴寒重证，除四逆汤、白通汤大扶元阳外，别无他法。何以不效？非药不对症，乃病重药轻，不足以驱除阴寒之邪。仍守原方，将炙附子改用盐附子，加大剂量以增强回阳驱寒之力，嘱各服 3 剂。

三诊：患者自诉，服药后，犹如坚冰消融，泻下黑水甚多，冷汗渐收，手足渐温，午后寒热消失。此乃里阳得回，阳气渐充，弥漫满腹之浊阴得以消除。改以附子理中汤。

处方：黑附子 90g，潞党参 15g，白术 15g，干姜 24g，甘草 9g。

四诊：服 10 剂，诸症均减，精神大有好转，面部及指甲转现红润之色。但背部仍感恶寒，脉沉细，舌淡苔白。改予《伤寒论》附子汤与桂枝汤合方。

处方：黑附子 90g，潞党参 15g，白术 12g，茯苓 15g，桂枝 15g，炒杭白芍 15g，炙甘草 9g，烧生姜 5 片，大枣 5 枚。

五诊：服 4 剂，背部恶寒未除，再予温阳益气，脾肾两补之方。易方用四逆汤加潞党参，嘱服5 剂，并加外治配合。

处方：黑附子 90g，干姜 45g，炙甘草 9g，潞党参 15g。

外用：生姜汁 500ml，牛皮胶 120g。2 味熬成稀膏，摊于布上。贴背部肺俞穴。

此膏张锡纯名为姜胶膏。原注云："用贴肢体受凉疼痛，或有凝寒阻碍血脉，麻木不仁。"其义如张氏所云："鲜姜之辛辣开通，热而能散，故能温暖肌肉，深透筋骨，以除其凝寒痼冷，而焕然若冰释也；用水胶（即牛皮胶）者，借其黏滞之力，然后可熬之成膏也。"此膏既能除"凝寒痼冷"，今借用于背部恶寒难除亦当有效。

六诊：经上述内服外贴后，背部恶寒全除，仍用四逆汤、白通汤、附子理中汤等调理，以恢复机体功能。病乃痊愈。

本病治愈全过程历时 3 个月之久，服药百余剂，所用附子甚多。（戴丽三. 2011. 戴丽三医疗经验选[M]. 北京：人民军医出版社：92）

【案例分析】疟疾一病《黄帝内经》记载颇详，经历代医家不断补充和发展，内容和治法十分丰富。然于阳虚方面，论述较少。中医治病，主要重视辨证，亦不忽略病名。如疟疾是病名，但不同的人，具体的病机不同，因而治法亦异。若只注意病名，而一再抗疟、截疟，不考虑患者体质，忽略人的机体功能，专以杀灭原虫为务，并非全面。本例虽患疟疾，但背部恶寒殊甚，午后寒战不休，结合色脉，阳虚之象十分明显。《灵枢·口问》云："寒气客于皮肤，阴气盛，阳气虚，故为振寒寒栗。补诸阳。"尤在泾亦云"凡疟疾……多寒而久不解者，其人必本阳虚，法当甘温散邪，非干姜、附子、桂枝、人参之属，不能已也"（《金匮翼·疟疾统论》），尤氏此语，实为经验之谈。

此外，还可看出，治慢性病，贵在"有方有守"，既然确诊为阳气大虚之阴寒重证，则回阳救逆之法不可轻易改变。一经确诊，则宜持重守方，直至见功为止。

医案 2

叶某，男，成年。初诊 1948 年 6 月 23 日。

寒热不解，缠绵经月，热势间日轻重，必先形寒，四末冷，咳嗽气急，两胁作痛，小溲短少，苔腻，脉弦滑数。治拟桂枝白虎、葶苈泻肺加味。

川桂枝五分，熟石膏三钱，银柴胡一钱，竹沥半夏一钱半，酒炒黄芩一钱半，甜葶苈一钱，薄橘红一钱半，赤猪苓各三钱，块滑石四钱（包煎），象贝母三钱，白杏仁三钱，冬瓜子四钱，甘露消毒丹四钱（包煎），两剂。

二诊：寒热间日轻重，咳嗽气急，两胁作痛。前进桂枝白虎、葶苈泻肺两方出入，尚觉合度，再从原方加减之。

川桂枝八分，熟石膏四钱，甜葶苈八分，块滑石四钱（包煎），白杏仁三钱，象贝母三钱，竹沥半夏一钱半，薄橘红一钱半，生紫菀二钱，甘露消毒丹五钱（包煎），二剂。

三诊：诸恙均见减轻，仍从原法出入。

川桂枝八分，熟石膏四钱，桑白皮三钱，甜葶苈一钱，云茯苓三钱，竹沥半夏一钱半，薄橘红一钱半，旋覆花一钱半（包煎），白杏仁三钱，象贝母三钱，生紫菀一钱半，真新绛八分，生薏苡仁四钱，冬瓜子四钱，二剂。

（上海中医药大学. 2022. 程门雪医案. 上海：上海科学技术出版社：29-30.）

【案例分析】本案患者寒热缠绵，经月不解，又兼咳嗽胁痛，更有外邪恋肺的一面。但程老从热势间日有轻重，发热之先有形寒、四末作冷的特征，认为与《黄帝内经》及仲景所论"先寒后热，间日而作"的疟病发作情况相符，故用小柴胡汤和桂枝白虎汤治之。小柴胡汤出自《伤寒论》，桂枝白虎汤出自《金匮要略》，均为仲景治疗疟疾的名方。桂枝解表，石膏不但清里热，同时清肺。

程老认为咳嗽胁痛是肺邪不解，膈间有痰饮，致肺气壅而不宣，故又用葶苈泻肺汤、泻白散、二陈汤等方以泻肺化饮。葶苈与猪苓、赤苓、薏苡仁等配合，泻肺利水，可给水饮以出路。第三诊更佐用旋覆新绛汤以通胁络。由于辨证得当，6 剂即取得了效果。

第九章　急性病毒性肝炎

第一节　概　　述

急性病毒性肝炎（acute viral hepatitis）是由多种肝炎病毒引起的以肝脏急性损害为主的全身性传染性肝炎。目前确定的病毒性肝炎有五种：甲型肝炎（hepatitis A）、乙型肝炎（hepatitis B）、丙型肝炎（hepatitis C）、丁型肝炎（hepatitis D）、戊型肝炎（hepatitis E）。甲型、戊型急性肝炎主要经粪-口途径传播，预后良好；而乙型、丙型、丁型急性肝炎主要经血液、体液等肠胃外途径传播，可转为慢性或病毒携带状态，易反复发作，严重者可发展为肝硬化和原发性肝癌。各型急性病毒性肝炎临床表现多相似，以疲乏、食欲减退、厌油、肝功能异常为主，部分病例可出现黄疸。

甲型肝炎病毒（hepatitis A virus，HAV）是一种 RNA 病毒，属微小 RNA 病毒科（Picornavirus），是直径 27～32nm 的球形颗粒，无包膜，由 32 个壳微粒组成对称 20 面体核衣壳，内含线型单股 RNA。HAV 具有 4 个主要多肽，即 VP1、VP2、VP3、VP4，其中 VP1 与 VP3 为构成病毒壳蛋白的主要抗原多肽，诱生中和抗体。感染后产生抗-HAV IgM 是 HAV 近期感染标志，一般持续 8～12 周，少数可延续 6 个月左右。乙型肝炎病毒（hepatitis B virus，HBV）是一种 DNA 病毒，属嗜肝 DNA 病毒科（Hepadnavividae），是直径 42nm 的球形颗粒，又名 Dane 颗粒，有外壳和核心两部分；外壳厚 7～8nm，有表面抗原（HBsAg），核心直径 27nm，含有部分双链、部分单链的环状 DNA，DNA 聚合酶，核心抗原及 e 抗原。HBV 的抗原复杂，其外壳中有 HBsAg，核心成分中有核心抗原（HBcAg）和 e 抗原（HBeAg），感染后可引起机体的免疫反应，产生相应抗-HBs、抗-HBc 和抗-HBe。丙型肝炎病毒（hepatitis C virus，HCV）归属于黄病毒属（Flavivirus），呈球形颗粒，直径 30～60nm，外有脂质外壳、囊膜和棘突结构，内有由核心蛋白和核酸组成的核衣壳。HCV 感染者血中的 HCVAg 含量少，检出率低，血清抗-HCV 是 HCV 的感染标志，如果抗-HCV IgM 持续阳性，提示病毒持续复制，易转为慢性。丁型肝炎病毒（hepatitis D virus，HDV）是一种缺陷的嗜肝单链 RNA 病毒，需要 HBV 或其他嗜肝 DNA 病毒的辅助才能进行复制，与 HBV 有同源性，因此，HDV 常在 HBV 感染的基础上引起重叠感染。HDV 是直径 35～37nm 的小圆球状颗粒。HDVAg 是 HDV 唯一的抗原成分，感染后最早出现，然后分别是抗-HDV IgM 和抗-HDV IgG，一般不会三者同时出现，抗-HDV 是非中和抗体，对机体无保护作用。戊型肝炎病毒（hepatitis E virus，HEV）为 20 面对称体圆球形颗粒，无包膜，为直径 27～34nm 的小 RNA 病毒。HEV 的抗原 HEVAg 主要定位于肝细胞质中，血液中检测不到 HEVAg。抗-HEV IgM 在发病 3 个月内产生，是 HEV 近期感染的标志。

急性病毒性肝炎主要是由各型肝炎病毒及其表达产物直接导致的组织损害，或因病毒引起的自身免疫应答反应导致的组织损害，以肝损害为主。各型肝炎的基本病理改变表现为肝细胞变性、坏死，同时伴有不同程度的炎症细胞浸润、间质增生和肝细胞再生。各型肝炎可根据流行病学、临床症状、体征和实验室检查综合分析作出诊断，确诊须依靠病原学检查。急性病毒性肝炎为自限性疾病，多数可以完全康复。

第二节 临床诊断

一、临床表现

不同类型病毒引起的肝炎潜伏期不同,甲型肝炎 2~6 周,平均 4 周;乙型肝炎 1~6 个月,平均 3 个月;丙型肝炎 2 周至 6 个月,平均 40 天;丁型肝炎 4~20 周;戊型肝炎 2~9 周,平均6 周。急性病毒性肝炎的临床症状主要以黄疸、胁痛、疲乏、食欲减退为主,具有起病急、传染性强的特点。

(一)临床分型和分期

1. 急性黄疸性肝炎 临床阶段性较明显,总病程为 2~4 个月,可分为黄疸前期、黄疸期和恢复期 3 个阶段。

(1)黄疸前期:主要症状有乏力、食欲减退、恶心、呕吐、腹胀、肝区疼痛、尿色加深等,甲、戊型肝炎多数患者伴有发热恶寒的症状,其他三型少见。本期持续 5~7 天。

(2)黄疸期:自觉症状好转,发热消退,尿黄加深,身黄,目黄,1~3 周内黄疸达到高峰。部分患者可能出现一过性粪色变浅、皮肤瘙痒、心动过缓等梗阻性黄疸表现。本期持续 2~6 周。

(3)恢复期:症状逐渐消失,黄疸消退。本期持续 1~2 个月。

2. 急性无黄疸性肝炎 发病率远高于黄疸型,通常起病较缓,症状较轻或无症状,主要表现为全身乏力、食欲减退、恶心、呕吐、腹胀、肝区疼痛等。恢复较快,病程多在 3 个月内。

(二)并发症与后遗症

急性病毒性肝炎发作时除肝炎病毒本身可侵犯各脏器外,抗原抗体复合物也可沉积于血管内膜而引起多个系统的病变,包括胆道炎症、急性胰腺炎、肾小球肾炎、糖尿病、脂肪肝、再生障碍性贫血、溶血性贫血、心肌炎等。

(三)实验室检查

1. 血常规 初期白细胞总数正常或略高,黄疸期白细胞总数正常或稍低,淋巴细胞相对增多。

2. 尿常规 肝细胞性黄疸时尿胆红素和尿胆原两者均阳性,溶血性黄疸以尿胆原为主,梗阻性黄疸以尿胆红素为主。

3. 肝功能检查 血清谷丙转氨酶对肝病诊断的特异性比谷草转氨酶高,急性肝炎时谷丙转氨酶明显升高,谷草/谷丙常大于 1,黄疸出现后谷丙转氨酶开始下降。

4. 病原学检查

(1)甲型肝炎:急性期血清抗-HAV IgM 阳性(是早期诊断甲型肝炎最简便可靠的血清学标志);急性期及恢复期双份血清抗-HAV IgG 滴度呈 4 倍以上升高(出现稍晚,于 2~3 个月达到高峰);其他还可用免疫电镜检查粪便 HAV 颗粒。

(2)乙型肝炎

1)现症 HBV 感染:具有以下任何一项即可作出诊断:①血清 HBSAg 阳性;②血清 HBV DNA 阳性或 HBV DNA 聚合酶阳性,或 HBeAg 阳性;③血清抗-HBc IgM 阳性;④肝内 HBcAg 阳性和(或)HBsAg 阳性,或 HBV DNA 阳性。

2)急性乙型肝炎:需与慢性乙型肝炎急性发作相鉴别,可参考以下动态指标,具有其中一项即可诊断为急性乙型肝炎:①HBSAg 滴度由高到低,消失后抗-HBs 阳转;②急性期血清抗-HBc IgM

呈高滴度，而抗-HBc IgG 阴性或低滴度。

（3）丙型肝炎：血清 HCV RNA 阳性和（或）抗-HCV 阳性。

（4）丁型肝炎：与 HBV 同时或重叠感染。在 HBV 感染标志物阳性的情况下，血清抗-HDV IgM 和抗-HDV IgG 阳性，或血清和（或）肝内 HDVAg、HDV RNA 阳性。

（5）戊型肝炎：急性期具有以下任何一项即可作出诊断：①血清抗-HEV IgM 阳性；②血清抗-HEV IgG 阳转或含量有 4 倍及以上升高；③血清和（或）粪便 HEV RNA 阳性。

二、诊断与鉴别诊断

（一）诊断要点

1. 流行病学特点 甲型肝炎：病前是否在甲型肝炎流行区，是否进食过未煮熟的海产品及饮用污染水，多见于儿童。乙型肝炎：有无输血、不洁注射史及与 HBV 感染者接触史，婴儿母亲是否为 HBsAg 阳性等。丙型肝炎：有无输血及血制品使用、静脉吸毒、不洁注射、血液透析、多个性伴侣、母亲为 HCV 感染者等病史。丁型肝炎同乙型肝炎。戊型肝炎：基本同甲型肝炎，暴发以水传播为多见。多见于成年人。

2. 临床诊断

（1）临床特点：起病急，常有畏寒、发热、乏力、食欲减退、恶心、呕吐等急性症状。

（2）实验室检查：肝大，质偏软，谷丙转氨酶显著升高，血常规提示白细胞总数及淋巴细胞增高。黄疸性肝炎血清胆红素正常或＞17.1μmol/L，尿胆红素阳性。

（二）鉴别诊断

1. 溶血性黄疸 常有药物或感染等诱因，表现为贫血、腰痛、发热、血红蛋白尿、网织红细胞升高，黄疸大多较轻，主要为间接胆红素升高；治疗后黄疸消退快。

2. 肝外梗阻性黄疸 常见病因有胆囊炎、胆结石、胰头癌、壶腹周围癌、肝癌、胆管癌、阿米巴虫感染等；有原发病症状、体征，肝功能损害轻，以直接胆红素增高为主，肝内外胆管扩张。

3. 自身免疫性肝炎 主要有原发性胆汁性肝硬化（primary biliary cirrhosis，PBC）和自身免疫性肝病（autoimmune liver disease，ALD）。PBC 主要累及肝内胆管，自身免疫性肝病主要破坏肝细胞；诊断主要依靠自身抗体的检测和病理组织学检查。

4. 脂肪肝及妊娠急性脂肪肝 脂肪肝大多继发于肝炎后或身体肥胖者；血中三酰甘油多增高，B 超有较特异的表现。妊娠急性脂肪肝多以急性腹痛起病或并发急性胰腺炎，黄疸深，肝缩小，出现严重低血糖及低蛋白血症，尿胆红素阴性。

第三节 中医认识

中医无"急性病毒性肝炎"病名记载，根据其临床症状将其分属于"黄疸""胁痛""肝着""肝瘟"等范畴，春秋时期对黄疸的名称和症状就有记载，如《素问·平人气象论》云："溺黄赤，安卧者，黄疸……目黄者曰黄疸。"隋唐时期《诸病源候论·急黄候》指出"脾胃有热，谷气郁蒸，因为热毒所加，故卒然发黄，心满气喘，命在顷刻，故云急黄也"，首次提出了黄疸的危重症"急黄"。金元时期首次论述疫疠之气能引起黄疸，《丹溪手镜》曰："凡时行感冒，及伏暑未解，宿食未消，皆能发黄。时行疫疠，亦能发黄，杀人最急。"清代沈金鳌《杂病源流犀烛·诸疸源流》载："又有天行疫疠，以致发黄者，俗称之瘟黄，杀人最急。"对黄疸有传染性及严重的预后转归有所认识，而在《温疫论》中提出"温疫四时皆有""能传染于人""无问男妇老幼皆能发""疫病感受有轻有重""从口鼻而入""先伏而后行，感久而后病"的描述，与急性病毒性肝炎从感染至发病的规律相似，可从温疫的角度对病毒性肝炎进行论治。

一、病　因

中医认为本病多因脾湿内郁，复感湿热疫毒之邪所致。内有过食油腻或偏嗜饮酒等，损伤脾胃，以致脾胃运化功能失常，湿浊内生，郁而化热，加之外感湿热疫毒之邪，湿热交阻，脾湿肝郁而发病。《圣济总录·黄疸门》述"大率多因酒食过度，水谷相并，积于脾胃，复为风湿所搏，热气郁蒸，所以发为黄疸"，或有长期饥饱失常，或恣食生冷，或劳倦太过，均可导致脾虚寒湿内生，困遏中焦，壅塞肝胆，胆汁外溢，发为黄疸。《医学心悟·黄疸》云："复有久病之人，及老年人，脾胃亏损，面目发黄，其色黑暗而不明。"或被各类情志所伤，如暴怒伤肝，抑郁忧思，可致肝失条达，疏泄不利，气阻络痹，发为肝郁胁痛。

二、病　机

其病机主要为外感时邪疫毒（湿热），郁蒸脾胃肝胆。湿热侵犯肝胆，阻塞气机，肝气郁而不舒，气滞血瘀则生胁痛，《素问·缪刺论》中说："邪客于足少阳之络，令人胁痛不得息。"湿热郁遏肝胆，胆汁逆行血分，湿热由气入血，上溢目窍则目黄，外泛肌肤则身黄，发为黄疸，若湿热同入血分，湿热蕴结，夹毒戕伐肝体等脏腑，进一步加重病情，则发为急黄。张仲景认为黄疸的病机是"脾色必黄，瘀热以行""瘀热在里""寒湿不解"，重视"湿"和"瘀"或"夹热夹寒"。或因湿热疫毒阻滞肝胆气机，郁结少阳，枢机不利，肝胆经气失于疏泄，不通则痛，故见胁痛。

总之，本病多因脾湿内郁，复感湿热疫毒之邪所致。病位在肝、脾，湿、热、疫、毒与本病密切相关。证候要素主要为湿、郁。急性期以实证或本虚标实证为主。

第四节　中医治疗

目前西医对于急性病毒性肝炎主要采取抗病毒治疗，其次采用综合疗法，以充足休息、合理营养为主，根据不同病情给予药物对症治疗和支持治疗，同时避免饮酒、过劳、使用具有肝毒性的药物和其他对肝脏不利的因素，而中医的辨证论治可缩短疗程，提高疗效。

一、分型论治

（一）急性黄疸性肝炎

1. 湿热蕴结证（阳黄）

（1）热重于湿

【证候】初起目白睛发黄，迅速至全身发黄，出现尿黄，身目俱黄，黄色鲜明如橘，身热口渴，口干口苦，恶心，厌油，纳呆，胸脘痞满，大便干或秘结，小便短少，舌红，苔黄腻，脉弦滑而数。

【治法】清热利湿，解毒退黄。

【代表方】茵陈蒿汤加减。

【常用药】茵陈、大黄、车前草、茯苓、泽泻、猪苓、栀子、黄柏、竹茹、神曲、鸡内金、黄连。

【加减】初起身热不扬者，加白豆蔻、藿香、薄荷；高热者，加石膏、知母；右胁疼痛者，加柴胡、延胡索；腹胀甚者，加厚朴、枳实；恶心欲吐者，加橘皮、竹茹、半夏。

（2）湿重于热

【证候】尿黄，身目俱黄，黄色不鲜明，"湿"的表现比较明显，头身困重，胸脘痞满，乏力，纳呆，腹胀或便溏，舌质淡而润，舌苔厚腻微黄，脉濡数或濡缓。

【治法】利湿清热，健脾和胃。

【代表方】茵陈五苓散加减。

【常用药】茵陈、白术、茯苓、猪苓、泽泻、竹茹、黄连。

【加减】若恶心呕吐者，加半夏、砂仁；食少纳呆者，加砂仁、白豆蔻；右胁疼痛者，加柴胡、延胡索；便溏甚者，加木香、黄连、全瓜蒌。

2. 寒湿阻遏证（阴黄）

【证候】身目发黄，黄色晦暗不泽或如烟熏，痞满食少，畏寒喜暖，腹胀便溏，口淡不渴，舌淡胖，苔白滑或白腻，脉沉缓无力。

【治法】健脾和胃，温中化湿。

【代表方】茵陈术附汤加减。

【常用药】茵陈、附子、干姜、甘草、茯苓、泽泻、藿香、厚朴、白术。

【加减】若湿阻气滞，腹胀较甚者，加大腹皮、木香；右胁疼痛者，加柴胡、延胡索；皮肤瘙痒者，加秦艽、地肤子；黄疸消退缓慢者，加丹参、泽兰、赤芍。

（二）急性无黄疸性肝炎

1. 寒湿内阻

【证候】纳少食呆，胃脘胀闷不舒，恶心呕吐，肢体困重，倦怠嗜卧，或见浮肿，口中黏腻，大便溏泻，舌红苔腻，脉濡缓。

【治法】健脾益气，理气化湿。

【代表方】藿朴夏苓汤加减。

【常用药】藿香、厚朴、姜半夏、茯苓、杏仁、薏苡仁、白豆蔻、猪苓、泽泻、淡豆豉、通草。

【加减】若腹胀浮肿者，加大腹皮、车前子；右胁下隐痛者，加柴胡、白芍；纳呆者，加鸡内金；便溏者加白扁豆、莲子肉。

2. 肝郁气滞证

【证候】胸胁或少腹胀满窜痛，情志抑郁或易怒、善太息，或见咽部异物感，不欲饮食，或口苦喜呕，头晕目眩，妇女可见乳房胀痛，月经不调，痛经，舌苔薄白，脉弦。

【治法】疏肝理气，活血解毒。

【代表方】柴胡疏肝散加减。

【常用药】柴胡、香附、枳壳、川芎、白芍、栀子、半夏、全瓜蒌、茯苓、白术、生姜、大枣。

【加减】右胁疼痛明显者，加延胡索、莪术；纳呆、腹胀者，加炒鸡内金、炒山楂、炒麦芽；失眠多梦者，加炒酸枣仁、百合、柏子仁。

二、其 他 治 法

1. 单方验方　急性黄疸性肝炎：茵陈30g，鸡内金15g，晒干研末冲服，每日2次。

2. 针刺治疗　取穴：至阳、足三里、阳陵泉透阴陵泉（或太冲透涌泉）。备用穴：发热加外关、曲池；胁痛加期门、太冲；恶心呕吐加内关、内庭；黄疸甚加胆俞、阳纲；腹胀加天枢。针刺方法：针法除足三里平补平泻外，其他穴多用泻法，刺激可较强，但不宜超出患者耐受程度。留针30分钟，留针期间运针 2～3 次。

3. 代茶饮法 湿热蕴结证（阳黄），热重于湿者：黄瓜皮饮，黄瓜皮 50～100g，煎汤，去渣，取汁，代茶饮。

黄疸湿热，小便不利者：荸荠饮，荸荠 100～150g，打碎，煎汤，取汁，代茶饮。

三、预防调护

急性病毒性肝炎应重视传染源的管理，加强饮食卫生、水源保护、环境卫生及个人卫生管理，提高个人卫生水平。患病者应保持乐观的情绪，积极配合治疗。忌饮酒，忌生冷、油腻、辛辣刺激性食物，饮食宜清淡，以营养丰富、易消化、易吸收的食物为主。注意起居有时、寒温适度、劳逸得当、生活有节，忌过度劳累。

第五节 名 家 名 论

一、关幼波经验

关幼波教授认为，无论是黄疸型病毒性肝炎还是无黄疸型病毒性肝炎，病因都以湿热为主，常夹瘀夹痰夹毒。在辨证上，首先辨别湿热轻重，分为湿重热轻、热重湿轻、湿热并重三型，不管哪一型均重视清利湿邪的治疗方法；其次再辨湿热在气在血，黄疸型病毒性肝炎湿热较重，湿热入血分，治法上除清利湿热外，还需兼顾凉血活血法的使用；无黄疸型病毒性肝炎湿热较轻，多停留在气分，治法上以清利湿热为主，兼顾疏调气机；最后辨三焦湿热，在中上者，症状以身热不扬、胸闷、胃痞、纳呆、身困、苔腻、脉濡为主，治疗重芳香化浊，诸如藿香、佩兰、杏仁、化橘红等；在中下者，症状以大小便不利为主，大便黏滞不爽，小便黄赤，舌苔根厚腻，治疗重于通利二便，随证选用茵陈蒿汤化裁。关老认为，扶正祛邪应贯穿中病治疗始终，重视祛湿、治血、解毒、化痰法的运用。治湿需衡量湿热轻重，湿热证里清热药的比例要适当，否则苦寒太过，易致湿热瘀滞不解甚出现脾胃败坏，肝脾两伤。治血重在活血，"黄疸一病，病在百脉，治黄必活血，血活黄易却"，湿入血分，以瘀为主，治以通为用，然热毒不盛者加活血药即可，热毒炽盛者才可凉血散血。脾为生痰之源，湿热困脾，脾失健运，痰浊内生，湿热痰浊瘀阻血脉，黄疸胶着难解，将化痰法配合行气、活血、化瘀之法使用，有助于利湿退黄。外感湿热疫毒或湿热久蕴成毒，单治湿热不解毒，湿热毒邪瘀结难化，加用解毒药物后则湿热易解，黄疸消退较快，亦有降低转氨酶的作用，诸如黄芩、黄连、藿香化湿解毒，五味消毒饮清热解毒，大黄、黄柏、白头翁通下解毒，金钱草、车前草、瞿麦利湿解毒。

二、周仲瑛经验

周仲瑛教授认为病毒性肝炎初起之时，总由湿热疫毒之邪伤人所致。急性病毒性肝炎，初期正气尚盛，临床多表现为湿热疫毒之邪壅盛的证候，此时治疗，当以祛邪为主，祛邪及时、得当，可防邪盛伤正，正不抗邪，邪恋成为慢性病变。在祛邪的具体运用上，周仲瑛教授首先辨湿热疫毒病邪的性质。偏于湿盛者，应予祛湿为先，或投淡渗，或投苦温，或投芳化，兼以清热解毒；偏于热盛者，或清气分热，或清营凉血，或凉血通瘀，辅以祛湿解毒。治标之法，总以直折病势、邪去为度，不可过用苦寒而伤中、过用清利而耗伤气阴。其次辨湿热是否入血分，湿热入血分易成黄疸，若火毒炽盛，内陷心肝，燔灼营血，则易致急黄。周老进一步指出，急黄的基本病机是血分瘀热、火毒炽盛，凉血解毒为治疗急黄的基本大法，治疗上，强调清血分热毒，散瘀以退黄，祛瘀以生新，凉血以止血，存阴以扶正，并据此创造了清肝解毒方药，由犀角地黄汤和茵陈蒿汤合方加减而成。然急黄病程中可出现湿热蕴郁，腑实内壅，瘀热水结，以及窍闭、阴伤等病理变化，故常将凉血解毒法配伍清化湿热、通腑导滞、芳香开窍、泻下通瘀、养阴益气等法使用，可提高治疗效果。在用药上重视大黄和地黄的使用，古人认为大黄为"足太阳、手足阳明、手足厥阴五经血分药"，能清热泻火、通下退黄、凉血解毒、化瘀止血，其应用指征除腑实便秘外，凡湿、热、火、瘀诸类邪毒壅盛者皆可用之，即使寒湿瘀结亦可与温化药配伍使用。生地最善于清热、凉血、化瘀血，是养阴中兼具清热解毒之品，重用之有活血通脉之功，与急黄湿热疫毒入血分而成瘀之病机相符。

三、苏涟经验

苏涟教授认为急性病毒性肝炎的主要病因为湿热疫毒，涉及的脏腑主要为肝胆脾胃，治疗时重视调和肝脾与祛邪扶正。早期正气未出现明显亏损，以祛邪为要，治疗中重视清热解毒法和活血化瘀法的使用。在整个病毒性肝炎病程发展过程中，多用紫花地丁、蒲公英、野菊花、虎杖等清热解毒之药。苏老认为，血瘀是各种肝病最基本，也是最重要的病理改变，病程越长，血瘀越重。活血化瘀也成为各种肝病最重要的治法，贯穿于整个肝病治疗的始终，一般肝病早期多用凉血活血之品，中后期用养血活血之品。肝病中后期常出现正气不足，尤以脾虚为主，故苏老治疗慢性肝病尤其重视调脾法的运用，如健脾利湿法、健脾疏肝法、健脾软肝法、健脾养肝法、健脾养阴法、健脾益气法。针对黄疸，应区分湿、热、瘀的多少，寒的有无，正损的程度。苏老指出阳黄湿重于热者当以淡渗利湿、健脾活血为主；热重于湿者以清热利湿解毒、凉血活血为主；阴黄治以温阳化湿解毒，兼以活血化瘀，然无论阳黄、阴黄均应注意配合疏肝、健脾、软肝之法。

第六节 经典案例

 医案

郭某，男，27岁，因"乏力"于1987年10月22日就诊。

病历摘要：患者发热、目黄、溲黄2天，伴有恶心，呕吐，纳差，乏力，腹胀胁痛，身困，大便不爽，时干时稀，舌质偏红，苔白腻，脉濡数。肝大右肋下3cm，质软而触痛。肝功能检查：血清总胆红素306μmol/L，谷丙转氨酶344U/L，血清麝香草酚浊度试验（TTT）6单位，HBsAg阴性，B超显示肝大、内部回声增强。诊断为急性黄疸性肝炎（甲肝）。

首诊：患者目黄、尿黄、身黄，黄色鲜明，伴有发热，恶心，呕吐，纳差，乏力，腹胀胁痛，大便不爽，时干时稀，舌质偏红，苔白腻，脉濡数。辨证为湿热发黄、内迫下注，治法：清热利湿、通淋解毒，佐以消导活血，选用茵陈金蒿蓄汤加减，具体方药如下：茵陈60g，金钱草45g，蒿蓄30g，板蓝根30g，大黄10g，虎杖15g，栀子15g，瞿麦30g，六一散10g，茯苓25g，泽兰20g，白花蛇舌草20g，灯心草3g。

二诊：患者服药后诸症明显减轻，黄疸明显消退，舌红，苔薄白腻，脉濡稍数。复查肝功能检查：血清总胆红素125μmol/l，谷丙转氨酶160U/L，血清麝香草酚浊度试验4单位，辨证为湿热余毒内蕴，脾虚夹湿证，治法：清热利湿、运脾化湿，佐以活血解毒，选用茵陈金蒿蓄汤加减，具体方药如下：茵陈60g，金钱草45g，蒿蓄30g，板蓝根20g，大黄10g，虎杖10g，栀子10g，瞿麦30g，炒苍术10g，茯苓25g，泽兰20g，白花蛇舌草20g，灯心草3g，厚朴10g。

三诊：服药后诸症悉除，黄疸消失，大便稍黏，舌淡红，苔薄白稍腻，脉弦缓。复查肝功能检查：血清总胆红素20μmol/l，谷丙转氨酶41U/L。辨证为肝脾不调证，脾虚夹湿证。治法：疏肝运脾，活血利湿，选用茵陈四苓汤加减，具体方药如下：茵陈30g，郁金15g，佛手10g，炒白术10g，炒苍术 10g, 茯苓 30g, 泽泻 15g, 猪苓 10g, 丹参 10g, 赤芍 15g, 虎杖 10g, 炒扁豆 15g, 陈皮 10g, 厚朴 15g, 金钱草 20g。

【案例分析】初诊，患者目黄、身黄、小便黄，黄色鲜明，伴有舌质偏红，苔腻，脉濡数，辨为黄疸病，为湿热发黄。湿热为病，首先辨湿热轻重，其次再辨湿热在气在血。患者黄色鲜明，有纳呆、身困、苔腻，湿浊之邪明显；同时伴有发热，舌质红，脉数，热邪亦明显，故辨为湿热并重证型。湿热在气分，必阻碍气机，湿热在脾，困脾之运化，中焦气机升降失常，故见纳呆、恶心、大便不爽；湿热在肝，肝之疏泄失常，故见胁痛；湿热由气入血，故见目黄、身黄、舌质红；故以茵陈蒿汤导湿热从二便分消。一诊患者确诊为甲肝病毒感染，具有传染性，肝损伤明显，具有"毒"损特点，加板蓝根、白花蛇舌草以清热解毒；患者小便黄，加重六一散、茯苓等用量以淡渗利湿，导湿热从小便出；患者大便不爽，有湿热从大便欲出之机，故加虎杖通利大便，导湿热从大便出；湿热黄疸病由气入血，故加泽兰入血分，活血利水，软化肝脾。二诊，湿热邪毒已去大半，脾虚之象渐显，故减轻六一散等清利湿热之药，加平胃散以运脾。三诊湿热邪毒已去七八，故以运脾化湿为主，由于病邪在肝，症见胁肋不适，脉现弦象，故佐以疏肝，清利湿热余邪，以茵陈四苓汤运脾利湿，清利肝胆湿热。

此案治疗过程中，重点突出，主次分明，攻补有度。初诊正邪相争明显，以"实证"为主要矛盾，治疗重点在湿热邪毒，重点不在直攻，而在导湿热外出，借道阳明大肠和太阳膀胱，此所谓"小大不利治其标，小大利治其本"。其次治湿热邪毒需通畅气机，气行则湿化，气行则血畅。治疗进程中，患者湿热去其大半时，虚象外露，证由"实"转"虚"，需识别先机，及时加入运脾化湿之药以护正气。到治疗收尾阶段，"虚证"已成为主要矛盾，故治疗以运脾利湿为主，佐以清化湿热余毒。治疗过程中，攻邪不伤正，扶正不助邪，治疗湿热邪毒，切忌滥用补药，亦不可过早运用补药，以防湿热余毒复发。

第十章 登 革 热

第一节 概 述

登革热（dengue fever）是由登革病毒（dengue virus，DENV）引起的急性传染病，主要通过埃及伊蚊或白纹伊蚊叮咬传播。临床特点为突起发热，全身肌肉、骨、关节痛，极度疲乏，皮疹，淋巴结肿大及白细胞减少。本病流行于热带和亚热带地区，主要发生在夏秋季，是目前世界上分布最广、发病人数最多、危害最严重的蚊媒病毒性疾病。

登革病毒归为黄病毒科中的黄病毒属，登革病毒颗粒呈球形，直径 45～55nm，基因组为单股正链 RNA，核衣壳为 20 面体对称，外有一层脂质双层组成的包膜。根据抗原性不同，登革病毒可分为 4 个血清型（DENV-1、DENV-2、DENV-3 和 DENV-4），4 种血清型均可感染人，各型病毒间有广泛的交叉抗原性。登革病毒感染后产生的同型病毒特异性抗体可以保持终身，但同时获得的对其他血清型的免疫能力（异型免疫）仅持续 6～9 个月。如再次感染其他 3 型病毒，激活的 T 淋巴细胞可对同型或其他型病毒发生反应，所释放的细胞因子有可能引起重症登革热的发生。登革热病毒经伊蚊叮咬进入人体，形成病毒血症，引起临床症状。机体产生的抗登革病毒抗体与登革病毒形成的免疫复合物可引起血管通透性增加、血浆外渗、血容量减少，导致血液浓缩和休克等一系列病理变化。同时活化的凝血系统可以引起 DIC，加重休克，还可导致心、脑、肺、肝脏等多组织器官损伤。病毒抗原与含有 Fc 受体和病毒受体的血小板结合，病毒抗体与血小板上的病毒抗原相结合，引起血小板聚集、破坏及骨髓抑制使血小板生成减少等而致出血发生。

本病一般预后良好，死亡病例大多数属于重症，主要死因为中枢性呼吸衰竭。该病根据流行病学、临床症状、体征和实验室检查可综合分析作出诊断，确诊须依靠血清学或病毒分离检查。本病现代医学主要采取支持治疗及对症治疗。防蚊灭蚊是预防本病的根本措施，地方性流行区或可能流行地区要做好登革热疫情检测工作，早发现、早诊断，及时隔离治疗。

第二节 临 床 诊 断

一、临 床 表 现

登革热的潜伏期一般为 3～15 天，多数 5～8 天。登革病毒感染可表现为无症状隐性感染、非重症感染及重症感染等；根据病情严重程度，可分为普通登革热和重症登革热两种临床类型；根据病程，普通登革热可分为三期，即急性发热期、极期和恢复期。

（一）临床分型与分期

1. 普通登革热

（1）急性发热期：通常起病急，突发高热，发热时可伴畏寒、头痛，全身肌肉、骨骼和关节疼痛，明显乏力，并可出现恶心，呕吐、腹痛、腹泻等胃肠道症状，一般持续 2～7 天，部分病例发热 3～5

天后体温降至正常，1～3 天后再度上升，呈双峰热型。可出现不同程度的出血现象，如皮下出血、注射部位瘀点瘀斑、牙龈出血、鼻衄及毛细血管脆性试验阳性等。多数于病程第 3～6 天在颜面四肢出现充血性皮疹或点状出血疹。典型皮疹为见于四肢的针尖样出血点及"皮岛"样表现等。

（2）极期：通常出现在病程的第 3～8 天。以腹部剧痛、持续呕吐等重症预警指征出现提示极期的开始。进行性白细胞减少及血小板计数迅速降低后，常会出现血浆渗漏。不同患者血浆渗漏的程度差别很大，如球结膜水肿、心包积液、胸腔积液和腹水等。血细胞比容升高、白蛋白下降、胸腔积液等可反映血浆渗漏的严重程度。如果血浆渗漏情况严重，患者可发生休克。长时间休克患者可发生代谢性酸中毒、多器官功能障碍和 DIC。少数患者没有明显的血浆渗漏表现，但仍可出现如皮下血肿、消化道出血、阴道出血、颅内出血等严重出血。

（3）恢复期：极期后的 2～3 天，患者病情好转，胃肠道症状减轻，进入恢复期。部分患者可出现针尖样出血点，下肢多见，可伴有皮肤瘙痒。退热后不久白细胞计数开始上升，血小板计数恢复相对较慢。少数患者可发展为重症登革热。

2. 重症登革热 具有登革热的典型症状，发热 3～5 天后病情突然加重，并可出现严重出血、休克、严重脏器损伤。此型病情凶险，进展迅速，多于 24 小时内死于中枢性呼吸衰竭或出血性休克。

（二）并发症与后遗症

登革热患者一般无后遗症，症状轻者治疗及时一般预后良好，但二次感染或体质虚弱者可引起严重的并发症。登革热并发症主要以急性血管内溶血常见，尤以 6-磷酸葡萄糖脱氢酶（G-6-PD）缺乏者多见，后可发展为急性肾衰竭、尿毒症等。其他并发症还可见心肌炎、败血症、急性 DIC 等。

（三）实验室及其他检查

1. 血常规 发病第 2～3 天白细胞总数开始下降，第 4～5 天降至最低点。白细胞分类计数以中性粒细胞下降为主。多数病例有血小板减少。

2. 尿常规 可见少量蛋白、白细胞、红细胞等，可有管型出现。

3. 血生化检查 超过半数患者可出现肝功能损害。谷丙转氨酶、谷草转氨酶、乳酸脱氢酶有轻度到中度的升高，第 2 周达到高峰。部分患者肌酸磷酸激酶/肌酸激酶同工酶、脑钠肽、肌钙蛋白、尿素氮、肌酐等升高。少数患者可出现总胆红素升高，血清白蛋白降低。部分患者可出现低钾血症等电解质紊乱；出凝血功能检查可见纤维蛋白原减少，凝血酶原时间和部分活化凝血活酶时间延长，重症病例的凝血因子Ⅱ、Ⅴ、Ⅶ、Ⅸ和Ⅹ减少。

4. 病原学及血清学检测 初次感染患者，发病后 3～5 天可检出 IgM 抗体，发病 2 周后达到高峰，可维持 2～3 个月；发病 1 周后可检出 IgG 抗体，IgG 抗体可维持数年甚至终生；发病 1 周内，在患者血清中检出高水平特异性 IgG 抗体提示二次感染，也可结合捕获法检测的 IgM/IgG 抗体比值进行综合判断。

5. 影像学检查 CT 或胸片可发现一侧或双侧胸腔积液，部分患者有间质性肺炎、腹水及盆腔积液表现。B 超可见胆囊壁增厚、腹水及肝脾大。头部 CT 和磁共振可发现脑水肿、颅内出血、脑炎样改变等。

二、诊断与鉴别诊断

（一）诊断要点

1. 流行病学特点 根据流行病学史，在登革热流行区，多发于夏、秋两季。

2. 临床特点 起病急，发热，24 小时内体温可高达 40℃以上，全身疼痛持续呕吐、明显乏力、皮疹、出血、胸部肿胀及淋巴结肿大、毛细血管脆性试验阳性。

3. 实验室检查 急性期血清检测出 NS1 抗原或病毒核酸，或分离出登革病毒或恢复期血清特异性 IgG 抗体滴度呈 4 倍以上升高。

（二）鉴别诊断

1. 流行性感冒 冬春季多见，有咳嗽、流涕等症状，无出血、皮疹、瘀斑、淋巴结肿大等症状，以淋巴细胞增多常见，无血小板计数减少。可通过早期咽拭子作病毒分离和酶联免疫吸附试验区分。

2. 流行性出血热 患者无蚊虫叮咬史，有与鼠类等宿主动物、实验动物及其排泄物直接或间接接触史。有"三红"（颜面、颈、上胸部皮肤充血）、"三痛"（头痛、腰痛、眼眶痛），皮肤出血表现，早期即出现肾损害。白细胞总数增多，早期出现异型淋巴细胞。早期流行性出血热特异性 IgM 抗体或双份血清特异性 IgG 抗体滴度 4 倍以上增高，有助于鉴别诊断。

3. 钩端螺旋体病 发病季节相似，但患者有与农田、疫水或牲畜排泄物及污染物接触史，具有"三症状"（发热、身痛、全身乏力）、"三体征"（眼结膜充血、腓肠肌疼痛、淋巴结肿大）。多有黄疸及肾功能损害。血常规检查多无异常，早期尿常规多有蛋白、红细胞、白细胞及管型。血清显微镜凝集试验阳性，血液、脑脊液、尿液分离出钩端螺旋体。

第三节 中医认识

登革热虽属现代医学病名，但中医古典医籍中对其相关疾病早有论述。根据其起病急、传变快、流行性等特点，多数医家将其归属于"温疫"（又称"瘟疫"）的范畴，如《素问遗篇·刺法论》云："五疫之至，皆相染易，无问大小，病状相似。"又因其临床中容易出现斑疹，可参考瘟疫类温病的"疫疹"进行辨证论治。对疹的记载最早见于《黄帝内经》，在《素问·至真要大论》中载有"少阳司天，客胜则丹疹外发，及为丹熛疮疡，呕逆，喉痹，头痛嗌肿……甚而有血，手热"，此处"丹疹外发"即为皮肤红疹，文中提到的证候为邪热炽盛所致，其中发热、皮疹、出血、呕逆为登革热的常见症，头痛、抽搐等表现在临床中也偶能见到。张仲景《金匮要略·百合狐惑阴阳毒病证治》中指出"阳毒之为病，面赤斑斑如锦文"，首次明确提出斑由阳热毒邪所致。清代余霖《疫疹一得·疫疹案》曰："瘟既曰毒，其为火也明矣，五行各一其性，惟火有二，曰君曰相，内阴外阳，主乎动者也，火之为病，其害甚大……古人所谓元气之贼也。以是知火者疹之根，疹者火之苗也。"提出瘟疫性质为火热邪毒，疫疹主要是由火热毒邪外迫肌肤所致，治疗强调"清解"，对后世对登革热的临床辨证治疗有较大的指导意义。

一、病 因

本病多发生于气候炎热潮湿、蚊虫滋生较多之地。主要是因携带疫毒之邪蚊虫叮咬人体肌表，疫毒从肌腠而入，行走于经络、筋骨、脏腑之间。除致病因素之外，与人体正气的盛衰也有密切关系，正如"正气存内，邪不可干，邪之所凑，其气必虚"。由于年老体弱，正气不足，或机体发育早期，形气未充，或久病伤正，气血阴阳亏虚，疫毒之邪趁机侵袭肌腠，循卫气营血传变，病情较重者直中脏腑，引起一系列以心、脑、肾等重要脏腑功能衰竭为主要表现的病证。

二、病 机

本病的核心病机为邪毒致瘀、毒瘀交结。因火热疫毒侵入营血，煎灼营阴，血热互结，灼伤脉络，迫血妄行，形成瘀血，导致毒瘀互结。叶天士指出"吸入疫疠，三焦皆受，久则血分受瘀，愈结愈热"；吴又可《温疫论》载："时疫入里，瘀血最多。"

发病初期，疫毒炽盛，正邪交争，正不胜邪，邪入卫分，直侵气分，故而可见恶寒、发热，甚则寒战高热，并很快出现"气分热盛证"表现，呈现壮热而手足厥冷之"热深厥深"之象。发病中期，疫毒内壅气营，气营两燔，热入血分，瘀毒互结，损伤血络，迫血妄行，故而四肢、胸腹、腰背皮肤或见红色斑疹，舌质红或红绛。疫毒炽盛使得营血内传，营阴受到损耗，扰乱心神，患者出现神昏、烦躁的症状，甚至会导致神志昏迷。发病后期，若疫毒之势更盛，正不胜邪，可出现阴竭阳脱的危象，或随着邪气的衰弱，正气亏损严重，温热毒邪耗气伤津，气阴亏虚，气血两伤，余热未清，故多见发热已退，乏力倦怠，恶心、纳差、口渴、大便不调，皮疹瘙痒等症。本病中医证候演变具有自身独特的规律，虽有卫气营血传变的规律可循，但传变过程极为迅速，在气分甚至卫分阶段，邪热多已波及营分，往往重叠兼夹两证并见。

此外，因登革热发病地区特殊的地理环境和炎热潮湿的气候特点，患者感受疫疠之邪后容易化湿化热，而出现湿热郁阻少阳或邪伏膜原，湿热毒邪与毒瘀互结贯穿登革热病情的始终。

综上所述，本病主要致病因素为火、热、疫、毒。基本病理变化为火热疫毒内侵，灼血成瘀，毒瘀互结，内可阻滞脏腑气血运行，外可迫血妄行，溢于肌表。其证候要素体现于热、毒、瘀。其中热、毒是产生瘀的根本。在急性发热期，湿热疫毒位于卫气分中，临床表现以恶寒、发热、头痛、全身肌肉酸痛等多见。极期，气分热盛，湿热郁阻，则以壮热、烦渴、多汗、脘痞身重、恶心等多见；毒瘀交结，扰营动血，临床表现以出血样皮疹为主。恢复期余邪未尽，气阴两伤，多见乏力倦怠，皮疹瘙痒。

第四节 中医治疗

登革热患者临床症状以起病急，发热，24小时内体温可高达40℃以上，全身疼痛，持续呕吐，明显乏力，皮疹，出血，胸部肿胀及淋巴结肿大等为主，目前无特效药物，多采用对症治疗或中医药治疗，长期临床实践证明，运用中医药治疗登革热，可以缩短病程，减少并发症，降低死亡率。

一、分期论治

（一）急性发热期

湿遏热伏，卫气同病

【证候】发病初期，恶寒，发热，头痛、眼眶疼、腰痛、全身肌肉酸痛，无汗，乏力、倦怠，多伴恶心、干呕、纳差、腹泻。舌质红或淡红，舌苔腻或厚，脉滑数。

【治法】清热化湿，解毒透邪。

【代表方】甘露消毒丹、达原饮等加减；或云南经验方清瘟解热汤。

【常用药】香薷、藿香、葛根、青蒿、羌活、白蔻仁、半夏、滑石、茵陈、连翘、草果、甘草。

【加减】口渴者，加生地；发热明显者，加柴胡、石膏、知母。

（二）极期

1. 气分热盛，湿热郁阻

【证候】壮热，烦渴，汗多，面红目赤，脘痞身重，恶心，呕吐，尿赤，舌红苔腻，脉洪数。

【治法】清气分热，健脾祛湿。

【代表方】白虎汤合苍术汤加减。

【常用药】生石膏、知母、苍术、薏苡仁、芦根、滑石、甘草。

【加减】若呕吐较甚者，加竹茹、藿香、苏叶；腹胀者，加大腹皮；身体困重者，加川木瓜、蚕沙；若呕逆、腹泻明显者，可用连朴饮加减。

2. 毒瘀交结，扰营动血

【证候】热退，或发热迁延，烦躁不寐，口渴，可见鲜红色出血性皮疹，多伴鼻衄，或牙龈出血、便血、尿血、阴道出血、咯血。舌红，苔黄欠津，脉洪大或沉细滑数。

【治法】解毒化瘀，清营凉血。

【代表方】清瘟败毒饮加减。

【常用药】生石膏、生地、水牛角、金银花、黄连、黄芩、赤芍、茜草、丹皮、炒山栀、青蒿、甘草。

【加减】神志昏迷、谵妄、抽搐者，加羚羊角粉、紫雪散、安宫牛黄丸等。

3. 恢复期

余邪未尽，气阴两伤

【证候】发病后期，多见乏力倦怠，恶心，纳差，口渴，大便不调，多见皮疹瘙痒。舌淡红，苔白腻，脉虚数。

【治法】清热化湿，健脾和胃。

【代表方】竹叶石膏汤合生脉饮加减。

【常用药】竹叶、南沙参、生薏米、生山药、半夏、芦根、麦冬、生稻麦芽、砂仁、西洋参、生甘草。

【加减】若有低热，脘痞可加藿香、佩兰。

二、其 他 疗 法

1. 外敷治疗 全身有针尖样出血点伴皮肤瘙痒患者外用擦剂，取苦参30g，白鲜皮30g，地肤子30g，蛇床子30g，大青叶30g，紫草30g，生地30g，佛手20g，丹皮20g，赤芍15g，煎煮放凉后擦拭身体。

2. 针灸治疗 主穴：大椎、曲池、合谷、十二井、中脘、足三里、阴陵泉、膈俞。配穴：邪犯肺卫配外关、风池；气分热盛配内庭、支沟；热入营血配曲泽、委中；神昏谵语配水沟、素髎；全身肌肉酸痛配阳陵泉、大杼；皮疹瘙痒配血海、委中。

针刺方法：大椎穴点刺出血，其他穴位予平补平泻法，得气为度，留针30分钟，每日1次。

三、预 防 调 护

目前防蚊、灭蚊，隔离患者为有效预防和控制登革热的基础措施。

早期患者宜卧床休息，恢复期的患者也不宜过早活动，体温正常，血小板计数恢复正常，无出血倾向后方可适当活动。严密观察心率、血压及相应的出血征象，宜进食高蛋白、高维生素、高糖、易消化吸收的流质、半流饮食。若高热则以物理降温为主。患者出现瘀斑、皮疹时常伴有瘙痒、灼热感，提醒患者勿搔抓，以免抓破皮肤引起感染，可采用冰敷或冷毛巾湿敷减轻不适，或采用中医外洗治法减轻瘙痒、疼痛。

第五节 名 家 名 论

一、刘仕昌经验

刘仕昌教授认为本病可归属于温病学中"湿热疫"或"暑热疫"的范畴。以热毒壅盛、毒瘀交结为其主要病机，并将疫毒引起的高热证称为热毒证或火毒证，以区别于一般热证。疫疠内侵，热毒即生，两阳相合，煎熬津液，灼血成瘀。瘀即是热毒的病理产物，又可成新的致病因子，一方面阻滞营卫腠理，使营卫不和，气血运行不畅导致发热；另一方面毒瘀交结，阻塞经络血脉，血不循经而溢于脉外，外窜肌肤，可致皮疹及各种出血症，临床上以卫气同病、气分热盛、气血两燔、毒犯心脑、毒瘀交结和余热未清证候较为多见。

在治疗上，刘仕昌教授以清解疫毒为治疗原则。卫气同病治宜清气泄热解毒，佐以辛凉解表，若属湿重于热者，治宜宣透膜原法；若属热重于湿者，方选银翘散加减。气分热盛，治宜清热解毒，佐以理气化湿，若属阳明热盛者，方用加味白虎汤；若属湿热阻遏膜原者，方用达原饮加减。气血两燔，治宜清热凉血解毒，方用加减清瘟败毒饮。毒犯心脑，治宜清心开窍，凉血解毒，方用清宫汤加减。毒瘀交结，治宜清热解毒，凉血化瘀，方用犀角地黄汤加减。余邪未清，治宜清涤余邪，养阴生津，若属湿热未清者，方用五叶芦根汤加减；若属热伤阴液者，方用沙参麦冬汤或竹叶石膏汤加减。

二、谭行华经验

谭行华教授认为，本病为人体正气不足，感受疫疠毒邪所致。热毒壅盛、邪毒致瘀、毒瘀胶结是登革热的核心病机，毒瘀胶结、扰动营血是登革热极期出现心、肝、肾、脑、胃肠等脏腑功能损伤的根本原因，据此确立毒瘀并治的治疗原则，采用清热解毒、活血化瘀、凉血止血，兼顾健运脾胃、益气养阴等方法进行治疗，并以清瘟败毒饮为基础方进行加减。处方中常配伍升麻以宣散条达，导邪外出；瘀血不除则邪势难逐，宜泻热逐瘀；在登革热初期有耗气伤津的表现，症见高热、极度乏力、纳差、口干、喜饮等，此时在活血化瘀、清热解毒的同时，应注意固护阴液。病至后期，此时邪气已衰，正气亦伤，阴伤之象更为明显，可见乏力倦怠、纳差、口渴、大便不调、皮疹瘙痒、舌淡红苔白腻、脉虚数等临床表现，故此时更应重视益气养阴，调脾和中，用薛氏五叶芦根汤加西洋参等药物轻清消导、益气养阴。

三、茹清静经验

茹清静教授认为湿邪挟热于内，脾胃受损，正气不足，无力祛邪外出及蚊虫携带疠气疫毒内侵于肌肤腠理，伏于膜原，正邪相搏为登革热之病因病机。临床治疗中，登革热极期者不多见或持续时间较短，而多见急性发热期与恢复期患者，故将登革热患者分为两期四型辨证论治。

急性发热期分为湿热并重证及热重于湿证。湿热并重证为湿热之邪滞留三焦，疫毒邪气内伏于膜原，外出于表，正邪交争，故恶寒之后多有发热；疫毒邪气入里化燥，渐成里热之势，加之湿邪停聚，热与湿结，壅滞三焦，内熏肝胆，外渍肌肤，表现为湿热并重，多见发热倦怠，身热不扬，胸闷腹胀，恶心纳差，咽痛，口渴而不欲饮，小便短赤，泄泻，舌苔白厚腻或干黄，脉濡数或滑数，治以清热解毒、芳香化浊，以甘露消毒丹为基础方加减。热重于湿证为暑燥之邪经皮毛而入，夹杂湿邪，内侵脏腑，外窜经络，充斥周身表里，表现为热重于湿，多见高热，头痛如劈，口干咽痛，皮下斑疹，吐血，便血，尿血等，舌红绛、唇焦、脉沉数或浮大数，治以清热化浊，凉血解毒，方用清瘟败毒饮加减。茹教授认为，登革热后期仍当遵从《登革热诊疗指南》所述恢复期进行辨证论治：该病日久，病邪入营入血，灼伤经络，若客邪未尽，久病则伤其阴津，即为余邪未尽，气阴两伤证；若素体脾虚较甚，运化失常，则可见湿热稽留，脾虚不运证。余邪未尽，气阴两伤证多见乏力倦怠，口渴欲饮，恶心纳差，大便不调，皮疹瘙痒，舌淡红，苔白腻，脉虚数，治以清热化湿，益气生津，方用竹叶石膏汤合生脉饮加减，且多以太子参代替原方中的人参，加强益气养阴之力。湿热稽留，脾虚不运证多见脘腹胀闷，不思饮食，大便溏薄，舌苔白，质淡红，脉虚缓，治以益气健脾，渗湿止泻，方用参苓白术散加减。

第六节 经典案例

 医案

李某，女，40岁，汉族，因"发热、乏力、头痛、全身酸痛5小时"，2019年10月26日23点1分入院。

患者诉今日18时左右无明显诱因出现发热，体温时高时低无规律，感头痛、全身酸痛、乏力，无恶心、呕吐、心慌、胸闷、胸痛、呼吸困难，无鼻塞、流涕、咽痛、咳嗽，无皮疹、瘙痒，无抽搐，无瘀斑瘀点、齿衄、黑便、尿血、腹泻等，院外自服"布洛芬混悬液"退热处理，现仍感发热，为进一步明确诊治，遂至医院就诊，门诊行登革热病毒抗原检测回示阳性；血常规未见明显异常。遂送至我院我科以"登革热"收住行隔离治疗。患者自患病以来，神清，精神饮食差，二便调，体重未见明显变化。既往无特殊病史。辅助检查无特殊。入院后予补液、维持水电解质平衡及中医中药等治疗。

首诊：患者仍感发热、乏力、头痛、全身酸痛，时感恶心，无呕吐，体温38.8℃，舌红苔黄，脉洪数，辨证为疫病，气分热盛，湿热郁阻。予中药汤剂清瘟败毒饮加减以清营凉血，泻火解毒。处方：石膏60g，水牛角60g，生地30g，酒黄连10g，连翘15g，桔梗10g，赤芍15g，盐知母15g，佩兰10g，滇柴胡30g，淡竹叶30g，栀子10g，丹皮30g，广藿香10g。

二诊：患者仍有低热，感头痛、全身酸痛、乏力，唾液中可见少量血丝，血常规示血小板29×10⁹/L（危急值）、白细胞3.81×10⁹/L；电解质示K 3.03mmol/L；血凝：凝血酶原时间31秒。西医以补液、纠正水电解质平衡、激素、止血等对症支持治疗。患者舌红苔黄燥，脉细数，辨证为疫病，毒瘀交结，扰营动血证。中药自拟汤剂以益气养阴，凉血止血。处方：黄芪60g，党参30g，麦冬30g，生地30g，丹皮15g，赤芍15g，当归15g，薏苡仁30g，茯苓20g，白茅根30g，茜草15g。

三诊：患者未诉发热，头痛、全身酸痛、乏力较前好转，唾液中无血丝，四肢及腹部出现皮疹，伴瘙痒，神清，精神差，纳差，二便调。复查肝功：谷丙转氨酶210U/L，谷草转氨酶251U/L；电解质示K 3.48mmol/L；血凝：凝血酶原时间8.6秒，国际标准化比值0.75，百分活动度139.9%；血常规：血小板14×10⁹/L（危急值）。腹部超声回示脂肪肝，胆胰脾双肾膀胱子宫附件未见明显异常声像。继予当前治疗。

四诊：患者未诉发热，头痛、全身酸痛、乏力较前明显好转，皮疹消退，瘙痒减轻，神清，精神可，纳眠可，二便调。复查血小板140×10⁹/L，血凝未见异常，予以出院。

【案例分析】疫毒经蚊虫叮咬后进入人体，伏于膜原（半表半里之间），其热淫之气浮越于太阳，故见头痛、全身酸痛；疫毒之邪侵袭肺卫，卫外失司，故见发热、头痛，邪热入里，侵犯中焦脏腑，胃为十二经之海，胃气布散于十二经而荣养百骸，故见乏力、恶心欲呕；正气奋起祛邪，正邪激烈相争于里，故见气分热盛之证，里热迫津外泄则大汗、大热、口渴，气随津脱，神疲乏力，有气营两燔之势，故治疗予清瘟败毒饮加减，清热解毒，凉血清营，提前固护营分，早期截断扭转。热邪进一步入里，进入营血，耗气动血，故重用参芪益气托津，麦冬生地清热养阴，再加以凉血养血之品，复用茜草、白茅根之属止血。通过精准辨证，早期预防，截断扭转，预防危重症的发生，早期及时清热解毒凉血，同时掐准时机补益正气，使正盛邪去，患者方能痊愈出院。

第十一章 结 核 病

第一节 疾 病 概 述

　　结核病（tuberculosis）是由结核分枝杆菌（mycobacterium tuberculosis）感染引起的一种慢性传染病。经由飞沫传播，传染力强，主要影响肺部，是我国重点控制的主要疾病之一。主要临床症状包括咳嗽、咳痰、长期低热、疲倦、盗汗、食欲下降和体重减轻。部分患者伴随结核杆菌浸润会出现少量咯血，当病灶侵犯较大气管可引起刺激性呛咳，或伴喘鸣，若病灶累及胸膜，可能出现胸膜性胸痛、呼吸不畅等症状。若肺部结核感染继续增殖则可通过血液与淋巴液到达肺部以外的器官，造成肺外感染，甚则危及患者生命。结核病无明显的季节性，人体感染结核杆菌后是否发病主要由感染结核杆菌的数量、毒力及人体对结核杆菌特异性、非特异性免疫所决定，免疫力低下会增加感染风险。

　　结核分枝杆菌典型形态为细长或稍弯曲的，两端钝圆的杆菌，痰标本中可见结核分枝杆菌呈T、Y、V等字形排列，若痰菌量多时可见束状、球状等多种形态的杆菌团。结核分枝杆菌菌体主要由类脂质、多糖类、蛋白质构成，其中类脂质含量最高可达60%，使之呈现疏水性，可利用这一特性初步鉴别结核分枝杆菌与非结核分枝杆菌。蜡质约占菌体脂质总量的50%，与结核病的干酪性病灶的液化、组织坏死和结核空洞的形成有关。结核分枝杆菌抗酸染色呈红色，对干燥、低温、酸、碱等抵抗力较强，但对高温及光线具有敏感性，故持续煮沸、高压蒸汽灭菌、日光照射、紫外线灭菌灯及化学消毒剂可有效杀菌。此外结核分枝杆菌对抗结核药物可产生耐受性，这是基因耐药突变的结果，使用单一敏感药淘汰大量敏感菌，而少量自然耐药变异菌仍不断繁殖并逐渐成为优势菌群，故临床应合理选择药物组合，交叉杀菌。排菌的结核病患者是结核病的主要传染源，飞沫传播是肺结核最重要的传播途径，当患者咳嗽、喷嚏、大声说话时，含有结核分枝杆菌的微滴飞散到空气中，被健康人吸入，结核杆菌即找到新的宿主。其传染性与传染源排菌量、空间内含菌密度、接触密切程度、个人免疫力等有关。我国结核病疫情持续下降，报告发病率由2010年78/10万下降至2018年59/10万，对比不同地区结核病发病率，东部地区结核病患病率较中部、西部地区低，城市、城镇和农村之间患病率的差距正在缩小。由于人口基数庞大，结核病防控工作仍然任重道远。

　　结核病的基本病理变化是炎性渗出、增生和干酪样坏死，结核结节和干酪样坏死是特征性病变。结核病病理过程特点是破坏与修复同时进行，以某种病变为主，三种病变同时出现并相互转化。机体抵抗力强的或经抗结核治疗的患者，增生病变或轻微干酪样病变可能遗留细小纤维瘢痕，局限干酪病灶可脱水形成钙化灶；反之，病灶若液化或形成空洞久治不愈可引起结核杆菌经支气管播散到其他部位，病灶蔓延邻近组织。国内结核病的诊断主要以细菌学、影像学、免疫学、分子生物学和病理学为依据。此外，支气管镜检查作为呼吸科常用的临床介入诊断技术也被广泛应用于肺结核的检查。结核病的治疗主要依靠抗结核化学药物，目前国际上通用的抗结核药物已有十余种，使用化疗药物的原则是早期、规律、全程、适量、联合。除化疗药物外，对症治疗与手术治疗也是治疗和控制疾病的主要手段。

第二节 临 床 诊 断

一、临 床 表 现

结核病多数起病较缓慢，常见症状有咳嗽、咳痰、痰中带血或咯血，可能伴随午后低热、疲倦、盗汗、淋巴结肿大、体重减轻等全身症状，部分患者仅表现为反复发作的上呼吸道感染，女性患者可能出现月经失调或闭经。病灶侵犯气管、支气管、胸膜时多有刺激性呛咳、胸痛、喘鸣等症状，病情恶化甚至出现呼吸困难、全身衰竭等重症。

（一）临床分型

1. 原发型肺结核　多见于少年儿童，临床症状轻微，可伴有浅表淋巴结肿大，包括原发复合征和胸内淋巴结结核。肺内原发病灶、引流淋巴管炎和肺门淋巴结肿大，三者形成典型的原发复合征。X 线片示仅肺门淋巴结肿大，则诊断为胸内淋巴结结核。

2. 血行播散型肺结核　包括急性、亚急性和慢性血行播散型肺结核。急性血行播散型肺结核多见于免疫力明显低下的婴幼儿或儿童，起病急，持续高热，中毒症状严重，常伴肝脾大、肺外结节等，影像学表现为两肺均匀分布粟粒状阴影。亚急性、慢性血行播散型肺结核起病较缓，症状较轻，影像学显示两肺的上中部出现大小不一、密度不等的粟粒状或结节状阴影。

3. 继发性肺结核　是成人肺结核最常见的类型，包括浸润型肺结核、结核球、干酪性肺炎、慢性纤维空洞型肺结核等。胸部影像表现多样，轻者表现为斑片状阴影，融合形成空洞；重者 X 线片呈大叶性浸润、虫蚀样空洞、纤维厚壁空洞、广泛的纤维增生、纵隔向患侧移位、胸膜粘连等。

4. 气管、支气管结核　主要表现为气管或支气管壁不规则增厚、管腔狭窄。

5. 结核性胸膜炎　包括干性、渗出性胸膜炎和结核性脓胸。渗出性胸膜炎表现为胸腔积液，部分合并胸膜增厚粘连，可进展为结核性脓胸。

6. 肺外结核　大多有肺结核病史，经淋巴或血行播散至肺外器官和部位，如结核性脑膜炎、骨结核、结核性腹膜炎等。

（二）实验室检查

1. 细菌学检查

（1）涂片抗酸杆菌镜检：是简单、快速、较可靠的方法，但欠敏感，通常菌量≥10^4 条/ml 方能检测阳性。一般至少检测 2 次。

（2）结核菌培养：为痰结核菌检查提供准确可靠的结果，灵敏度高于涂片，常作为结核病诊断的"金标准"。但培养周期较长，一般为 2～8 周。培养阳性需行药物敏感性检测，以指导抗结核药物的选择和尽早发现耐药结核。

2. 分子生物学检查　结核分枝杆菌核酸检测可检测标本中结核菌的核酸。

3. 病理组织学检查　在病变部位钳取活体组织进行病理学检查和结核菌培养，同时可采集分泌物或支气管肺泡灌洗液进行结核菌的涂片、培养及核酸检测。

4. 免疫学检查

（1）结核菌素皮肤试验（TST）：用于判断是否存在结核菌感染，而非结核病。皮内注射结核菌素纯蛋白衍生物 5U/ml，48～72 小时观察皮肤硬结直径的大小，≥5mm 作为阳性判断标准，10～14mm 为中度阳性，≥15mm 或局部水疱为强阳性。

（2）γ-干扰素释放试验（IGRA）和结核抗体检测：IGRA 是通过检测结核菌素特异性抗原早期

分泌抗原 6（ESAT-6）和培养滤液蛋白 10（CFP-10）刺激 T 淋巴细胞所产生的 γ-干扰素水平，进一步判断机体是否存在结核杆菌感染。

二、诊断与鉴别诊断

（一）诊断要点

1. 流行病学史　有与肺结核患者接触史。

2. 临床表现　起病缓，咳嗽、咳痰≥2 周，痰中带血或咯血为肺结核可疑症状。

3. 实验室检查　病原体检查：涂片显微镜检查阳性；分枝杆菌培养阳性，菌种鉴定为结核分枝杆菌复合群；特异性核酸检测阳性。免疫学检查：结核菌素皮肤试验，中度阳性或强阳性；γ-干扰素释放试验阳性；结核分枝杆菌抗体阳性。支气管镜检查：可直接观察气管和支气管病变，可抽吸分泌物筛检及活检。影像学检查：胸部 X 线片可见斑点状、边界清楚的结节影、渗出灶和空洞；CT 显示结节、空洞、钙化、支气管扩张等。

（二）鉴别诊断

1. 肺炎　起病急，血白细胞和中性粒细胞增高，多数肺炎热势高，咳嗽、咳痰明显。支原体肺炎患者 2~3 周好转，有效抗菌治疗后炎症减退。

2. 肺脓肿　起病急，多高热，脓痰多，血白细胞及中性粒细胞增高，注意与肺结核空洞相鉴别。

3. 支气管扩张　慢性反复咳嗽、咳痰，伴有脓痰或咯血。痰涂片抗酸杆菌阴性，胸部 X 线片仅见肺纹理增粗，典型者可见卷发样改变。

4. 肺癌　患者多见刺激性咳嗽，中央型肺癌患者可见痰中带血，或伴有胸痛、消瘦等症状。结核分枝杆菌检查、支气管镜和病灶活检有助于鉴别。

第三节　中医认识

中医治疗结核病历史悠久，古籍中有诸多关于结核病的记载，其症状和传染性的描述与现代对结核病的认识相似。秦汉时期《灵枢·玉版》曰："咳，脱形身热，脉小以疾。"东汉《华氏中藏经》首提"传尸"一名，"传尸者，非一门相染而成也""如是传尸劳，肌瘦面黄，呕吐血，咳嗽不定者是也""蒸谓骨蒸也，气血相抟，久而瘦弱，遂成劳伤，肉消毛落，妄血喘咳者是也"，其记载的传染性、咳嗽、骨蒸潮热等证候与肺痨无二。唐宋元时期逐渐认识到"痨虫"，并将"肺痨"独立成病。《备急千金要方·尸注候》曰："肺劳热生虫，在肺。"《外台秘要》载："肺痨热，损肺生虫……生肺虫，在肺为病。"《三因极一病证方论》明确指出"瘵疾"与"五劳"分门而论，"世医例以传尸骨蒸为五劳者，非也。彼乃瘵疾，各一门类，不可不知"，并对"劳瘵"的慢性消耗性及传染性进行较详细的阐述，"或腹中有块，或脑后两边有小结核，连复数个，或聚或散，沉沉默默，咳嗽痰涎，或咯脓血，如肺痿、肺痈状；或复下利，羸瘦困乏，不自胜持，积月累年，以至于死，死后乃疰易傍人，乃至灭门者是也"。随着各家对痨病认识的深入，元代有了治疗肺痨的第一本专著《十药神书》，书中"十灰散"等方药沿用至今。明清医家已对肺痨的认识日趋系统完善，确立了证治法则，并创制了施治方法。《慎柔五书》认为其病机为"肺痨热，瘦损，有虫在肺，令人咳逆气喘"。《医学正传·劳极》记述其治疗法则为"治之之法，一则杀其虫，以绝其根本。一则补其虚，以复其真元"，《医宗必读·虚痨》明确"杀虫""补虚"为其两大治法，"法当补虚以补其元，杀虫以绝其根"。诸多文献准确地描述了肺痨病临床特点，记载了沿用至今的肺痨病防治方法，为现代结核病研究与治疗奠定了基础。

一、病　因

肺痨致病因素主要有两个方面：外染痨虫、正气虚损。内伤体虚、气血虚弱，恰染痨虫蚀肺，痨虫最易伤阴动热，耗阴伤肺，两者互为因果，诱使病情发作。

结核病因感染结核杆菌引起，具有传染性，属疫病学范畴。《温疫论》言："凡人口鼻之气，通乎天气，本气充满，邪不易入，本气适逢亏欠，呼吸之间，外邪因而乘之。"痨虫弥散，呼吸之间侵入肺叶，居于肺叶之中，损伤肺络。《诸病源候论·九虫诸病方》提出"五曰肺虫，状如蚕"。《普济本事方》云："五虫皆能杀人，惟肺虫为急。肺虫居肺叶之内，蚀人肺系，故成瘵疾，咯血声嘶，药所不到，治之为难。"《三因极一病证方论》记载："诸证虽曰不同，其根多有虫啮其心肺，治之不可不绝其根也。"《石室秘录·内伤门》认为患病日久"遂至生虫，而蚀人脏腑，每至不救。灭门灭户，传染不已"。

正气虚是本病发病基础，凡先天禀赋不足，后天过劳嗜欲、七情所伤、饮食无常或病久体虚所致气血虚弱、阴精耗损，易劳易虚，易受痨虫侵扰。《类证治裁》载："精气夺则虚。凡营虚卫虚，上损下损，不外精与气而已。精气内夺，则积瘦成损，积损成劳，甚而为瘵，乃精与气虚惫之极也。"《古今医统大全·诸虫门》云："凡人平素保养元气，爱惜精血，瘵不可得而传。惟夫纵欲多淫，若不自觉，精血内耗，邪气外乘。"《袖珍方》道："痨瘵之证非止一端，其始也，未有不因气体虚弱，劳伤心肾而得之。又有外感风寒暑湿之气，先为疟疾，以致咳嗽，寒邪入里，失于调治，又不能保养，过于房劳，伤于饮食，久而成痨瘵之候。"

二、病　机

基本病机为痨虫蚀肺，肺阴耗伤。痨虫蚀肺初伤肺叶，肺失清肃，故咳嗽、咳痰，肺阴受损见干咳、咽燥等肺阴不足表现。而后"其邪辗转"传变他脏：脾为肺之母，子盗母气脾气亦虚，脾虚则水谷精微不能养肺，致肺脾同病，故见倦怠乏力、纳呆便溏等症；肾为肺之子，肺虚肾失滋生之源，肾虚相火灼金，肺肾两虚，故有骨蒸潮热、男子遗精、女子月经不调等症，虚火灼伤肺络，见痰中带血、咯血、胸痛；肺肾两虚，无力滋养心肝之阴，心、肝火旺失制，则见易怒、胁痛、虚烦不寐、盗汗、心慌等。久病延治治疗重者终致肺、脾、肾三脏同病，兼涉心、肝，可见动则喘促、面色青晦、浮肿、肢冷、大骨枯槁、大肉尽脱等危症。

总之，痨病的致病因素不外乎内外两端。《三因极一病证方论·痨瘵诸证》载："诸证虽曰不同，其根多有虫。"本病的唯一外因为感染痨虫。另外，正气的强弱决定是否发病，不仅关乎病情演变，还决定了病后转归。《证治汇补·传尸痨》言："虽分五脏见症，然皆统归于肺。"本病病位主要在肺，然脏腑之间相生相克，互相滋养，势必随病情发展涉及其他脏器，甚则传变五脏。涉及脏腑不一，其病理转化演变亦有区别，但仍以阴虚为主，《丹溪心法》强调"痨瘵主乎阴虚"。痨虫蚀肺，肺阴不足，日久及肾，肾虚不能助肺纳气，阴虚火旺，虚火上灼肺津液，肺肾同病；或肺虚耗夺脾气，肺脾同病，致气阴两虚；脾虚不能化精滋肾，后天损及先天，脾肾阳虚，阴损及阳，继而阴阳两虚；肺虚不能制肝，肾虚不能养肝，肝火上逆侮肺，肺虚不能佐心治节血脉运行，加之肾虚水不济火，终累及心、肝。肺痨最终发展为肺、脾、肾三脏交亏，兼涉心、肝之危候。肺痨病程演变趋势见图3-11-1。

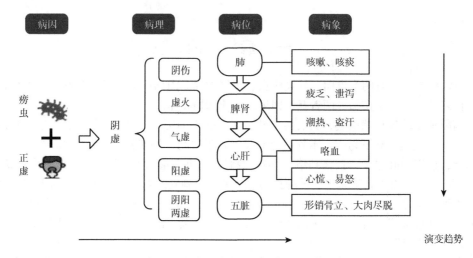

图 3-11-1　肺痨病程演变示意图

第四节　中医治疗

现代医学主要应用抗结核化学药物治疗结核病，中医辨证论治配合化疗有效减轻化疗药物的不良反应，增强患者体质。

一、分证论治

（一）轻型（肺阴亏虚证）

【证候】患者初染痨虫，痨虫灼伤肺阴，病位在肺，病势尚轻。症见干咳少痰，咳声短促，痰中有时带血丝或血点，色鲜红，胸中隐痛，低热或自觉手足心热，口燥咽干，形体消瘦，疲倦乏力。舌边尖红，苔薄，脉细或细数。

【治法】滋阴润肺，杀虫止咳。

【代表方】月华丸加减。

【常用药】生地、熟地、沙参、天冬、麦冬、百部、川贝母、三七、白及、茯苓、山药、阿胶、菊花、桑叶。

【加减】若咳嗽甚者，加杏仁、瓜蒌。若口干咽燥盛者，加百合、玉竹。若骨蒸潮热者，加银柴胡、白薇。

（二）普通型

1. 阴虚火旺证

【证候】阴虚日久，累及他脏，母病及子，相火灼金。症见呛咳气急，痰少质黏，或咳痰黄稠量多，时时咯血，血色鲜红；骨蒸潮热，五心烦热，颧红，盗汗，腰膝酸软，头晕耳鸣，虚烦失眠，或急躁易怒，胸胁掣痛，男子遗精，女子月经不调。舌红绛，苔黄或剥，脉沉细数。

【治法】补益肺肾，滋阴降火。

【代表方】百合固金汤合秦艽鳖甲散加减。

【常用药】生地、熟地、鳖甲、秦艽、麦冬、玉竹、百合、百部、知母、当归、白芍、五味子、玄参、地骨皮、贝母、桔梗、甘草。

【加减】若火旺较甚者，加黄连、黄芩。若痰热蕴肺，咳痰黄稠量多，加桑白皮、知母、海蛤壳。咯血较著者，加丹皮、紫珠草、地榆炭、醋制大黄。烦躁不寐者，酌加酸枣仁、夜交藤。若骨蒸劳热日久不退者，可合用清骨散。

2. 气阴两虚证

【证候】肺痨辗转至脾脏，耗夺脾气，终致肺脾同病，阴伤及气终致气阴两虚证。咳嗽无力，气短声低，或干咳少痰，或痰多质稀，痰中偶夹血，血色淡红。面白颧红，神疲倦怠，纳呆腹胀，便溏，自汗盗汗并见，午后潮热但热势不著。舌质淡红，边有齿痕，少苔，脉细弱而数。

【治法】益气养阴，补脾益肺。

【代表方】保真汤加减。

【常用药】人参、黄芪、白术、茯苓、甘草、五味子、当归、生地、熟地、天冬、麦冬、白芍、地骨皮。

【加减】痰多色白者，加半夏、橘红。咳嗽剧烈者，加紫菀、款冬花。纳少腹胀，便溏甚者，加扁豆、薏苡仁、莲肉、山药。若骨蒸盗汗，加鳖甲、牡蛎、乌梅、地骨皮、五味子。

3. 肺肾阴虚证

【证候】水亏火旺日久耗伤阴精，肺阴不能下润于肾，见肺肾阴虚证。咳嗽喘息，动则喘促，痰质黏稠带血。口燥咽干，潮热盗汗，头晕耳鸣，腰膝酸软，形体消瘦，男子遗精白浊，女子月经不调或经闭。舌红少苔，脉细无力。

【治法】滋阴，润肺，益肾。

【代表方】麦味地黄丸、百合固金汤加减。

【常用药】麦冬、五味子、熟地、山药、丹皮、地骨皮、龟甲、百合、玄参、贝母、枸杞子。

【加减】若男子遗精，加金樱子。若女子月经不调，加菟丝子、阿胶。

（三）重型（阴阳两虚证）

【证候】阴精耗竭，阴损及阳。咳逆喘息少气，痰中夹血，血色暗淡，骨蒸劳热，自汗盗汗并见，声嘶失音，面浮肢肿。心慌唇紫，五更泄泻，男子滑精、阳痿，女子经少、经闭。甚则形销骨立，大肉尽脱，毛发枯槁。舌质光淡隐紫，苔黄而剥，少津，脉微细而数，或虚大无力。

【治法】滋阴补阳。

【代表方】补天大造丸加减。

【常用药】人参、黄芪、白术、麦冬、生地、山药、五味子、枸杞子、当归、阿胶、山萸肉、龟甲、紫河车、鹿角胶、酸枣仁、远志。

【加减】肾虚气逆喘息者，加冬虫夏草、诃子。心悸者，加丹参、紫石英。若五更泄泻，加补骨脂、肉豆蔻。

二、其他疗法

（一）单方、验方

1. 牛贝消核验方 川贝母、白及、牛蒡子、桔梗、鱼腥草、糯米。入水煎2次，2次煎液混合分3次服用，每日1剂口服。

2. 抗痨颗粒 白及30g，百部10g，川贝母25g，三七30g，薏苡仁20g，大戟15g。2次/天，每次1包，开水冲服。

3. 葎草合剂 葎草1500g，百部500g，白及500g，夏枯草250g，白糖2000g，反复加水蒸馏浓缩至5000ml，每天50ml，分三次服。

4. 白及补肺片 白及100g，百部100g，党参100g，黄芩50g，龙骨50g，牡蛎50g。研末为蜜丸，每丸6g，早晚各服2丸。

5. 铁破汤 铁包金 60g，穿破石 60g，当归 10g，北杏仁 10g，川贝母 10g，瓜蒌仁 10g，薏苡仁 18g，紫菀 10g，白及 12g，阿胶 10g（烊），半夏 10g。水煎服。

6. 朱氏抗痨方 北沙参 12g，麦冬 12g，蒸百部 18g，柴胡 4.5g，黛蛤散 12g（包煎），旋覆花 12g（包煎），生白芍 9g，黄芩 4.5g，瓜蒌皮 4.5g，焦山栀 4.5g。主治肺结核咳嗽血痰、胸痛。

7. 鱼百片 鱼腥草、百部、穿心莲、干蟾皮、金荞麦。制片，每片 0.35g，每次 4～6 片，每日 4 次。

（二）针灸治疗

主穴：太渊、肺俞、膏肓、足三里、三阴交、太溪。针用平补平泻法。

1. 肺阴亏虚证 加针照海、中府、尺泽。痰多加丰隆，咯血加鱼际、孔最、膈俞，胸痛加内关。

2. 气阴两虚证 加脾俞、胃俞、气海、足三里。潮热加大椎、太溪、尺泽，纳少加中脘，盗汗加阴郄、复溜、后溪。

3. 肺肾阴虚证 加肾俞、阴谷。遗精加关元、志室，经闭加血海、归来，心烦不寐加神门，喘息加气海、关元。

4. 耳针治疗 可用针刺留针或王不留行子贴敷按压，可取肺、支气管、脾、肾、神门、交感。每日或隔日 1 次，左右耳交替进行。

（三）穴位敷贴

五灵脂 15g，白芥子 15g，甘草 6g，共研细末，大蒜泥 15g，入醋少量，摊纱布上，敷颈椎至腰椎夹脊两旁旁开 1.5 寸约 1 小时，待皮肤有灼热感时去之，1 周 1 次。

（四）保健功法

《养生导引法·痨瘵门》曰："以两手着头上相叉，长气即吐之，坐地缓舒两脚，以两手外抱膝中，疾低头入两膝间，两手交叉头上十三通，愈三尸也。"导引法用于治疗肺痨初起。

三、预 防 调 护

痨病具有传染性，对于本病防重于治，未病当预防，已病防传变、重调养。《古今医统大全》云："而气虚血痿，最不可入痨瘵之门，吊丧问疾，衣服器用中，皆能乘虚而染触。"避其毒气，切断传染源为防范要点，应提高对肺痨病因及传播途径的认识。对肺痨患者应做好隔离，注意消毒，避免接触感染。《素问遗篇·刺法论》载"正气存内，邪不可干"，顾护正气，强壮体质尤为重要。《古今医统大全》言："凡亲近之人，不能回避，须要饮食适宜，不可着饿。体若虚者可服补药，身边可带安息香，大能杀劳虫，内有麝香，尤能避恶，医者不可须臾无也。"锻炼身体、顺应四时、饮食适宜、适当服药预防，皆可固守正气。婴幼儿应及时接种卡介苗预防。

对于已病患者应早诊治，早隔离，注意护理与调摄。《明医杂著》曰："然必须病患爱命，坚心定志，绝房室，息妄想，戒恼怒，节饮食，以自培其根，否则虽服良药，亦无用也。"概括了其调摄要点，首先保持乐观情绪，积极治疗；其次生活有常，饮食有节，劳逸适中；最后居室宜洁净，加强通风，呼吸新鲜空气。

第五节 名 家 名 论

一、李可诊治经验

李氏认为肺痨病灶虽在肺，但上下四旁皆受波及，损及肝、脾、肾；甘寒养阴伤脾阳，苦寒泻火致上盛下虚之戴阳格局；久病气血耗伤过甚，损及脾肾元气，生命根本动摇；肺痨阴阳气血耗伤殆尽，潮热乃肝（肝虚失敛则寒热往来）、脾（气虚则发热）、肾（元阳外越）虚极之假热。《理虚元鉴》曰："治痨有三本肺脾肾。"李氏增一本，曰治肝。虚劳极期，亢热熏蒸，肝之疏泄太过，元气欲脱，以大剂山萸肉敛火固脱救之。李氏认为，治痨当遵"劳者温之"之旨，师仲景理血痹治虚劳之法，在调补肺、脾、肾之中，佐以活血化瘀之法。保护脾胃为第一要义，欲补土生金，先得补火生土；治痨要把定保护脾胃元气一关，凡一切有碍脾胃元气之品，皆摒弃不用，三黄、栀子、生地、鳖甲均列为禁药。

二、朱良春论肺结核的愈后调理

肺痨愈后须调理，培土生金唯中医：肺结核如用抗痨西药治愈之病例，多数体质未能康复，必须经中医药精心调理，才能加速康复。此乃中医药的又一优势，抗痨西药虽不断更新，但均只能杀灭结核杆菌，治愈部分肺结核患者，而健脾补肾和"培土以生金"之药，可用于抗痨西药治愈的部分患者，如体质较差，就易复发，或后遗肺结核的气阴两虚症状，故肺结核经抗痨西药治愈的后遗症和复发症仍应按肺痨论治，选用保肺丸有卓效。

肺结核属中医痨瘵范畴，肺结核之咳嗽称痨嗽，乃责之于脾肺，脾本喜燥，但燥热太过，则为焦土，而生机将息，故咳嗽便秘，脾属土，土败则金衰，金衰则亦发咳嗽。脾为后天气血生化之源，主四肢肌肉。脾胃长期受损，必致气血来源不足，证见四肢倦怠，食少身热，神疲形瘦，关节疼痛，全身酸软，潮热盗汗诸症。中医历来主张培土生金治肺痨，培土生金乃指通过调补脾胃，以达到治疗肺病的一种独有的治疗大法，具有较高的实用价值，是中医治疗肺结核的一大优势。《素问·咳论》所言"五脏六腑皆令人咳，非独肺也"。仲景之黄芪建中汤治疗肺虚损不足，可谓甘温培土生金法之开端；李东垣谓"脾胃一虚，肺气先绝"，创健脾益气之法，丰富充实了"培土生金"之法的内容。李士材亦谓"脾有生肺之能……土旺而生金，勿拘于保肺"；薛立斋医案更屡见培土生金治喘嗽案例。培土生金有甘温甘凉之异，仲景"麦门冬汤"乃甘凉培土以生金之代表方，叶天士《临证指南医案》中计有20余则运用甘凉培土以生金法。朱氏保肺丸中紫河车和黄精同用，融甘温甘凉于一炉，妙在温凉并用，兼培阳土、阴土，平调培土以生金。

三、沈仲圭治肺结核重肺脾肾

1. 辨病机治重脾肾 肺痨乃因身体虚弱，感痨虫所得，其病程漫长，缠绵难愈。沈氏认为该病的根本病理是肝肾阴虚，虚火上炎。故治法为滋阴降火，即"壮水之主，以制阳光"，多用甘寒养阴之品。沈氏对裘吉生治痨五法较为推崇，首选于各期治法之中。沈氏认为，本病虽在肺经，但与其他四脏相关，俱可发病。在肾为腰腿酸软，内热盗汗，梦交失精，耳中蝉鸣；在心为惊悸怔忡，虚烦少寐，口舌糜烂；在肝为胁肋作痛，目涩而痛，颈项瘰疬，头晕眼花；在肺为咳嗽痰红，大口咯血，两颧红如胭脂，鼻中气如火热，咽痛喉烂，声音嘶哑；在脾为不思饮食，胀满腹痛，肠鸣泄泻，肌肉消瘦。这些论述体现出中医辨证特点，为临床选方奠定了基础。由于五脏生克关系，肺与脾、肾关系密切。肺损日久，上夺母气以自养而致脾虚，下不能滋肾而精液日亏；脾虚失运，谷气不能上达于肺；肾精过耗，阴亏则虚火上乘。故沈氏强调："治肺痨当注重脾肾。"因肾藏精，命门内寄相火，水火既济，则阴阳平衡。脾为后天之本，胃开脾运，自能生血化精，血足则肝火不旺，精足则肾水不亏。

2. 酌浅深选方精细 沈氏推崇《理虚元鉴》之"理虚实有三本，肺脾肾是也。肺为五脏之天，脾为百骸之母，肾为一身之根。知斯三者，治虚之道毕矣"的论述，认为劳损在肺，病还不重，到肾则由浅入深，若病势再进必损及肺、脾、肾三脏，乃至难复之境。指出治疗本病"务须辨明主次，权衡轻重，斟酌病情，妥善立方"。劳损在肺，治宜养阴润肺，止咳化痰。选裘氏清肺宁嗽法（玄参、麦冬、地骨皮、川贝母、百合、柿霜、杏仁、蛤壳、紫菀、新会白），亦可用月华丸。劳损在肾，选用裘氏三法，即养阴止血法（生地、玄参、麦冬、杏仁、百合、紫菀、仙鹤草、茜草根炭、白茅根、藕节、山茶花炭）；育阴潜阳法（生地、麦冬、生牡蛎、炙鳖甲、炙龟甲、地骨皮、石斛、川贝母、杏仁、百合、冬虫夏草）；养阴敛汗法（生地、石斛、生龙骨、生牡蛎、磁石、川贝母、杏仁、麦冬、黛蛤散、茯神、燕窝根），或根据病情选用百合固金汤。若病势再进，虚损已极则表现为阴阳两虚、肺脾肾俱损之候，调治颇难。沈氏主张填补精血，调理脾胃，培先天之精血，资后天之化源。常用《十药神书》之白凤膏及保真汤。沈氏认为，保真汤以四君培后天，二地二冬滋肾水，黄芪归芍益气血，柴胡、地骨皮除骨蒸，知柏清相火，综合各药性能，滋阴清火兼补脾肾，用于正虚邪盛之症。

3. 治虚损强调食疗　饮食疗法为中医学之重要组成部分，慢性病者及儿童尤易接受。沈氏素善养生，更擅长食疗，对于肺痨病在用药物的同时，亦常用下列诸品：百部、柿饼以润肺宁嗽；牛乳、甘梨以消痰降火，润肺止嗽；薏苡仁、莲子、芡实以治肾虚滑精，脾虚便溏；扁豆、红枣以补脾胃；桂圆补益心脾，以桂圆肉加沙参蒸至糜烂，每用一茶匙，沸水冲服；乌骨鸡、猪肺以补虚益肺，洗净，煮烂，蘸白及末食；核桃益肾，止痨喘，捣烂后，另用红枣蒸熟去皮核，两物混合搓成团，当点心食用。沈氏认为，现代以大蒜治肺痨病，颇有功效。如周凤梧著《中药学》谓："大蒜用于肺痨咳嗽，紫皮大蒜 30g，百部 15g，紫菀 9g，后两味水煎，大蒜捣汁兑入服。也可经常食生蒜，或同米煮粥常服。"又《简明中药辞典》云："大蒜治结核，消化不良等病，内服 6 至 15g，生食或煨食。"此物虽然辛温，于阴亏火炽的肺痨不利，但有开胃健脾之效，在服滋阴清火药物时，并可调济阴柔药碍胃之弊。

第六节　经典案例

 医案

汪某，男，54 岁，1980 年 5 月 29 日初诊。

患者主诉低热四月，病史：患者有肺结核病史 40 年，左上空洞形成，先后经卫生营养疗法及两次人工气胸术共 6 年，以后又服用异烟肼等治疗，空洞愈合。1980 年 1 月起，长期发热，痰多黄稠，兼带脓性，胸片检查发现左侧脓胸伴左上液平存在，经异烟肼、对氨基水杨酸钠及链霉素注射乏效；又经利福平、乙胺丁醇及卡那霉素等治疗发热未退，乃停用西药。胸片显示脓气胸如前，证见：潮热，体温 38℃左右，黄痰多，胸闷不畅，面色少华，精神萎靡。胸片显示左侧胸膜广泛增厚粘连、左上液平存在。舌质红剥少津，脉滑。诊断：肺结核脓气胸。辨证肺热阴虚。处方：鹿衔草 30g，鱼腥草 30g，夏枯草 30g，白花蛇舌草 30g，半枝莲 30g，蚤休 30g，功劳叶 30g，平地木 30g，玄参 9g，全瓜蒌 9g，广郁金 9g，川楝子 9g。7 剂。

二诊：药后身热未清，易汗。仍宗前方去川楝子，加沙参、青蒿、地骨皮各 12g，糯稻根 60g煎汤代水。上方加减连服 1 个月。

三诊：午后低热稍减，但仍有 37.7～38℃，少气，动则喘促，神疲乏力，纳谷不香，脉来濡细，呈中气不足、清阳下陷之象。加益气和中之品，攻补兼施。处方：黄芪 9g，炙甘草 4.5g，鹿衔草30g，半枝莲 30g，蚤休 9g，白花蛇舌草 30g，连翘 9g，鱼腥草 30g，青蒿 9g，银柴胡 4.5g，秦艽9g，牡蛎 30g，野荞麦根 30g。14 剂。

四诊：药后两周，低热已减，最高在 37.5℃左右，易汗，眠少。前方佐孩儿参 9g，大枣 5 只，淮小麦 30g，脱力草 15g。

以后在上方基础上，根据辨证稍有加减，连服两个月，咳嗽咳痰均减，潮热明显好转，上午体温正常，午后一般在 37.4℃以下，发热持续时间缩短，舌质红剥少津渐见改善，面有神色。同年 8 月复查胸片，左上脓腔阴影明显吸收好转，液平消失。治疗后 1 年随访，情况良好，胸片病灶继续在吸收中。

（邵长荣. 2009. 邵长荣实用中医肺病学. 北京：中国中医药出版社，230-231.）

【案例分析】本案系全国名老中医邵长荣治疗肺结核脓气胸，原按：结核性脓气胸根据其不同临床阶段，其表现多种多样。本例除痰多黄稠外，潮热经久不退，因此首选清热消痈的鱼腥草、鹿衔草和夏枯草，用于治疗肺热痰多、空洞形成的肺结核患者。考虑到本例脓腔较大，病情远较一般空洞性肺结核复杂，因此配伍白花蛇舌草、半枝莲、蚤休等加强解毒排脓的作用。方中野荞麦根除了清热解毒外，尚有活血化瘀的作用。本例患者由于病情迁延，体质亏损，经过治疗潮热虽减，但病情不稳，时有起伏，辨证加入黄芪、炙甘草、当归、生地等益气补肺、养血育阴之品，症状明显减轻，胸片复查示脓腔缩小，液平消失。随访一年，情况良好，疗效稳定。在这里运用益气养血剂，是借鉴了中医疮疡科治疗气血不足的疮疡内陷或久溃不敛时采用黄芪、生地托疮生肌、透脓排脓，促使收口的治疗方法。

附篇　中医疫病文献选读

一、寒　疫

（一）张仲景《伤寒论·伤寒例第三》

《阴阳大论》云：春气温和，夏气暑热，秋气清凉，冬气冷冽，此则四时正气之序也。冬时严寒，万类深藏，君子固密，则不伤于寒。触冒之者，乃名伤寒耳。其伤于四时之气，皆能为病。以伤寒为毒者，以其最成杀厉之气也。中而即病者，名曰伤寒；不即病者，寒毒藏于肌肤，至春变为温病，至夏变为暑病。暑病者，热极重于温也。是以辛苦之人，春夏多温热病者，皆由冬时触寒所致，非时行之气也。凡时行者，春时应暖而反大寒，夏时应热而反大凉，秋时应凉而反大热，冬时应寒而反大温，此非其时而有其气。是以一岁之中，长幼之病多相似者，此则时行之气也。夫欲候知四时正气为病，及时行疫气之法，皆当按斗历占之……从霜降以后，至春分以前，凡有触冒霜露，体中寒即病者，谓之伤寒也。九月十月，寒气尚微，为病则轻；十一月十二月，寒冽已严，为病则重；正月二月，寒渐将解，为病亦轻。此以冬时不调，适有伤寒之人，即为病也。其冬有非节之暖者，名为冬温。冬温之毒，与伤寒大异。冬温复有先后，更相重沓，亦有轻重，为治不同，证如后章。从立春节后，其中无暴大寒，又不冰雪，而有人壮热为病者，此属春时阳气发于冬时伏寒，变为温病。从春分以后至秋分节前，天有暴寒者，皆为时行寒疫也。三月、四月，或有暴寒，其时阳气尚弱，为寒所折，病热犹轻；五月、六月，阳气已盛，为寒所折，病热则重；七月、八月，阳气已衰，为寒所折，病热亦微。其病与温及暑病相似，但治有殊耳。

解析　东汉中后期，我国中原地区疫病频发，张仲景《伤寒论》中首次提出"时行寒疫"的概念，指"从春分以后，至秋分节前，天有暴寒者，皆为时行寒疫也"。张仲景认为时行寒疫是一种感受非时暴寒、折遏阳气所致的，且具有流行性的伤寒病，其病状与"温及暑病相似"，发病时间为"从春分以后至秋分节前"，随时间节气的不同而病状及病情不同，春季及秋季较轻，夏季较重。对于寒疫，恐世人多与伤寒、温病、暑病相混淆，张仲景已于文中特意着墨于节气上的不同之处。

（二）庞安时《伤寒总病论·时行寒疫论》

《病源》载从立春节后，其中无暴大寒，又不冰雪，而人有壮热病者，此属春时阳气发于冬时，伏寒变为温病也。从春分以后至秋分节前，天有暴寒，皆为时行寒疫也。三月、四月，或有暴寒，其时阳气尚弱，为寒所折，病热犹轻；五月、六月，阳气已盛，为寒所折，病热则重；七月、八月，阳气已衰，为寒所折，病热亦微，其病与温病暑病相似，但治有殊耳。其治法初用摩膏火灸；唯二日法针，用崔文行解散，汗出愈；不解，三日复发汗，若大汗而愈；不解者，勿复发汗也；四日服藜芦丸，微吐愈；若病固，藜芦丸不吐者，服赤小豆瓜蒂散吐之，已解，视病尚未了了者，复一法针之当解；不解者，六日热已入胃，乃与鸡子汤下之愈。无不如意，但当谛视节度与病耳。食不消病，亦如时行，俱发热头痛。食病当速下之；时病当待六七日。时病始得，一日在皮，二日在肤，三日在肌，四日在胸，五日入胃，入胃乃可下也。热在胃外而下之，热乘虚入胃。然要当复下之不得下，多致胃烂发斑。微者赤斑出，五死一生；剧者黑斑出，十死一生，人有强弱相倍也。病者过日不以时下之，热不得泄，亦胃烂斑出矣。若得病无热，但狂言，烦躁不安，精神言语不与人相当者，治法在可水五苓散证中。（此巢氏所载治时行寒疫之法焉。温病暑病相似，但治有殊者。据温病无摩膏火灸，又有冬温疮豆，更有四时脏腑阴阳毒，又夏至后有五种热病，时令盛暑，用药稍寒，故治有殊也。）

圣散子方。（此方苏子瞻《尚书》所传，有序文）昔尝览《千金方》，三建散于病无所不治，而孙思邈特为著论，以谓此方用药节度，不近人情，至于救急，其验特异。乃知神物效灵，不拘常制，至理开感，智不能知。今予所得圣散子，殆此类也欤。自古论病，唯伤寒至危急，表里虚实，日数证候，应汗应下之法，差之毫厘，辄至不救。而用圣散子者，一切不问阴阳二感，或男女相易。状至危笃者，连饮数剂，则汗出气通，饮食渐进，神宇完复，更不用诸药连服取瘥。其余轻者，心额微汗，正尔无恙。药性小热，而阳毒发狂之类，入口即觉清凉，此殆不可以常理诘也。时疫流行，平旦辄煮一釜，不问老少良贱，各饮一大盏，则时气不入其门。平居无病，能空腹一服，则饮食快美，百疾不生，真济世卫家之宝也。其方不知所从来，而故人巢君谷世宝之。以治此疾，百不失一二。余既得之，谪居黄州，连岁大疫，所全活至不可数。巢君初甚惜此方，指江水为盟，约不传人。余窃隘之，乃以传蕲水人庞君安常。庞以医闻于世，又善著书，故以授之，且使巢君之名与此方同不朽也。其用药如下。

肉豆蔻（十个）　木猪苓　石菖蒲　茯苓　高良姜　独活　柴胡　吴茱萸　附子（炮）　麻黄　厚朴（姜炙）　藁本　芍药　枳壳（麸炒）　白术　泽泻　藿香　吴术（蜀人谓苍术之白者为白术，盖茅术也，而谓今之白术为吴术）　防风　细辛　半夏（各半两，姜汁制）　甘草（一两）

锉焙作煮散，每服七铢，水一盏半，煎至八分，去滓热服。余滓两服合为一服重煎，皆空心服。

解析　宋人庞安时潜心研究《伤寒论》多年，终成书6卷《伤寒总病论》。庞安时设立"时行寒疫论"专篇，指出寒疫乃因感时令不正产生的非时之气所致，并详细阐述了其证候治法与治疗转归。庞氏同时收录了宋时寒疫妙方——圣散子方，相传为苏轼被贬黄州时，时遇寒疫，献出乡谊巢谷的家传秘方"圣散子"，但圣散子方并非如文中所载可"一切不问阴阳二感，或男女相易""不问老少良贱，各饮一大盏"，后世对此方也议论颇多，仍需要明辨疫之寒热、人体虚实、正邪消长后再行考虑。

（三）张从正《儒门事亲》卷一

凡解利伤寒、时气疫疾，当先推天地寒暑之理，以人参之。南陲之地多热，宜辛凉之剂解之；朔方之地多寒，宜辛温之剂解之……少壮气实之人，宜辛凉解之；老耆气衰之人，宜辛温解之……不可差互。病人禁忌，不可不知。

解利伤寒湿温热病，治法有二。天下少事之时，人多静逸，乐而不劳。诸静属阴，虽用温剂解表发汗，亦可获愈。及天下多故之时，荧惑失常，师旅数兴，饥馑相继，赋役既多，火化大扰，属阳，内火又侵，医者不达时变，犹用辛温，兹不近于人情也。止可用刘河间辛凉之剂，三日以里之证，十痊八九。予用此药四十余年，解利伤寒、温热、中暑、伏热，莫知其数，非为炫也，将以证后人之误用药者也……人间治疫有仙方，一两僵蚕二大黄，姜汁为丸如弹大，井花调蜜便清凉。

解析　张从正认为"伤寒、温疫、时气、冒风、中暑，俱四时不正之气也"，在治疗上不可皆用辛温之剂，确立因时、因地、因人制宜的治疗法则，寒温疫病皆适用之，并创立治疫歌诀。总之，张从正重视祛邪，对汗、吐、下三法的运用具有独到见解。

（四）李东垣《内外伤辨惑论》

苟饮食失节，寒温不适，则脾胃乃伤，喜怒忧恐，劳逸过度，而损耗元气。既脾胃虚衰，元气不足，而心火独盛。心火者，阴火也，起于下焦，其系系于心，心不主令，相火代之，相火，下焦包络之火，元气之贼也。火与元气不两立，一胜则一负，脾胃气虚，则下流于肾肝，阴火得以乘其土位。故脾胃之证，始得之，则气高而喘，身热而烦，其脉洪大而头痛，或渴不止，皮肤不任风寒，而生寒热。盖阴火上冲，则气高而喘，身烦热，为头痛，为渴，而脉洪大，脾胃之气下流，使谷气不得升浮，是生长之令不行，则无阳以护，其荣卫不任风寒，乃生寒热，皆脾胃之气不足所致也。

然而与外感风寒所得之证颇同而理异，内伤脾胃，乃伤其气，外感风寒，乃伤其形。伤外为有余，有余者泻之，伤内为不足，不足者补之。汗之、下之、吐之、克之，皆泻也。温之、和之、调之、养之，皆补也。内伤不足之病，苟误认作外感有余之病，而反泻之，则虚其虚也。《难经》云：实实虚虚，损不足而益有余，如此死者，医杀之耳！然则奈何，曰：惟当以甘温之剂，补其中升其阳，甘寒以泻其火则愈。《内经》曰：劳者温之，损者温之。盖温能除大热，大忌苦寒之药，泻胃土耳，今立补中益气汤。

补中益气汤

黄芪劳疫病热甚者一钱　甘草炙，以上各五分　人参去芦　升麻　柴胡　橘皮　当归身酒洗　白术以上各三分

上件㕮咀，都作一服。水二盏，煎至一盏去渣，早饭后温服。如伤之重者二服而愈，量轻重治之。（《内外伤辨惑论·卷中·饮食劳倦论》）

解析　李东垣以"气虚阴火"论病机，"内伤热中"辨疫证，"甘温除热"治疫病，创立了补土论，并创制了补中益气汤，为后世树立了扶正以祛邪的典范。

（五）吴鞠通《温病条辨·寒疫论》

世多言寒疫者，究其病状，则憎寒壮热，头痛骨节烦疼，虽发热而不甚渴，时行则里巷之中，病俱相类，若役使者然；非若温疫之不甚头痛骨痛而渴甚，故名曰寒疫耳。盖六气寒水司天在泉，或五运寒水太过之岁，或六气中加临之客气为寒水，不论四时，或有是证，其未化热而恶寒之时，则辛温解肌；既化热之后，如风温证者，则用辛凉清热，无二理也。

解析　清代著名温病学家吴鞠通指出寒疫具有传染性、流行性、"病俱相类"的特点，症见"憎寒壮热，头痛骨节烦疼，虽发热而不甚渴"，与温病"不甚头痛骨痛而渴甚"有着明显不同，同时提出了寒疫的治法："未化热而恶寒之时"应该"辛温解肌"，"化热之后，如风温证者"应该"辛凉清热"。

（六）喻嘉言《尚论篇》

然从鼻从口所入之邪，必先注中焦，以次分布上下……未病前，预饮芳香正气药，邪既入，急以逐秽为第一义。上焦如雾，升而逐之……下焦如渎，决而逐之，兼以解毒。

解析　俞氏提出疫病应从三焦论治，提出逐秽解毒的治法，打破伤寒法统治疫病的局面，丰富了寒疫的辨证论治思维。认为疫邪从口鼻而入，流布在上、中、下三焦传变，应以芳香之品预防疫邪入侵，感邪后则应以逐邪解毒为第一要义。

二、温　　疫

（一）刘完素《伤寒标本心法类萃·卷上·传染》

凡伤寒疫疠之病，何以别之，盖脉不浮者传染也，设若以热药解表，不惟不解，其病反甚而危殆矣。其治之法：自汗宜以苍术白虎汤（二十二）；无汗宜滑石凉膈散（二十三），散热而愈；其不解者通其表里，微甚，随证治之，而与伤寒之法皆无异也。双解散（五十四）、益元散（五十二），皆为神方。

解析　针对温疫病，刘完素打破传统治法，变温为凉，针对当时疫病流行的特点提出"六气皆能化火"的理论，以火热病机论疫病，主张使用寒凉药物治疗肆虐的传染性热病。

（二）吴又可《温疫论·温疫初起》

温疫初起，先憎寒而后发热，日后但热而无憎寒也。初得之二三日，其脉不浮不沉而数，昼夜发热，日晡益甚，头疼身痛。其时邪在伏脊之前，肠胃之后。虽有头疼身痛，此邪热浮越于经，不可认为伤寒表证，辄用麻黄桂枝之类强发其汗。此邪不在经，汗之徒伤表气，热亦不减。又不可下，此邪不在里，下之徒伤胃气，其渴愈甚。宜达原饮。

达　原　饮

槟榔（二钱）　厚朴（一钱）　草果仁（五分）　知母（一钱）　芍药（一钱）　黄芩（一钱）　甘草（五分）

上用水二盅，煎八分，午后温服。

按　槟榔能消能磨，除伏邪，为疏利之药，又除岭南瘴气；厚朴破戾气所结；草果辛烈气雄，除伏邪盘踞；三味协力，直达其巢穴，使邪气溃败，速离膜原，是以为达原也。热伤津液，加知母以滋阴；热伤营气，加白芍以和血；黄芩清燥热之余；甘草为和中之用；以后四味，不过调和之剂，如渴与饮，非拔病之药也。凡疫邪游溢诸经，当随经引用，以助升泄。如胁痛、耳聋、寒热、呕而口苦，此邪热溢于少阳经也，本方加柴胡一钱；如腰背项痛，此邪热溢于太阳经也，本方加羌活一钱；如目痛、眉棱骨痛、眼眶痛、鼻干不眠，此邪热溢于阳明经也，本方加干葛一钱。证有迟速轻重不等，药有多寡缓急之分，务在临时斟酌，所定分两，大略而已，不可执滞。间有感之轻者，舌上白苔亦薄，热亦不甚，而无数脉，其不传里者，一二剂自解；稍重者，必从汗解。如不能汗，乃邪气盘踞于膜原，内外隔绝，表气不能通于内，里气不能达于外，不可强汗。或者见加发散之药，便欲求汗，误用衣被壅遏，或将汤火熨蒸，甚非法也。然表里隔绝，此时无游溢之邪在经，三阳加法不必用，宜照本方可也。感之重者，舌上苔如积粉，满布无隙，服汤后不从汗解，而从内陷者，舌根先黄，渐至中央，邪渐入胃，此三消饮证。若脉长洪而数，大汗多渴，此邪气适离膜原，欲表未表，此白虎汤证。

解析　明代著名温疫学家吴又可创下名方"达原饮"，意为"槟榔能消能磨，除伏邪，为疏利之药，又除岭南瘴气；厚朴破戾气所结；草果辛烈气雄，除伏邪盘踞，三味协力，直达其巢穴，使邪气溃败，速离膜原，是以为达原也"，专以开达膜原，辟秽化浊。

（三）吴鞠通《温病条辨》

太阴风温、温热、温疫、冬温，初起恶风寒者，桂枝汤主之；但热不恶寒而渴者，辛凉平剂银翘散主之。温毒、暑温、湿温、温疟，不在此例……太阴风温，但咳，身不甚热，微渴者，辛凉轻剂桑菊饮主之……太阴温病，脉浮洪，舌黄，渴甚，大汗，面赤，恶热者，辛凉重剂白虎汤主之。

解析　风温、温热、温疫、冬温4种温病初起，邪在卫分的证治如下。辛凉平剂银翘散是治疗温病初起，邪在卫分的代表方，是治疗温病上焦证的首方。风温病太阴卫分证以咳为主症者的治法，以"辛凉轻剂桑菊饮主之"，取其辛凉轻透，以宣肺止咳。因其病轻，故用药亦轻。太阴温病气分里热蒸腾证候的证治，因其里热蒸腾发越，热邪有外达之势，故当辛散寒清，因势利导，使邪有出路，治用辛寒清气，泄热保津，以"辛凉重剂白虎汤主之"。

（四）吴鞠通《温病条辨》

阳明温病，下之不通，其证有五：应下失下，正虚不能运药，不运药者死，新加黄龙汤主之。喘促不宁，痰涎壅滞，右寸实大，肺气不降者，宣白承气汤主之。左尺牢坚，小便赤痛，时烦渴甚，导赤承气汤主之。邪闭心包，神昏舌短，内窍不通，饮不解渴者，牛黄承气汤主之。津液不足，无水舟停者，间服增液，再不下者，增液承气汤主之。

解析　本条文阐述了阳明腑实兼证的证治。阳明温病腑证者，应用下法攻之，唯临证有使用攻下法后而大便依然不通者，其原因和临床表现可分为五个方面：①腑实兼有正虚，当予扶正祛邪，方用新加黄龙汤。②腑实兼有肺热，治疗上予以宣白承气汤表里合治，吴氏称此法为"脏腑合治法"。③腑实兼有小肠热盛，治疗上既要泻大肠热结，又要清利小肠火热，以导赤承气汤治疗，吴氏称此法为"二肠同治法"。④腑实兼有闭窍，治疗上除了泻下阳明腑实外，亦要清心开窍，方予牛黄承气汤，吴氏称此法为"两少阴合治法"。⑤阳明热盛伤津，津液枯耗，致大便闭结不通，无水舟停。治疗可先用增液汤以滋养阴液，吴氏称此法为"气血合治法"。

（五）吴鞠通《温病条辨》

太阴温病，寸脉大，舌绛而干，法当渴，今反不渴者，热在营中也，清营汤去黄连主之。

解析　本条论述营分证的证治。热邪由太阴卫分或太阴气分已传入营分，故病位深而阴液损伤重。营分证之治疗，应清营养阴，透热转气，主方为清营汤。方中之黄连为清气之品，虽性寒而具清热之功，但又有苦燥伤阴之弊，故营分热盛而营阴大伤者应"去黄连"。

（六）吴鞠通《温病条辨》

太阴温病，不可发汗，发汗而汗不出者，必发斑疹，汗出过多者，必神昏谵语。发斑者，化斑汤主之；发疹者，银翘散去豆豉，加细生地、丹皮、大青叶、倍元参主之，禁升麻、柴胡、当归、防风、羌活、白芷、葛根、三春柳；神昏谵语者，清宫汤主之，牛黄丸、紫雪丹、局方至宝丹亦主之。

解析 本条论述太阴温病误用辛温发汗所导致的变证的证治。强调温病初起，邪在肺卫，应当辛凉轻解，以清透表邪，切不可用辛温解表之剂大发其汗。若误用辛温之品，则不仅助热，且易伤阴耗气，反致引邪深入而生他变。如果误用辛温发汗，但因热邪伤津不能作汗而汗不出者，则辛温之品反鼓动热邪由气分窜入血脉。若热邪灼伤血络，迫血妄行，使血不循经，溢出脉外，瘀于皮下，则发斑。若热邪迫血，使血行于表，瘀于肤表血络之中，则发疹。如果误用辛温发汗后，使腠理开泄，气耗津伤，表失固摄而汗出不止者，则可导致心阳心阴不足而致邪气内陷，逆传心包而神昏谵语。误汗而致的发斑，治当清热凉血化斑，以"化斑汤主之"。误汗而致的发疹，治当清营透疹，以"银翘散去豆豉，加细生地、丹皮、大青叶、倍元参主之"。无论是发斑还是发疹，都应以清热凉血药为主，绝对禁用升提透发之品，如升麻、柴胡、葛根，也禁用辛温发散药物，如当归、防风、羌活、白芷、三春柳（柽柳）等，以防助热动血，加重病情。误汗而致的逆传心包，神昏谵语，治用清宫汤以清营养阴，同时送服安宫牛黄丸以豁痰开窍。若无安宫牛黄丸，可用紫雪丹或局方至宝丹代替。

（七）杨栗山《伤寒瘟疫条辨·证候辨》

或曰子辨温病与伤寒，有云壤之别，今用白虎、泻心、承气、抵当，皆伤寒方也，既同其方，必同其证，子何言之异也？余曰：伤寒初起必有感冒之因，冬月烈风严寒，虽属天地之常气，但人或单衣风露，或强力入水，或临风脱衣，或当檐沐浴，或道路冲寒，自觉肌肉粟生，既而四肢拘急，头痛发热，恶寒恶风，脉缓有汗为中风，脉紧无汗为伤寒，或失治，或误治，以致变证蜂起。温病初起，原无感冒之因，天地之杂气，无形无声，气交流行，由口鼻入三焦，人自不觉耳。不比风寒感人，一着即病，及其郁久而发也，忽觉凛凛，以后但热而不恶寒，或因饥饱劳碌，焦思气郁，触动其邪，是促其发也，不因所触，内之郁热自发者居多。伤寒之邪，自外传内；温病之邪，由内达外。伤寒多表证，初病发热头痛，末即口燥咽干；温病皆里证，一发即口燥咽干，未尝不发热头痛。伤寒外邪，一汗而解；温病伏邪，虽汗不解，病且加重。伤寒解以发汗，温病解以战汗；伤寒汗解在前，温病汗解在后。鲜薄荷连根捣，取自然汁服，能散一切风毒。伤寒投剂，可使立汗；温病下后，里清表透，不汗自愈，终有得汗而解者。伤寒感邪在经，以经传经；温病伏邪在内，内溢于经。伤寒感发甚暴，温病多有淹缠，三五七日忽然加重，亦有发之甚暴者。伤寒不传染于人，温病多传染于人。伤寒多感太阳，温病多起阳明。伤寒以发表为先，温病以清里为主。各有证候，种种不同。其所同者，伤寒温病皆致胃实，故用白虎、承气等方清热导滞，后一节治法亦无大异，不得谓里证同而表证亦同耳。

解析 清代医家杨栗山从发病原因、初起证见、脉象、传变病势、有无传染性与汗法有无效果等方面比较了温疫与伤寒的不同之处，并提出温疫治疗应遵循"急以逐秽为第一义。上焦如雾，升而逐之，兼以解毒；中焦如沤，疏而逐之，兼以解毒；下焦如渎，决而逐之，兼以解毒"，治法上以清里为主，可用"白虎、承气等方清热导滞"，点明"非泻则清，非清则泻，原无多方，时其轻重缓急而救之，或该从证，或该从脉，切勿造次"。

三、寒 湿 疫

（一）吴鞠通《温病条辨·补秋燥胜气论》

霹 雳 散 方

主治中燥吐泻腹痛，甚则四肢厥逆，转筋，腿痛、肢麻，起卧不安，烦躁不宁，甚则六脉全无，阴毒发斑，疝瘕等证，并一切凝寒痼冷积聚。寒轻者，不可多服；寒重者，不可少服，以愈为度。非实在纯受湿燥寒三气阴邪者，不可服。

桂枝（六两）　公丁香（四两）　草果（二两）　川椒（炒，五两）　小茴香（炒，四两）　薤白（四两）　良姜（三两）　吴茱萸（四两）　五灵脂（二两）　降香（五两）　乌药（三两）　干姜（三两）石菖蒲（二两）　防己（三两）　槟榔（二两）　荜澄茄（五两）　附子（三两）　细辛（二两）　青木香（四两）　薏仁（五两）　雄黄（五钱）

上药共为细末，开水和服。大人每服三钱，病重者五钱；小人减半。再病重者，连服数次，以痛止厥回，或泻止筋不转为度。

【方论】　虽疠气之至，多见火证，而燥金寒湿之疫，亦复时有。盖风火暑三者为阳邪，与秽浊异气相参，则为温疠，湿燥寒三者为阴邪，与秽浊异气相参，则为寒疠。现下见证，多有肢麻转筋，手足厥逆，吐泻腹痛，胁肋疼痛，甚至反恶热而大渴思凉者。《经》谓雾伤于上，湿伤于下。此证乃燥金寒湿之气（经谓阳明之上，中见太阴；又谓阳明从中治也），直犯筋经，由大络别络，内伤三阴脏真，所以转筋入腹即死也。既吐且泻者，阴阳逆乱也。诸痛者，燥金湿土之气所搏也。其渴思凉饮者，少阴篇谓自利而渴者，属少阴虚，故饮水求救也。其头面赤者，阴邪上逼，阳不能降，所谓戴阳也。其周身恶热喜凉者，阴邪盘踞于内，阳气无附欲散也。阴病反见阳证，所谓水极似火，其受阴邪尤重也。诸阳证毕现，然必当脐痛甚拒按者，方为阳中见纯阴，乃为真阴之证，此处断不可误。故立方会萃温三阴经刚燥苦热之品，急温脏真，保住阳气。又重用芳香，急驱秽浊。一面由脏真而别络大络，外出筋经经络以达皮毛；一面由脏络腑络以通六腑，外达九窍。俾秽浊阴邪，一齐立解。大抵皆扶阳抑阴，所谓离照当空群阴退避也。

解析　吴鞠通所言"寒疠"乃"燥金寒湿之疫"，即为当今之"寒湿疫"。寒湿疫相比温疠较为少见，其病机为"燥金寒湿之气，直犯筋经，由大络、别络，内伤三阴脏真"，症见"多有肢麻转筋，手足厥逆，吐泻腹痛，胁肋疼痛，甚至反恶热而大渴思凉者"。吴氏根据寒湿疫特制霹雳散方，苦温芳香、扶阳逐秽以逐凉燥寒湿之疫气。

（二）秦之桢《伤寒大白·卷四》

湿疫，实时行伤湿病也。湿邪之症，当分寒湿热湿。发热无汗，身痛拘紧，口不消水，脉濡而小，此太阳寒湿之症，宜辛温散表，羌独败毒散、羌活胜湿汤。若少阳见症，加柴胡；阳明见症，加苍术、白芷。

解析　清人秦之桢指出湿疫当辨"寒湿""湿热"，分经论治。

（三）俞根初《重订通俗伤寒论·伤寒兼证·伤寒兼疫》

（一名时行伤寒，通称寒疫。）

春应温而反寒，夏应热而反凉，感而为病，长幼率皆相似，互相传染，其所以传染者，由寒气中或挟厉风，或挟秽湿。病虽与伤寒相类，而因则同中有异。

初起头疼身痛，憎寒壮热，无汗不渴，胸痞恶心，或气逆作呕，或肢懈腹痛，舌苔白薄，甚或淡灰薄腻。若传里后，亦有口渴便闭，耳聋神昏者，舌苔由白而黄，由黄而黑，脉左略紧，右弦缓。

春分后挟厉风而发，头疼形寒独甚者，苏羌达表汤，加鲜葱曰（三钱）、淡香豉（四钱）、辛温发表。秋分前挟秽湿而发，身痛肢懈独甚者，藿香正气汤加葱豉，辛淡芳透。均加紫金片以解毒。如有变证，可仿正伤寒传变例治之。

秀按　时行寒疫，俞君区别挟厉风挟秽湿两因，按时求原，对症立方，确有见地。若其人素体阳虚，外寒直中阴经，陡然吐利腹痛，肢冷筋吊者，则为时行中寒，应仿阴症伤寒例治之。以予所验，寒疫多发于四五六七四个月，若天时晴少雨多，湿令大行，每多伤寒兼湿之证。藿香正气汤，加葱豉紫金片，汗利兼行，避秽解毒，确是对病真方。若寒挟厉风，邪气独盛于表，而里无伏热者，则活人败毒散，每用三四钱，葱豉汤泡服，亦奏肤功。即圣散子治寒疫，其功亦着。

解析　清人俞根初指出寒湿疫具有"长幼率皆相似，互相传染"的特点，病因为"寒气秋分前挟秽湿"，治以"藿香正气汤加葱豉，辛淡芳透，加紫金片以解毒"。

四、湿　热　疫

（一）叶天士《外感温热篇》

且吾吴湿邪害人最广，如面色白者，须要顾其阳气，湿盛则阳微也，法宜清凉，然到十分之六七，即不可过于寒凉，恐成功反弃，何以故耶？湿热一去，阳亦衰微也。面色苍者，须要顾其津液，清凉到十分之六七，往往热减身寒者，不可就云虚寒而投补剂，恐炉烟虽熄，灰中有火也，须细察精详，方少少与之，慎不可直率而往也。又有酒客，里湿素盛，外邪入里，里湿为合。在阳旺之躯，胃湿恒多，在阴盛之体，脾湿亦不少，然其化热则一。热病救阴犹易，通阳最难，救阴不在血，而在津与汗，通阳不在温，而在利小便，然较之杂证，则有不同也。

解析　本条论述湿热病的治疗注意点。温热病与湿热病虽同属温病，但治疗上却大有差异，温热病的治疗要点在于泄热保津；湿热病的治疗要点在于祛湿通阳，叶氏于此突出强调"湿邪"。

（二）叶天士《外感温热篇》

前言辛凉散风，甘淡驱湿，若病仍不解，是渐欲入营也。营分受热，则血液受劫，心神不安，夜甚无寐，或斑点隐隐。即撤去气药，如从风热陷入者，用犀角、竹叶之属；如从湿热陷入者，犀角、花露之品，参入凉血清热方中。若加烦躁，大便不通，金汁亦可加入，老年或平素有寒者，以人中黄代之，急急透斑为要。……若其邪始终在气分流连者，可冀其战汗透邪，法宜益胃，令邪与汗并，热达腠开，邪从汗出。解后胃气空虚，当肤冷一昼夜，待气还，自温暖如常矣。盖战汗而解，邪退正虚，阳从汗泄，故渐肤冷，未必即成脱证。此时宜令病者，安舒静卧，以养阳气来复，旁人切勿惊惶，频频呼唤，扰其元神，使其烦躁。但诊其脉，若虚软和缓，虽倦卧不语，汗出肤冷，却非脱证；若脉急疾，躁扰不卧，肤冷汗出，便为气脱之证矣。更有邪盛正虚，不能一战而解，停一二日，再战而愈者，不可不知。……再论气病有不传血分，而邪留三焦，亦如伤寒中少阳病也。彼则和解表里之半，此则分消上下之势，随证变法，如近时杏、朴、苓等类，或如温胆汤之走泄。因其仍在气分，犹可望其战汗之门户，转疟之机括也。

解析　本条文前面部分提示温热夹风、夹湿逆传营分的病机与证治，温病热入营分，清营养阴固然为治疗大法。肠燥而大便不通，则气机滞塞，使营热内滞，不得外达，是乃气营两燔之兆。故于清营养阴药物之中加入金汁，以其大寒之性而清泄气分热邪，气热得除，津液自还而大便可通，则营热亦随之透出气分而解。"急急透斑为要"一句归结本条文，突出强调宣透气机法在营分证治疗中的重要作用。

本条文中间部分对于邪气留连气分时促使其战汗的方法，所谓"益胃"，并非以甘温之品如党参、黄芪之类以补益胃气，而是用甘寒清养之品，益胃生津，以解胃中之燥热干涩，俟津液盛，汗源充，则气机通畅而作战汗，战后正气驱邪外达，腠理开泄，则邪随汗解。

条文最后部分论述三焦气分湿热证，所述"气病有不传血分，而邪留三焦"可知其病变属三焦气分证。其治法是"分消上下之势"，所用方药为"杏、朴、苓等类，或如温胆汤之走泄"，叶氏列举杏、朴、苓三味，实际是三类药物的代表，开上、畅中、渗下同用，所用药物均属祛湿之品，至今仍有效地指导着临床实践。

（三）吴鞠通《温病条辨》

形似伤寒，但右脉洪大而数，左脉反小于右，口渴甚，面赤，汗大出者，名曰暑温，在手太阴，白虎汤主之；脉芤甚者，白虎加人参汤主之……手太阴暑温，如上条证，但汗不出者，新加香薷饮主之。

解析　暑温初起卫气同病的证治。吴氏在本条分注中云："温病最忌辛温，暑病不忌者，以暑必兼湿，湿为阴邪，非温不解，故此方香薷、厚朴用辛温，而余则佐以辛凉云。"

（四）薛生白《湿热病篇》

湿热证，始恶寒，后但热不寒，汗出胸痞，舌白或黄，口渴不引饮。

自注：此条乃湿热证之提纲也。湿热病，属阳明太阴经者居多，中气实则病在阳明，中气虚则病在太阴。病在二经之表者，多兼少阳三焦，病在二经之里者，每兼厥阴风木。以少阳厥阴同司相火，阳明太阴湿热内郁，郁甚则少火皆成壮火，而表里上下充斥肆逆，故是证最易耳聋、干呕、发痉、发厥。而提纲中不言及者，因以上诸症，皆湿热病兼见之变局，而非湿热病必见之正局也。始恶寒者，阳为湿遏而恶寒，终非若寒伤于表之恶寒，后但热不寒，则郁而成热，反恶热矣。热盛阳明，则汗出，湿蔽清阳，则胸痞，湿邪内盛，则舌白，湿热交蒸则舌黄。热则液不升而口渴，湿则饮内留而不引饮。然所云表者，乃太阴阳明之表，而非太阳之表。太阴之表四肢也，阳明也；阳明之表肌肉也，胸中也。故胸痞为湿热必有之证，四肢倦怠，肌肉烦疼，亦必并见。其所以不干太阳者，以太阳为寒水之腑，主一身之表，风寒必自表入，故属太阳。湿热之邪从表伤者十之一二，由口鼻入者十之八九。阳明为水谷之海，太阴为湿土之脏，故多阳明、太阴受病。膜原者，外通肌肉，内近胃腑，即三焦之门户，实一身之半表半里也。邪由上受，直趋中道，故病多归膜原。要之湿热之病，不独与伤寒不同，且与温病大异。温病乃少阴，太阳同病，湿热乃阳明、太阴同病也。而提纲中不言及脉者，以湿热之证脉无定体，或洪或缓，或伏或细，各随证见，不拘一格，故难以一定之脉，拘定后人眼目也。

湿热之证，阳明必兼太阴者，徒知脏腑相连，湿土同气，而不知当与温病之必兼少阴比例。少阴不藏，水火内燔，风邪外袭，表里相应，故为温病。太阴内伤，湿饮停聚，客邪再至，内外相引，故病湿热。此皆先有内伤，再感客邪，非由腑及脏之谓。若湿热之证不挟内伤，中气实者，其病必微，或有先因于湿，再因饥劳而病者，亦属内伤挟湿，标本同病。然劳倦伤脾为不足，湿饮停聚为有余，所以内伤外感孰多孰少，孰实孰虚，又在临证时权衡矣。

太阴内伤，湿饮停聚，客邪再至，内外相引，故病湿热。

解析　薛氏论述了湿热病提纲，列举了湿热病初起的典型症状，分析了湿热病的发生发展规律及病变特点；强调了湿热病是先由脾胃内伤而致内湿停聚，又感受外在湿热而发病，即湿热病有内外相引的发病特点。

（五）戴天章《广瘟疫论·汗法》

时疫贵解其邪热，而邪热必有着落。方着落在肌表时，非汗则邪无出路，故汗法为治时疫之一大法也。但风寒汗不厌早，时疫汗不厌迟。风寒发汗，必兼辛温、辛热以宣阳；时疫发汗，必兼辛凉、辛寒以救阴。风寒发汗，治表不犯里；时疫发汗，治表必通里。其不同有如此，故方疫邪传变出表时，轻者亦可得表药而汗散，若重者，虽大剂麻黄、羌、葛，亦无汗也，以伏邪发而未尽之故。亦有不用表药而自汗淋漓，邪终不解者。盖此汗缘里热郁蒸而出，乃邪汗，非正汗也，必待伏邪尽发，表里全彻，然后或战汗，或狂汗而解，所谓汗不厌迟者，此也。辛凉发汗，则人参败毒散、荆防败毒散之类是；辛寒发汗，则大青龙，九味羌活、大羌活之类是；发表兼通里，则吴氏三消饮、六神通解散、防风通圣散之类是。

更有不求汗而自汗解者。如里热闭甚，用大承气以通其里，一已而再，再已而三，直待里邪逐尽，表里自和，多有战汗而解，此不求汗而自汗解者一。又如里热燥甚，病者思得凉水，久而不得，忽得痛饮，饮盏落枕而汗大出，汗出即解，此不求汗而自汗解者二。又如平素气虚，屡用汗药不得汗，后加人参于诸解表药中，复杯立汗，凡不求汗而自汗解者三。又如阴虚及夺血，枯竭之极，用表药全然无汗，用大滋阴、润燥、生津药数剂而汗出如水，此不求汗而自汗解者四。

总之疫邪汗法，不专在乎升表，而在乎其郁闭，和其阴阳。郁闭在表，辛凉、辛寒以通之；郁闭在里，苦寒攻利以通之。阳亢者，饮水以济其阴；阴竭者，滋润以回其燥。气滞者开导，血凝者消瘀。必察其表里无一毫阻滞，乃汗法之万全，此时疫汗法，理不同于风寒。

解析　戴天章在《广瘟疫论》中提出"瘟疫气从中蒸达于外""瘟疫主蒸散"等观点，在卷四确立治疗温疫"汗、下、清、和、补"五大治法。选文乃"汗法"，指出辛凉发汗，选人参败毒散、荆防败毒散；辛寒发汗，选大青龙、九味羌活、大羌活之类；发表兼通里，则予吴氏三消饮、六神通解散、防风通圣散等。

五、暑 燥 疫

余师愚《疫疹一得·疫疹诸方》

清瘟败毒饮（《一得》）治一切火热，表里俱盛，狂躁烦心。口干咽痛，大热干呕，错语不眠，吐血衄血，热盛发斑。不论始终，以此为主。后附加减。

生石膏（大剂六两至八两，中剂二两至四两，小剂八钱至一两二钱） 小生地（大剂六钱至一两，中剂三钱至五钱，小剂二钱至四钱） 乌犀角（大剂六钱至八钱，中剂三钱至四钱，小剂二钱至四钱）

真川连（大剂六钱至四钱，中剂二钱至四钱，小剂一钱至一钱半） 生栀子 桔梗 黄芩 知母 赤芍 玄参 连翘竹叶 甘草 丹皮

疫证初起，恶寒发热，头痛如劈，烦躁谵妄，身热肢冷，舌刺唇焦，上呕下泄，六脉沉细而数，即用大剂；沉而数者，用中剂；浮大而数者，用小剂。如斑一出，即用大青叶，量加升麻四、五分引毒外透。

此内化外解、浊降清升之法，治一得一，治十得十。以视升提发表而愈剧者，何不俯取刍荛之一得也。

此十二经泄火之药也。斑疹虽出于胃，亦诸经之火有以助之。重用石膏直入胃经，使其敷布于十二经，退其淫热；佐以黄连、犀角、黄芩泄心、肺火于上焦，丹皮、栀子、赤芍泄肝经之火，连翘、玄参解散浮游之火，生地、知母抑阳扶阴，泄其亢甚之火，而救欲绝之水，桔梗、竹叶载药上行；使以甘草和胃也。此皆大寒解毒之剂，故重用石膏，先平甚者，而诸经之火自无不安矣。

解析 清人余师愚历经乾隆年间两场暑燥大疫，擅授大剂大寒解毒之剂，并创下名方清瘟败毒饮以清热解毒护阴。暑燥疫通常发病急骤，传变迅速，气血热毒炽盛，极易侵入血分而发斑疹。清瘟败毒饮是由白虎汤、犀角地黄汤、黄连解毒汤三方加减而成，具有良好的清热泻火、凉血解毒的作用。

六、杂 疫

（一）雷丰《雷公慎修堂医书三种·时病论·温瘟不同论》

温者，温热也；瘟者，瘟疫也；其音同而其病实属不同。又可《瘟疫论》中，谓后人省氵加广为瘟，瘟即温也。鞠通《温病条辨》中统风温、温热、温疫、温毒、冬温为一例。两家皆以温瘟为一病。殊不知温热本四时之常气，瘟疫乃天地之厉气，岂可同年而语哉！夫四时有温热，非瘟疫之可比。如春令之春温、风温，夏之温病、热病，长夏之暑温，夏末秋初之湿温，冬令之冬温，以上诸温，是书皆已备述，可弗重赘。而鞠通先生之书，其实为治诸温病而设也。至于瘟疫之病，自唐宋以来，皆未详细辨论。迨至明末年间，正值凶荒交迫，处处瘟疫，惨不堪言，吴又可先生所以著《瘟疫论》一书。所谓邪从口鼻而入，则其所客，内不在脏腑，外不在经络，舍于伏脊之内，去表不远，附近于胃，乃表里之分界，是为半表半里，即《针经》所谓横连膜原是也。其初起先憎寒而后发热，日后但热而无憎寒。初得之二、三日，其脉不浮不沉而数，头痛身疼，昼夜发热，日晡益甚者，宜达原饮治之。咸丰八载，至同治纪元，粤匪窜扰，吾衢大兵之后，继以凶年，沿门合境，尽患瘟疫。其时丰父子诊治用方，皆宗又可之法也。更有头面颈项，颊腮并肿者，为大头瘟。发块如瘤，遍身流走者，为疙瘩瘟。胸高胁起，呕汁如血者，为瓜瓤瘟。喉痛颈大，寒热便秘者，为虾蟆瘟（一名捻颈瘟）。两腮肿胀，憎寒恶热者，为鸬鹚瘟。遍身紫块，发出霉疮者，为杨梅瘟。小儿邪郁皮肤，结成大小青紫癍点者，为葡萄瘟，此皆瘟疫之证，与温病因时之证之药，相去径庭，决不能温、瘟混同而论也。因忆又可著书，正崇祯离乱之凶年；鞠通立论，际乾、嘉升平之盛世；一为瘟疫，一为温热，时不同而病亦异。由是观之，温病之书，不能治瘟疫；瘟疫之书，不能治温病。故凡春温、风温、温病、暑温、湿温、冬温，字必从氵。瘟疫、大头、疙瘩、瓜瓤、虾蟆、鸬鹚、杨梅、葡萄等瘟，字又从广。温、瘟两字，判然不同，而况病乎！知我者，幸弗以丰言为河汉也。

解析 清人雷丰指出"温热本四时之常气，瘟疫乃天地的厉气"，绝不能温、瘟混同。瘟疫按病邪性质，可分为温热疫、暑热疫、湿热疫、寒疫和杂疫等，其中杂疫包括大头、疙瘩、瓜瓤、虾蟆、鸬鹚、杨梅、葡萄

等瘟，范围广泛。

（二）夏云《疫喉浅论·杂气成疫论》

甚矣，疫之难言也。如春应温反寒，夏应热反凉，秋应凉反热，冬应寒反温，非时不正之气触冒之者，长幼相同，互为传染，名曰疫症，然此属属常疫。所可危者，杂疫耳。杂疫者，杂气成疫也。夫杂气者，风寒暑湿燥火六气之外乃天地间别有一种夭扎暴疠之气，如天之毒雾、黄沙，地之山岚瘴气，沟渠积秽，土壤藏污，加以兵燹之后水旱频仍，道路流亡，半多藁葬，尸气臭味混合弥漫，一遇狂风，飞扬鼓舞、随风散漫，遍及方隅。是气也，无形可求，无象可见，况复无声无臭，何能得睹得闻？其来无时，其著无方，人在气交之中，七窍空虚，口鼻为最，忽逢是气，凭空而来，必得乘虚而入，《经》云"邪之所凑。其气必虚"，其为病也，内而瘟疫、疟痢、霍乱、软脚等症，外而大头瘟瘼、疙瘩瓜瓤等瘟，以及疫疹、疫痘之类，无非皆受杂气之为害，均危候也。其至危者，莫疫喉痧若也。古人谓：咽喉为害之区，疫痧属君相二火，要害即经邪据，火势又复鸱张，充斥三焦，蒸腾血脉，外化疫痧，内扰神明，治之稍差，不毙何待？且予历验患疫喉痧而毙者，非幼稚及酒色是耽者。幼稚，脏气未充；酒色是耽者，肝肾空虚，脾虚内蕴也，是以肝肾空虚之人未有不患疫喉痧而不患者。再考十二经脉中，太阴之脉上膈，挟咽，连舌本，散舌下；少阴之脉循喉咙，挟舌本；厥阴之脉循喉咙之后上入颃颡，下络舌本，故前论疫喉白腐属湿热上蒸，盖太阴脾土从湿化也。吾特于清透攻下法中力保真阴，清热渗湿方内忝入芳香。……六气之外，更多杂气，吾故以非时之气成疫为常疫，而杂气成疫为杂疫。杂疫之危更胜于常疫，良以六气有限，循序可求，杂气无穷，茫然难测。

解析　清人夏云指出"内而瘟疫、疟痢、霍乱、软脚等症，外而大头瘟瘼、疙瘩瓜瓤等瘟，以及疫疹、疫痘之类"，都是受到"杂气之为害"，都是"危候"。而其中最危险的杂疫当属"疫喉痧"。

（三）王清任《医林改错·瘟毒吐泻转筋说》

上吐下泻转筋一症，古人立名曰霍乱，宋朝太医院立方，名曰局方，立藿香正气散以治之。以邪气伤正气之病，反用攻伐正气之药，岂不愧太医之名！至我朝道光元年，岁次辛巳，瘟毒流行，病吐泻转筋者数省，京都尤甚，伤人过多，贫不能葬埋者，国家发帑施棺，月余之间，费数十万金。彼时业医者，有用参术姜附见效者，便言阴寒；有用芩连栀柏见效者，则云温火。余曰：非也，不分男女老少，众人同病，乃瘟毒也。或曰：既是瘟毒，姜附熬，芩连凉，皆有见效者，何也？余曰：芩连效在初病人壮毒胜时，姜附效在毒败人弱气衰时。又曰：有芩连姜附服之不效，而反有害者，何也？余曰：试看针刺而愈者，所流尽是黑紫血，岂不是瘟毒烧炼？瘟毒自口鼻入气管，自气管达于血管，将气血凝结，壅塞津门，水不得出，故上吐下泻。初得，用针刺其胳膊肘里弯处血管，流紫黑血，毒随血出而愈。或曰：所刺是何穴？请明白指示。余曰：余虽善针，不必论，是穴名曰尺泽。人气管周身贯通，血管周身亦贯通，尺泽左右四、五根血管，刺之皆出血，皆可愈；尺泽上下，刺之亦可愈。总之，用针所刺而愈，皆风火气有余之症；不足之症，愈针愈坏。此针灸家隐讳不肯言也。仓卒之时，用针刺，取其捷便也。一面针刺，一面以解毒活血汤治之，活其血，解其毒，未有不一药而愈者。但此症得之最速，伤元气最快，一半日可伤生。若吐泻一、两时后，或半日后，一见腿抽，便是腿上气少；一见胳膊抽，便是胳膊上气少。如见眼胞塌陷、汗出如水、肢冷如冰，谩言凉药有害，即余所立解毒活血汤，亦有过无功。此时无论舌干口燥，大渴饮冷，一时饮水数碗，放心用姜附回阳汤，一付可夺命。此法非浅医所能知也。

解析　清人王清任认为霍乱病机是瘟毒入血，气血凝结，壅塞津门，水不得出，而致上吐下泻，故创立解毒活血汤兼针刺用于治疗霍乱。

（四）王德宣《温病正宗·温病瘟疫之辨析》

瘟疫，急性传染病也。自《内经》以下，无书不载，可谓详且尽矣。然瘟疫之来，以时代而异，以风土为移，故古今方药不同，南北治疗迥异。且变生顷刻，祸不旋踵，非斩关夺隘之将，不克获除暴安良之功。兹将其专书，略论于下：

吴又可之《温疫论》，实为治瘟疫专书之嚆矢。其辨证论治，有功千古。且发明瘟疫邪自口鼻而入，伏于膜原，又有九传之变，尤为卓识。惟其因遇崇祯辛巳大疫流行之时，所见者为瘟疫而非温病，乃凭一孔之见，而作正名之篇，悉将温病误为瘟疫；又作伤寒例正误，力诋冬伤于寒、春夏成温成暑之理，遂令温病混入瘟疫，淆然莫辨，则又仲景之罪人也。

羽翼又可者，则有清郑重光之《温疫论补注》，孔以立之《评注温疫论》，洪吉人之《补注瘟疫论》，皆无甚阐发，但洪注较胜。陈锡三之《二分晰义》，及杨栗山之《寒温条辨》，所辨虽详，仍援又可瘟温同源之误。杨书乃窃取陈素中之《伤寒辨证》，而扩充其义者也。吕心斋之《瘟疫条辨摘要》，则又摘取陈、杨二家而成者也。

刘松峰之《说疫》与《瘟疫论类编》、蔡乃菴之《伤寒温疫抉要》、杨尧章之《温疫论辨义》、韩凌霄之《瘟痧要编》、洪教燧之《温疫条辨》，虽皆瘟温不分，而间有增补，尚不无发挥者也。

熊立品之《治疫全书》，李炳之《辨疫琐言》，朱兰台之《疫证治例》，皆略有发明，可备治疫之参考者也。

时人余伯陶之《疫证集说》，曹彝卿之《防疫刍言》，徐相宸之《急性险疫证治》，曹炳章之《秋瘟证治要略》，绍兴医学会之《湿温时疫治疗法》，杨志一之《四季传染病》，时逸人之《中国急性传染病学》等书，或辑旧说，或抒心得，或参西学，则皆切于实用者也。

至于郑奠一之《温疫明辨》，即戴麟郊《广瘟疫论》之张冠李戴，则名为瘟疫，而所论实属温热也。

其瘟温统治之书，则有清周禹载之《温热暑疫全书》，分别温病瘟疫尚清，惜其内容太简，有负全书之名耳。

至分症论治者，则有清余师愚之《疫疹一得》。师愚即《阅微草堂笔记》所载之桐城医士也。于乾隆癸丑，京师大疫，用大剂石膏，所治应手而瘳。踵其法者，活人无算。时人刘民叔之《时疫解惑论》，所用方剂，亦推重石膏。但石膏虽为治热疫要药，究亦不专恃石膏。民国壬申岁，故都烂喉丹痧（倭名猩红热，北平亦呼疫疹）流行，夭横无算。其重症坏症，人所不治者，经（松如）全活者颇多。其所用药，轻者日用数两，重者多至八九斤，均不专重石膏。其临证验案，他日当刊以问世。此则又非余、刘之所知也。

清陈耕道之《疫痧草》，顾玉峰之《痧喉经验阐解》，金德鉴之《烂喉丹痧辑要》，夏春农之《疫喉浅论》，张筱衫之《痧喉正义》，曹心怡之《喉痧正的》，时人丁甘仁之《喉痧症治概要》，曹炳章之《喉痧证治要略》，皆治烂喉丹痧之专书也。

清黄维翰之《白喉辨证》，张善吾之《时疫白喉捷要》，李伦青之《白喉全生集》，陈葆善之《白喉条辨》，耐修子之《白喉治法忌表抉微》，张采田之《白喉证治通考》，皆治白喉之专书也。

夫白喉，咽喉腐也；喉痧，亦咽喉腐也。其所以异者，白喉多由肾虚火旺，里证也，咽喉虽腐，有汗发热，自下焦而至上焦，其势缓；喉痧则纯为疠疫之邪，由于口鼻传入，表证也，咽喉肿腐，发热无汗，自上焦而至下焦，其势急。一属阴虚，一属阳邪。阴虚即仲景所云少阴病，咽痛胸满心烦，猪肤汤主之者也；阳邪即仲景所云阳毒之为病，面赤斑斑如锦纹，咽喉痛，升麻鳖甲汤主之者也。此又不可以不辨也。

清王孟英之《随息居霍乱论》，陆九芝之《霍乱论摘要》，赵海仙之《赵氏霍乱论》，许起之《霍乱燃犀说》，姚训恭之《霍乱新论》，陈蛰庐之《瘟疫霍乱答问》，连文冲之《霍乱审证举要》，时人凌禹声之《霍乱平议》，翟冷仙之《霍乱指南》，皆治霍乱之专书也。

霍乱之发也暴，其退速，脉忌微细。而类似寒霍乱之伏阴症，其发缓，而退不易，脉恒细或伏，先利而后呕，惟不若霍乱之心腹绞痛，其发专在夏秋，病则远近一律。清田云槎之《时行伏阴刍言》，辨之极明。倘误认伏阴为霍乱，则其为害不可胜言矣。

清郭右陶之《痧胀玉衡》，随万宁之《羊毛瘟证论》，徐子默之《吊脚痧方论》，林药樵之《痧症全书》，高亭午之《治痧全编》，党因道人之《急救异痧奇方》，费友棠之《急救痧证全集》，费养庄之《痧疫指迷》，时人陈景岐之《七十二种痧症救治法》，皆治痧症（痧症即杂疫，一名干霍乱，又名痧胀）之专书也。

清孔以立之《痢疾论》，吴本立之《痢证汇参》，吴士瑛之《痢疾明辨》，唐容川之《痢症三字诀》，时人丁子良之《治痢捷要新书》，罗振湘之《治痢南针》，皆治痢疾之专书也。

近时所谓疫痉，亦名痉瘟，又名伏瘟，于小儿俗呼为惊风，即西医之流行性脑脊髓膜炎也。明方中行之《痉书》，时人蒋璧山之《伏瘟证治实验谈》，沈朗清之《脑膜炎新书》，刘栽吾之《痉病与脑膜炎全书》（此书尚未出版，序文曾经披露）皆治此症之专书也。《金匮》有刚痉柔痉之分，犹惊风之有急慢也。《说文》：痉，彊急也。《广韵》：痉，风强病也。夫痉之为病，脊强而厥，即《难经》所谓督之为病，脊强而厥。盖同病而异名者也。脊髓上贯于脑，乃督脉之所司。脉要精微论曰：头者，精明之府。李时珍曰：脑为元神之府。金正希曰：人之记性皆在脑中。王清任曰：灵机在脑。则脑之为物可知。夫心之官则思。《说文》：思字从心从囟。囟即颓，顶门也。盖谓心有所思，则神注于脑也。《韵会》曰：自囟至心，如丝相贯不绝。盖谓脑神经也。夫脑阴质也，心阳火也，以阳火上灼阴质，则神光毕照，事物洞明。此以脑之灵机，而为心主之所司者也。西说之脑膜炎，炎者火也，但火极生风，风火相乘，则筋膜燥，脊髓枯，神经为之紧张，故头痛脊疼，颈项弯曲，手指抽挛，神识昏迷，目赤直视，口噤谵语。《灵枢·热病》曰：髓热者死，热而痉者死，热病数惊，瘛疭而狂，风痉身反折。《素问·气厥论》曰：肺移热于肾，传为柔痉。又骨空论曰：督脉为病，脊强反折。皆此症之见证也。叶天士所谓温邪上受，逆传心包，亦此证之一也。心包即心主之宫城。盖脑之灵根下在于肾，脑之灵机上发自心。心通于脑，故泻心火即清脑法也。然其症不独有刚柔之分，且有有疫无疫之异。施治之法，又不可执一无权也。

清罗芝园之《鼠疫约编》，沈敦和之《鼠疫良方汇编》，刘肇隅之《鼠疫备考》，时人余伯陶之《鼠疫抉微》，李健颐之《鼠疫治疗全书》，徐相宸之《订正鼠疫良方》，皆治鼠疫之专书也。

他如痘疮、麻疹，乃本先天之遗毒，蕴藏于骨髓之间。痘为阴毒，发于五脏；麻为阳毒，发于六腑。虽皆由感触疫邪而发，究非其主因也。古者隶于小儿科，今则另立专门，故不列入。

解析 民国年间，王德宣列举各异前人立说、汇列各种温病名目，采名家治法，以助医者定其去取。

（五）陈葆善《白喉条辨·辨手太阴本病症治第五》

白喉病初起，头痛身寒热，右寸脉微数而涩，咽燥无痰，喉间发白，或咳或不咳，或痛或不痛，但介介如梗状，饮食如常，此手太阴肺经燥气本病，加减喻氏清燥救肺汤主之。右寸脉浮恶风寒甚者，挟有外感时邪也，前方略加辛凉药；如春则薄荷，夏则荷叶扁豆花之类，或已误治，咽燥舌干，甚或绛者，郑氏养阴清肺汤亦可用。

素问·刺热论曰：肺热病者，先淅然厥起毫毛，恶风寒，舌上苔黄，身热，热争则喘咳，痛走胸膺背，不得太息，头痛不堪，此症自始至终，与经旨一一吻合。故决为肺经本病，主以加减喻氏清燥救肺汤，以此方实燥气化火之祖。方中西洋参色白味苦性凉，有清无补。（他参如高丽东洋潞党及吉林参之类断不可用，恐其太补肺气痰喘立至也。）

加减喻氏清燥救肺汤

西洋参（宜入煎） 生石膏（杵碎布包） 大麦冬（去心开用） 生粉草（切片） 苦杏仁（去皮尖杵）
冬桑叶（生用） 枇杷叶（刷去毛生用露更佳） 金银花露（分冲） 金汁（宜取真者分冲）

上共九味，不务定分两者，以病有轻重，宜临时斟酌也，如法用清水煎二沸，去渣冲入花露金汁，分二次温服，日再剂，甚则三。如平素痰湿重，或服药数剂后，觉胃中微有寒意，勿怪，当守服，唯量加入娄贝枳橘半夏旋复等味。

解析 郑氏喉科针对白喉提出独特理论，首推郑梅涧创养阴清肺法，其子郑枢扶总结制订养阴清肺汤专门治疗烈性传染病白喉被国内中医界确立为治疗白喉的专方专药，活人无数。